FETT VERBRENNEN AM BAUCH
STOFFWECHSEL ANREGEN
INTERVALLFASTEN
MUSKELAUFBAU

Effektiv Bauch weg, Stoffwechsel beschleunigen, Muskeln aufbauen und Abnehmen ohne und mit Diät & Sport!

Wir gratulieren Ihnen herzlich für den Kauf des Buches und wünschen Ihnen gemütliche Stunden und viel Spaß beim Lesen.

Wir freuen uns auf Ihr ehrliches Feedback, welches uns hilft, unsere Projekte stetig zu optimieren, um eine bestmögliche Hilfestellung für Ihren weiteren Weg zur besseren Gesundheit zu bieten.

Bücher sind nach wie vor ein Mehrwert und durch nichts in unserer heutigen Zeit und unserer Gesellschaft zu ersetzen.

Zu verdanken haben wir diesen Fortschritt und das gedruckte Buch an sich, Johannes Guttenberg, der im Jahr 1452 damit begann, ein Buch zu drucken und gesagte Worte und Ideen auf Papier brachte. Aber auch schon in der Antike, reiften die ersten Bücher von Hand geschrieben. Seit dem 3. Jahrtausend v. Chr. im antiken Ägypten, wurde Papyrus (Zypressengras) als Beschreibstoff hergestellt. Die Geschichte der Menschheit in verewigter Form entstand.

Wir freuen uns, Ihnen das Thema Fett verbrennen am Bauch, Stoffwechsel anregen, Intervallfasten und Muskelaufbau auf unsere Art und Weise vorzustellen und sagen recht herzlich Dankeschön für Ihr entgegengebrachtes Interesse und Vertrauen.

Biografie

Wir sind ein Team aus 4 Ernährungsberater/in und haben im Jahr 2015 das Unternehmen Vital Experts gegründet. Wir alle haben den gleichen beruflichen Werdegang. Vom Profi Sport im Bereich Fitness und Krafttraining bis hin zu gelernten Ernährungs- und Gesundheitsberatern/in sowie Homöopathen. Wir arbeiten seit vielen Jahren schon zusammen in einem Team und helfen Menschen bei ihren Problemen. Egal ob es um Gesundheit, Heilung, Sport, Abnehmen oder allgemein um die Ernährung geht, wir helfen gerne weiter.

Um auch andere daran teilhaben zu lassen, bieten wir eine Auswahl an Sachbüchern im Bereich Gesundheit und Selbstheilung an. Egal ob Sie sich gerade erstmalig mit diesen Themen auseinandersetzen oder bereits zu den Fortgeschrittenen zählen, diese Bücher zeigen umfangreiche, detaillierte und sofort einsetzbare wissenschaftlich fundierte Tipps und Tricks von Experten, damit auch Sie in kürzester Zeit an Ihre Ziele gelangen!

*Möchten Sie mehr über uns und unsere weiteren Büchern erfahren? Dann besuchen Sie uns gerne auf unserer Autorenseite unter **Vital Experts** bei Amazon.*

Inhaltsverzeichnis

FETT VERBRENNEN AM BAUCH

Einfach und schnell abnehmen ohne Diät und Hunger! Bauch weg und Stoffwechsel beschleunigen mit gesunder Ernährung – Bauchfett verbrennen + effektive Fat Burner Lebensmittel

Wie über Nacht setzt das ungeliebte Fett an. Natürlich ist das nicht wirklich so, aber es scheint so. Zu bestimmten Jahreszeiten fällt es nicht wirklich auf, aber der Sommer zeigt jedes Gramm zu viel. Bauchfett, Hüftgold und ein dicker Po und wir fühlen uns rundum moppelig. Astralkörper begegnen uns und wir erblassen vor Neid. Doch wie immer, von nix kommt nix. Das Übergewicht erscheint langsam, aber stetig. Nicht nur Übergewichtige möchten weg von ihrem leidigen Spiegelbild, auch Sportler und Fitnessfreaks kurbeln ihre Fettverbrennung an. Ein durchtrainierter und schlanker Körper ist heutzutage das Markenzeichen schlechthin. Neidische Blicke von denen, die es noch nicht geschafft haben, inklusive. Unsere Nation leidet unter dem Bauchfettsyndrom. Wo man geht und steht, der dicke Bauch ist an der Macht. Er präsentiert ohne Worte das, was man isst und was man nicht macht. Wenig Bewegung und üppiges Essen lassen ihn wachsen und gedeihen. Doch ein dicker Bauch wirkt nicht nur faul und träge, er macht auch krank. So geht es nicht nur um die Schönheit, sondern auch um die Gesundheit und das Wohlbefinden. Das goldene Mittelmaß ist der richtige Weg, um sich rundum zufrieden und wohl zu fühlen. Möglicherweise wurden schon einige Schritte unternommen, damit aus XL wieder S wird. Aber es gibt da noch diesen einen Feind, den Jo-Jo-Effekt – und die Kilos schlagen in vollem Umfang zurück.

Blöd ist nur, wenn man mit dem Abnehmen und Muskelaufbau prahlt und im Nachhinein vom Jo-Jo-Effekt eines auf die Mütze bekommt. Doch mal ehrlich, jeder von uns hat seine Gesundheit wie auch das Gewicht selbst in der Hand. Ausreden wie „Ich nehme schon vom Hinschauen zu" zählen nicht, denn von Torten ansehen ist noch niemand dick geworden. „In unserer Familie sind alle dick" heißt auch nicht, dass man da unbedingt den ersten Platz in der Hitliste der Gewichtstabelle belegen muss. Also Ausreden beiseite und die Tatsachen sprechen lassen, denn die stehen auf der Waage und sprechen ganz ehrlich und unverblümt die Wahrheit. Zahlen, die einem den Schweiß auf die Stirn treiben und einem den Hunger vergehen lassen. Zumindest jetzt sollte auch ein Umdenken stattfinden. Der innere Schweinehund braucht Konsequenz, Erziehung und ein klares und deutliches Nein. Wer sich selbst nicht gewachsen ist, der nimmt auch nicht ab. Demzufolge benötigt es mehr als nur den Willen und Halbwissen, um ans Ziel zu kommen.

Die Fettverbrennung steht heute im Fokus des Geschehens und ist in aller Munde. Ein Begriff, der gerade im Fitnessbereich sehr inflationär benutzt wird. Mehr Sport, weniger Fett und weniger Essen bedeutet auch weniger Hüftgold auf den Rippen. Doch ist dem wirklich so? Wie soll Fett verbrannt werden, wenn unser Körper kein wirkliches Feuer aufweist? Mit Sport und den richtigen Lebensmitteln aktivieren wir lediglich den Fettstoffwechsel. Das lässt wiederum die Kilos purzeln. Dabei setzen sich rein biochemische Vorgänge wie auch dazugehörige oxidative Prozesse in Gang, also geht es beim Abnehmen um Energie. Diese kann durch weniger Nahrung oder mehr Sport kompensiert werden. Folglich gelingt die negative Energiebilanz und setzt an dem Übel der Nation, dem Fett, an. Und übrigens, Kalorien sind nicht unser Feind, sondern unsere einseitige Lebensweise. Nicht alles, was gut schmeckt, macht auch rank und schlank. Ebenso sind Kalorien keine Monster und lassen unsere Kleider nicht enger werden. All das schaffen wir ganz von selbst, denn wir essen falsch, zu viel und treiben zu wenig Sport. Die Fettverbrennung bleibt dann wohl oder übel auf der Strecke. Ein Kreislauf, der sich in unserem Leben des Öfteren wiederholt.

Wären schlank werden und schlank sein so einfach, dann wäre die Größe S das Maß aller Dinge. Doch wir leben in der Realität und die verlangt uns so einiges ab. Wer abnimmt, sollte es gesund angehen und nicht mit zu viel Ehrgeiz und falschen Vorstellungen zunichtemachen. Hinter der „Diät" und Sport steckt eine gewisse Philosophie. Zum Beispiel geht es primär um die Energie und nicht einzig und allein um das Fett. Damit sind wir wieder bei der Kilokalorie. Sie ist die Menge an Energie, die dazu benötigt wird, um einen Liter Wasser von 15 Grad auf 16 Grad zu erwärmen. Diese Energie nehmen wir mit der täglichen Nahrung auf. Fett ist zwar ein potenzieller Energielieferant, aber auch Eiweiß und Kohlenhydrate schenken uns Kraft und Ausdauer. Wichtig dabei ist, die Nahrungsmittel sollten nicht ansetzen, sondern die Leistung aktivieren. So liegt der Schlüssel im Erfolg nicht im weniger essen, sondern in den geeigneten Lebensmitteln. Somit können wir ganz gezielt die Fettspeicherungs-Hormone stoppen.

Doch ohne Sport dauert ein Abnehm-Prozess um ein Vielfaches länger und das Ergebnis ist nicht immer schmeichelhaft. Sport lässt zusätzlich Pfunde schmelzen und strafft die Figur durch den Muskelaufbau. Schon kleine Trainingseinheiten spornen an, machen uns agil, fit und vitaler. Auf, auf, ihr Couchpotatoes und ihr Stubenhocker. Frische Luft und eine gut abgestimmte Portion Sport machen nicht nur schlank, sondern auch rundum glücklich und zufrieden. Bereits in den ersten Minuten der Belastung geht es an das Fett heran. Doch unser Körper wäre nicht unser Körper, hätte er hierfür nicht das richtige Hormon.

An der Fettverbrennung und deren Umsetzung sind verschiedene Hormone beteiligt. Nehmen wir das Hormon Leptin, welches in den Fettzellen hergestellt wird. Es hat die Eigenschaft, je mehr es vertreten ist, desto mehr reguliert es unseren Stoffwechsel. So ist es an der Energieproduktion wie auch an dem Appetit beteiligt. Früher noch als Wundermittel gegen Übergewicht verschrien, sieht es heute ganz anders aus. Viele Übergewichtige sind immun oder resistent gegen die Wirkung, die uns eigentlich nur zugutekommt. Folgende Parameter treten in den Vordergrund:

- Es kann die Ursache für Übergewicht sein;
- es spielt eine epochale Rolle in unserem Körper;
- es ergänzt sich mit dem Bewegungspensum wie auch den Ernährungsgewohnheiten.

Erweislich sendet das Proteohormon (Leptin) chemische Missionen aus. Dabei kann es die Botschaft vermitteln, das Essen einzustellen und auf Fettdepots zurückzugreifen, um Energie zu gewinnen, was wiederum schlanken Menschen zur Fettverbrennung dient und bei Übergewichtigen nicht greift. Kommt bei übergewichtigen Personen Sport ins Spiel, erlangt das Hormon wieder seine Fähigkeit. Das Körperfett wird bekämpft, wie eine Studie der Universität in Florida belegt. Die Macht der Hormone, beim Abnehmen, dem Muskelaufbau und der Fettverbrennung effektiv zu sein, steckt somit noch in den Kinderschuhen. Demzufolge ist Sport ein nicht zu unterschätzender Faktor.

Hier ein tierisches Beispiel dazu:
Es wurde an Ratten (übergewichtig und normalgewichtig) demonstriert. Eine Gruppe der Tiere erhielt nur das Hormon Leptin, die andere hingegen, lediglich ein „Fitnessprogramm". Alle Ratten wurden auf eine kalorienreiche Kost gesetzt. Das Ende der Studie zeigte dann auf, die schlanken Nager behielten ihre Figur trotz des üppigen Essens, egal zu welcher Gruppe sie gehörten. Die dickeren Tierchen bewegten sich schon mal durchweg weniger und ihr Bewegungspensum lag weit unter dem der schlanken Nager. So konnten weder das Hormon Leptin noch ein Laufradtraining die Gewichtszunahme verhindern. Nur wer sich sportlich betätigt, setzt weniger an und verbrennt Fett. So ist das Hormon Leptin kein Garant für eine schlanke Figur, sondern nur eine

Ausgangsposition. Wichtig dabei sind der aktuelle Gewichtsstatus und Sport. Demzufolge regt gerade die Bewegung die Leptin-Produktion an. Laufen und Joggen sind zwar keine Fettkiller, bewirken aber, dass das Hormon Leptin wieder umfänglich seine Arbeit aufnimmt. So wirkt sich eine tägliche moderate Bewegung positiv auf unseren Stoffwechsel aus. Die Annahme, Leptin mache grundsätzlich schlank, ist somit falsch.

Nur ein Zusammenspiel aus Bewegung und dem Hormon macht schlank. Etliche Hormone beeinflussen somit unser Gewicht im Guten wie im Schlechten. Demzufolge ist hier auch der individuell abgestimmte Erfolgsschlüssel zu suchen. Eine Stoffwechselveränderung nehmen Sie in jedem Fall vor. Demnach erfordern das Abnehmen wie auch die Fettverbrennung und der damit verbundene Muskelaufbau Ausdauer und die nötige Konsequenz. Sich nur auf ein Hormon zu verlassen, wäre Humbug. Hormone steuern und beeinflussen unser Leben, und manchmal sind wir ihr Untertan, denn wir unterliegen ihrem Zyklus, und das im positiven wie auch im negativen Sinne. Dennoch sollten Hormone bei der Gewichtsreduktion nicht außen vor gelassen werden. Immerhin steuern sie jeden Prozess in unserem Organismus.

Welche Hormone beeinflussen somit das Gewicht?

- Leptin
- das Hungerhormon Ghrelin
- Glucagon-like Peptid 1
- Schilddrüsenhormon (sprich: Unter- wie auch Überfunktion)
- das lebenswichtige Cortisol, das wiederum in der Nebenniere gebildet wird

So stellt sich gleich die Frage: Sind Schilddrüsenhormone am Abnehmen beteiligt? In jedem Fall, dabei hat es einen nicht zu unterschätzenden Einfluss auf etliche Parameter der Körperstrukturen. Es wirkt sich auf unsere Knochen, Muskulatur, die Haut, Haare, Nägel, das zentrale Nervensystem wie auch auf die Nieren und den Energiestoffwechsel aus. Dem nicht genug, auch auf das Herz und den Magen. Es bewirkt eine Art Systemsteuerung. Tatsächlich gibt es Bodybuilder, die Schilddrüsenhormone unterstützend zum Muskelaufbau wie auch zum Abnehmen einnehmen. Das ist mehr als fatal und kann zu gesundheitlichen Schäden führen. Nur die richtige und abgestimmte Dosierung regt den Stoffwechsel und somit auch die Fettverbrennung an.

Folgerichtig bewirkt das aktive Schilddrüsenhormon T3 (Triiodthyronin), auch synthetisches Liothyroninhydrochlorid genannt, den Abnehm-Prozess. Dieser wird vom Organismus gesteuert und kann in einigen Fällen eine Stagnation des Gewichtszustandes bewirken. Ohne eine Jodzufuh, wird dieser Kreislauf nach und nach unterbrochen. Somit sind die Schilddrüse und ihre Funktion wichtiger als gedacht. Mit ihrer wichtigen Arbeit und Funktionsleistung steigert sie die Produktivität der Zellen, was zu ausreichend Sauerstoff führt und mehr Energie verbraucht. Der Glucosestoffwechsel wird angeregt und die Resorption von Kohlenhydraten aus dem Darm in das Blut aktiviert, die Fettsäuresynthese angekurbelt und daher das Abnehmen effektiv eingeleitet.

Die Kurzform im Fachgebiet der Schilddrüse, um zu verstehen, dass eine Diät alleine keinen nachhaltigen Erfolg bringen kann. Somit wäre zum Start einer Gewichtsreduktion ein großes Blutbild wünschenswert. Dieses gibt mehr Aufschluss, als man denkt. Gerade eine optimal eingestellte Schilddrüse wirkt sich positiv auf den Cholesterinspiegel aus. So können im Labor Bestimmungsmethoden angewandt werden, die die Werte individuell ermitteln. Diese sollten den unten aufgeführten Parametern im Blutbild entsprechen. Sie gelten nur als Anhaltspunkt und können personenbezogene Abweichungen aufzeigen.

T3 Normalwerte im Blutserum (Erwachsene)

- Gesamt-T3: 0,9-1,8 ng/ml oder 1,4-2,8 nmol/l
- freies T3: 3,5-8,0 ng/l oder 5,4-12,3 pmol/l

T4 Normalwerte im Blutserum (Erwachsene)

- Gesamt-T4: 5,5-11,0 µg/dl oder 77-142 nmol/l
- freies T4: 0,8-1,8 ng/ml oder 10-23 pmol/l

Demnach ist auf etliche Defizite im Alltag zu achten, die auf eine Abnormität der Schilddrüse hinweisen, welche wiederum nicht nur dick macht. Auch können ein mangelndes Desinteresse, ständige Müdigkeit, ein Leistungsabfall und eine verlagsamte Verdauung die Folge sein. Im Wesentlichen resultiert die Fettverbrennung aus der Umwandlung der Nährstoffe und ist an der Erhöhung des Grundumsatzes im Körper beteiligt. Eine gut eingestellte Schilddrüse verhilft schon im Vorfeld, sich fitter, vitaler und schlanker zu fühlen. Die Fettverbrennung resultiert in erster Linie aus der Umwandlung der Nährstoffe und als Folge einer Erhöhung des Grundumsatzes des Körpers. Jodtabletten, die

die Schilddrüsen unterstützen, sind daher nur nach vorheriger Absprache mit einem Arzt einzunehmen. In abgestimmter Form können sie wirkungsvoll ihre Dienste erweisen.

Natürlich erfolgt eine Gewichtsreduktion auch und insbesondere durch ausgewogene Ernährung. So gibt es spezielle Lebensmittel, die geradezu zur Fettverbrennung beitragen und den Körper im Abnehm-Prozess ausgewogen unterstützen. Dabei wird mehr Energie verbraucht als über die Nahrungsmittel aufgenommen wird. Das wiederum wirkt sich positiv auf die Energiebilanz aus. Gerade eiweißhaltige Nahrung benötigt mehr Energie im Verdauungsprozess als Fette und Kohlenhydrate.

Eine Auswahl an natürlichen Fettverbrennern, die anregen wie auch ankurbeln:

Ingwer

Ingwer sollte nur in geringen Mengen zugeführt werden. Das enthaltene Capsaicin eignet sich dabei hervorragend zum Muskelaufbau und Fettabbau. So wird die Gallenproduktion angekurbelt, die Fettverdauung erleichtert und die Fettverbrennung aktiviert. Dafür sorgt eine bessere Durchblutung, die wiederum die Milchsäureproduktion erhöht.

Walnüsse

Wertvolle Fette sorgen für einen konstanten Fettstoffwechsel. So kann je nach Belieben auch zu Mandeln gegriffen werden. Diese enthalten wertvolle Alpha-Linolsäure. Bereits eine Hand voll am Tag gibt unserem Körper zentrale Nährstoffkomplexe zurück.

Eier

Lebensnotwendige Inhaltsstoffe begleiten uns und erleichtern als Fatburner das Abnehmen. Die Fettverbrennung wird durch den hohen Eiweißgehalt aktiviert und beschleunigt.

Avocado

Auch wenn sie sehr fetthaltig sind, sie sind voll mit einfach ungesättigten Fettsäuren. Demnach wird die Fettverbrennung in der Leber angekurbelt. Das bewirkt die Aminosäure L-Carnitin und sollte mit einer Avocado dem Körper täglich zugeführt werden.

Brokkoli

Eines der vitalstoffreichsten Gemüse und für den Fettabbau daher unverzichtbar. Es versorgt den Organismus mit unterschiedlichen Vitaminen wie auch Mineralstoffen.

Lachs

Ein Anheizer bei der Fettverbrennung und ein Wunder an essenziellen Omega-3-Fettsäuren, mit jeder Menge wertvollem Eiweiß versehen. Fisch gehört somit jede Woche auf den Tisch.

Spargel

Er ist lecker, gesund und kalorienarm. Das Wasser wird durch die Folsäure wie auch Pflanzenfasern vermehrt ausgeschieden. Somit hilft der Spargel effektiv beim Abnehmen.

Brauner Reis

In ungeschälter Form beugt er Blutzuckerschwankungen vor, ist reich an Ballaststoffen und kurbelt demzufolge die Verdauung an.

Haferflocken

Sie sättigen schnell und das bereits in kleinen Mengen. Ob zart oder kernig, ist dabei nicht entscheidend. Sie sind reich an Eisen, Ballaststoffen wie auch an Vitaminen. Ihr täglicher Verzehr ist daher z.B. in Müsliform ratsam.

Grapefruit

Zitrusfrüchte strotzen nur so vor Vitamin C und gelten als die absoluten Fettverbrenner. Ihre leichtverdaulichen Fasern eignen sich daher optimal. So sind auch Orangen sehr wirkungsvoll.

Chili

Sie bilden durch ihre scharfen Stoffe wertvolle Enzyme. Die Fettverbrennung wird in Gang gesetzt, Magen und Darm positiv aktiviert.

Äpfel

Sie sättigen wie Haferflocken und sind von rein natürlicher Art. Ein Obst, das langsam aber sicher in Vergessenheit gerät. Mit dem hohen Pektingehalt macht ein Apfel schnell satt und ist für zwischendurch eine gute Wahl.

Honig

In dem außergewöhnlichen Naturprodukt steckt alles, was das Herz und die Gesundheit begehren. Die wertvollen Inhaltsstoffe sorgen für eine niedrige Insulinausschüttung und beeinflussen den Blutzuckerspiegel dadurch positiv. Enzyme wie auch Vitamine halten über viele Stunden statt. Dem nicht genug, wird durch diesen wohlwollenden Effekt die Fettverbrennung aktiviert.

Joghurt

Eine gute Abnehmhilfe, die mit wertvollen Probiotika die Darmflora wie auch Darmfunktion optimal unterstützt. Er ist ein guter Eiweiß- und Calciumlieferant. Prinzipiell perfekt mit Beeren und Haferflocken als Müsli zu genießen.

Beeren

Ihre hervorragenden Eigenschaften bieten die Quellstoffe, die lange sättigen und den Magen demzufolge lange füllen. Weiterhin sind sie kleine, bunte und leckere Vitaminbomben und aktivieren ganz nebenbei unser Immunsystem.

Wer sich täglich diese Vielzahl guter Eigenschaften gönnt, nimmt nicht nur schneller und effektiver ab, er leistet auch einen hohen Gesundheitsbeitrag, denn die Fettverbrennung und der Abnehm-Prozess sind ein ausgeklügeltes Zusammenspiel. Des Weiteren sollten auch immer die Hormone im Auge behalten werden. Sie steuern und leiten die strukturbedingten Vorgänge.

Die Fettverbrennung findet leider nicht immer ganzheitlich statt. Um diesen Prozess zu fördern, ist ein gezieltes Training sehr wichtig, denn wir wissen ja, das Bauchfett ist hartnäckiger als gedacht. Genau dieses gibt der Körper als Fettreserve sehr ungern frei. Doch Bauchfett macht auf Dauer krank und führt zu vielen chronischen Erkrankungen. Überhaupt behindert uns das Übergewicht in der Bewegung und ruft auch hier Defizite im Bewegungsapparat hervor, denn unser Knochengerüst hat einiges an Kilos mehr zu tragen. Begreiflicherweise wirken wir auf andere behäbig, träge und faul.

Es gibt Nahrungsmittel, die machen dick, andere wiederum machen schlank. Gerade die Ernährung ist somit der wichtigste Faktor, damit Körperfett abgebaut wird. Bei der Auswahl an gesunden Lebensmitteln ist es in der heutigen Zeit auch kein Problem, die richtigen und schlank machenden auszusuchen. So beginnen wir eine Lebensmittelreise, um erfolgreich die Fettverbrennung anzukurbeln.

Eier

Sie enthalten ausreichend Proteine und sind speziell für den Muskelaufbau wichtig; je mehr Muskeln, desto höher ist die Fettverbrennung.

Brokkoli

Lecker und gesund und eine Wunderwaffe, wenn es um das schädliche Bauchfett geht. Weiter dient er nachweislich der Krebsvorsorge.

Knoblauch

Auch wenn er nicht jedermanns Sache ist, der frische Knoblauch kann dem Körper helfen, Fett zu verbrennen, und ist eines der wertvollsten Lebensmittel schlechthin.

Feigen

Sie weisen einen hohen Anteil an Ballaststoffen auf und sättigen ungemein. Kalorien werden vom Körper ausgeschieden, ohne sie aufzunehmen.

Thunfisch

Er liefert uns wichtige Vitamine und kurbelt den Stoffwechsel an, der dadurch beschleunigt wird.

Früchte

Schon kleine Mengen wie Kiwis, Beeren und Äpfel helfen dem Körper auch zu entschlacken. Sie ersetzen dabei den üppigen Nachtisch.

Gemüse

Ob Blumenkohl, Rosenkohl oder der leckere Spargel – sie sind wahre Nährstoffbomben und wirken sich positiv auf unseren Organismus aus. Zudem haben sie den Ruf, Fett abzubauen.

Fleisch

Gerade rotes Fleisch, in Maßen, ist perfekt und enthält einen hohen Proteinanteil. Somit ist es auch ideal, um Körperfett abzubauen. Das enthaltene Carnitin und Eiweiß versorgt unsere Muskeln mit Energie und beschleunigt somit den Fettabbau. Daher sollte man auf fette Wurstwaren und fettes Fleisch verzichten.

Fisch

Fisch ist eines der gesündesten Nahrungsmittel und gehört bei jedem auf den Speiseplan. Die enthalten Omega-Fettsäuren kurbeln die Fettverbrennung und den Energiestoffwechsel an.

Getränke

Wasser ist nicht nur ein bekanntes Lebenselixier, es regt ohne Kalorien den Stoffwechsel an. Kaltes Wasser verbraucht Energie und genau darum sollte es auch möglichst kühl getrunken werden. Sicher können auch zuckerfreie und rein natürliche Getränke verwendet werden, aber immer auf die Zutatenliste schauen.

Gewürze

Scharfe Gewürze haben es in sich. Sie steigern den Stoffwechselprozess und stillen den Hunger. Übrigens, auch verschiedene Kräuter regen den Stoffwechsel an und verzaubern jedes Gericht mit ihrem leckeren und dezenten Aroma.

Salat

Er ist gesund, verhältnismäßig kalorienarm und macht satt. Wenn man Fett abbauen möchte, gehört ein frischer Salat täglich auf den Tisch.

Gesund und lecker

- Vollkornbrot macht nicht nur satt, es bringt auch die gewisse Leistung in uns hervor.
- Ungesalzene Reiswaffeln bieten dem Magen Volumen und machen daher auch eine Zeit lang satt.
- Bohnen, Erbsen, Linsen und Kichererbsen enthalten viel pflanzliches Eiweiß und etliche Ballaststoffe. Zudem regen sie die Verdauung an.
- Joghurt in naturbelassener Form ist zu jeder Tageszeit und für zwischendurch perfekt. Nur sollte er nicht von der ganz gehaltvollen Sorte sein.

- Fettarmer Kefir schmeckt lecker und stillt sogleich den Hunger.
- Viel stilles Wasser oder ungesüßten Tee trinken macht ebenfalls eine Zeit lang satt. Schluckweise und langsam trinken, so als kleiner Tipp.
- Ingwertee unterstützt wiederum die Verdauung und sorgt für eine optimale Fettverbrennung.

Versteckte Fette

Man sieht sie nicht, hat sie aber schnell auf der Waage. So sind Fertiggerichte wie Pizzen und Dosenware immer genau zu kontrollieren. Meist entwickeln sie sich zu wahren Fettbomben. Auch Wurstkonserven sind voll davon und mit Zucker angereichert.

Weniger Kalorien bedeuten weniger Fetteinlagerungen

Zugeführte Kalorien lagern sich nach der Umwandlung im Organismus als Fettdepots ein. Aber auch Light-Produkte sind genau unter die Lupe zu nehmen. Demzufolge muss immer auf die Gesamtkalorienzahl geachtet werden. Die Mischung an guten Nahrungsmitteln macht es aus, denn die Fettverbrennung geht nun einmal nicht alleine vonstatten. Essen wir falsch, nehmen wir auch gleich zu. Somit immer auf die Auswahl der Produkte achten. Sicher ist auch mal ein Stück Torte erlaubt, meist ist aber der reichhaltige Speiseplan an allem schuld. Demnach fängt die Fettverbrennung im Eigentlichen beim gesunden Essen an.

Nur ein Traum oder gar Wirklichkeit? Sagen wir es mal so: Ohne eigenes Zutun geht auch hier nichts vonstatten. Das Erfolgsrezept ist Eiweiß, damit nimmt man über Nacht tatsächlich ab. In seiner Funktion heizt es dem Stoffwechsel ein und die Fettverbrennung findet im Schlaf statt. Was nicht heißt, dass dieser Prozess allein schlank macht, er dient als Unterstützung. Ein wenig Fett wird demzufolge Nacht für Nacht verbrannt. Das haben wir dem „wachen" Stoffwechsel im Schlaf zu verdanken. Das Wachstumshormon nimmt sich verschiedener Reparaturprozesse an und seine vermehrte Ausschüttung, um Gewebe und Zellen zu reparieren, benötigt wiederum Energie. Diese entzieht der Körper den Fettreserven. Ein sehr guter Deal, der schlanker macht und den Organismus über Nacht wiederaufleben lässt. Der gute Start für einen ausgewogenen Tag, der mit einer Eiweißportion am Abend die Pfunde purzeln lässt.

Casein Shake

Gute 30 Minuten vor dem Einschlafen bewirkt das Casein wahre Wunder. Es ist reich an Eiweiß und geht langsam ins Blut über. Die kleinen Eiweiß-Bausteine versorgen zudem mit wichtigen Aminosäuren und unterstützen den Muskelaufbau. Ebenso nimmt das Wachstumshormon in der Nacht und den Schlafphasen seine Tätigkeit auf. All das bewirkt das Casein wirkungsvoll mit einem ausgewogenen Unterstützungseffekt. Ein Shake am Abend verleiht zwar keine Flügel, kurbelt aber dennoch die Fettverbrennung an. Ein gutes Betthupferl, das für Männer wie Frauen gleichermaßen geeignet ist.

Magerquark

Hat denselben Effekt wie Casein. Voll mit Eiweiß und wenig Fett, fördert er zugleich das Sättigungsgefühl. Einfach lecker und sehr nährstoffkompatibel und ein leichter Snack vor dem Schlafengehen. Wichtig auch hier: Mehr als 200 Gramm sollten es am Abend und vor dem Zubettgehen nicht sein.

Niemals hungrig schlafen gehen

Wer am Abend viele Kohlenhydrate zu sich nimmt, schläft nicht nur schlecht ein, er verhindert auch den Fettabbau. Mit Eiweiß wird die Stoffwechselaktivität dagegen angeregt und Hunger tritt auch keiner auf. Viele Menschen leiden gerade abends unter Heißhungerattacken. Demzufolge sollten sie eiweißreiche Kost zu sich nehmen und das kann auch eine Portion Hüttenkäse von 150 Gramm sein. Der körnige Frischkäse ist dabei perfekt und gilt als unterstützender Fettverbrenner in der Nacht. Sein Vorteil liegt in der Nachhaltigkeit, denn wer ihn abends zu sich nimmt, wacht mit weniger Hunger am Morgen auf. Auch ein bis zwei Eier am Abend bieten diesen Effekt. So sollte das Eiweiß beim Late-Night-Snack die erste Wahl sein, denn abnehmen im Schlaf kann so einfach sein, wenn man weiß, wie: durch unterstützende Maßnahmen, die zu Sport und der richtigen Ernährungsphilosophie auch nachts den Stoffwechsel und die Fettverbrennung am Laufen halten. Nichtsdestotrotz, die Hormone müssen im Einklang sein, denn genau an die wird am wenigsten bei der Gewichtsreduktion gedacht. So sind viele Abnehmversuche bereits im Vorfeld zum Scheitern verurteilt. Es kommt immer auf das entscheidende Zusammenspiel wie z.B. die Essgewohnheiten an. Daher am Abend immer eine Portion Eiweiß bevorzugen, dann rücken wir dem Wunschgewicht und auch dem Muskelaufbau ein Stückchen näher. Denn Chips, Flips und Co. zum Fernsehabend machen auf Dauer dick und krank.

Fettverbrennung durch Kardio-Training
Trainieren überall da, wo man geht und steht? Das ist möglich wie auch sinnvoll und spornt die Fettverbrennung an. Dennoch sollten die Abläufe richtig gewählt sein, um nicht im Hamsterrad zu landen. Daher treten wir auf das Fettverbrennungspedal und sagen den Kilos den Kampf an. Ein wichtiger Schritt, der stets eine ausgewogene Ernährung beinhalten sollte. Übrigens, auch zu wenig Schlaf macht auf Dauer dick. Nun begeben wir uns auf den Pfad des Kardio-Trainings und verbrennen Fett nicht nur im Schlaf, sondern auch gezielt in den Bewegungsabläufen. Es geht dabei um das 4-Säulen-Programm, das verinnerlicht werden muss. Eine Pyramide der guten Eigenschaften:

- Kardio
- richtiges Krafttraining
- ausgewogene Ernährung
- mentales Training

Eine gute Übereinstimmung, um der Fettverbrennung Beine zu machen. Somit heißt es: Bewegung ist alles und das in unendlicher Form. Doch übertreiben ist nicht immer der Sinn und Zweck, auch wenn das Kardio-Training unter dem Ausdauertraining läuft. Die vier genannten Elemente sind die Bestandteile, um schlank zu werden, seinem Körper etwas Gutes zu tun und den Muskelaufbau zu fördern. Jede Art der körperlichen Betätigung, die die Herz- und die

Atemfrequenz erhöht, läuft unter diesem Prozess. Werden die Frequenzen lange genug angehoben, so setzen die Fettverbrennung wie auch der Kalorienverbrauch spürbar ein. So bedeutet das Kardio-Training nichts anderes als eine hochfrequentierte körperliche Bewegung.

- konstantes Tempo über längere Zeit durchführen
- große Muskelgruppen werden aktiviert, wie Arme und Beine
- die Herz- und Atemfrequenz wird dabei erhöht
- hochintensive Intervalle, die sich wiederholen und mit kurzen Pausen abwechseln

Doch zu einem Kardio-Training gehört letztendlich auch die Regeneration. Nach einer gewollten Anstrengung ist ein mentales Training äußerst perfekt, um Kraft zu schöpfen und die wohlverdiente Pause zu genießen. Ebenso, um zu sich und seiner inneren Mitte zu finden. Damit das Training nicht nur effektiv ist, sondern auch Spaß macht, einige Anregungen dazu:

- Joggen oder Laufen
- Crosstrainer
- Wandern oder Walken
- Rudern
- Stairmaster (Stufen-Maschine)
- Radfahren
- Langlauf
- Skifahren
- Schwimmen und andere Wassersportarten mit vollem Körpereinsatz
- Iron Cross oder Hot Iron
- Tennis, Squash, Fußball oder Boxen
- Körpergewichts-Übungen

Das Kardio-Training basiert dabei nicht auf einer gezielten Sportart. Es geht, wie der Name schon sagt, um die Herz- wie auch Atemfrequenz. Somit kann fast jeder Sport ins Auge gefasst werden. Natürlich immer der, der zu einem passt und Freude bereitet. Auch sollte er altersbedingt und körpergerecht sein, dann nimmt die Fettverbrennung aktiv ihren Lauf. Zudem tritt ein Glücksgefühl auf, denn die Endorphine werden reichlich ausgeschüttet und man selbst wird zu einer ausdauernden Fettverbrennungsmaschine. Alle Elemente im Kardio-Training sorgen für die Fettverbrennung wie auch die Gesunderhaltung. Eine strategisch sinnvolle Kombination. Demnach ist auch für jeden die passende Sportart dabei. So führen mehrere Wege ans Ziel und nicht nur einer.

Das persönliche Optimum ist ein Leitfaden für jeden und so kann man sich selbst folgende Fragen stellen:

- Wie oft sollte ein Kardio-Training betrieben werden?
- Wie hart und ausdauernd soll trainiert werden?
- Wie lange die Ausdauer trainieren?

So muss auch Punkt für Punkt auf die Merkmale eingegangen werden. Es soll ja einen Nutzen bringen, zur Fettverbrennung verhelfen und keine körperlichen Nachteile mit sich bringen.

Wie oft sollte ein Kardio-Training betrieben werden?
Das kommt ganz auf die Lebensphilosophie und den Alltag an. Um Fett zu verbrennen, muss es aber stetig sein. Jeder sucht sich seine effiziente Lösung aus, die auch in seinen Alltag passt. Hauptsache, man erreicht sein persönlich vorgegebenes Wochenziel. Es stehen dementsprechend drei Optionen zur Auswahl:

- niedrige Intensität: 45 bis 60 Minuten pro Session
- moderate Intensität: 30 bis 45 Minuten pro Session
- Hochintensität: 20 bis 30 Minuten pro Session

Nun sind die Trainingsdauer wie auch die Intensität die Variablen, die den Stoffwechsel erhöhen und die Fettverbrennung aktivieren. Bei unterschiedlichem Intensitätsniveau werden ähnlich viele Kalorien verbraucht.

Wie hart und ausdauernd soll trainiert werden?
Damit ist die Intensität gemeint, um die Fettverbrennung in Gang zu setzen. Das bedeutet, wie viel Sauerstoff im Kardio-Training benötigt wird und wie hoch die Stoffwechselrate ausfällt. Demnach ist die Trainingsintensität relativ, denn man muss zwei Gruppen unterteilen: Menschen, die Sport regelmäßig machen, und die Einsteigergruppe. Hier kann schon der Weg in den dritten Stock im Treppenhaus ein hochintensives Training sein. Demzufolge sind immer die Herz- und Atemfrequenz ausschlaggebend und niemals mit dem eines Sportlers zu vergleichen. Für andere wiederum ist ein Zehnkilometerlauf ein Kinderspiel. Das Individuelle steht auf dem Programm beim Kardio-Training und dem Sport, der

einem auch gefällt. Immerhin ist diese Art von Sport ein bald lebenslanger Begleiter, um Fett zu verbrennen und Muskeln aufzubauen.

Hierzu ein paar Beispiele:
Die maximale Herzfrequenz bei einer Trainingsintensität beträgt:

HFmax ≈ 207 – [0,7 x Alter]

Je älter wir werden, umso niedriger erscheint die maximale Herzfrequenz. So liegt die Herzfrequenz bei einem 20-Jährigen bei 194 Schlägen pro Minute und bei einem 50-Jährigen bei 173 pro Minute. All diese Parameter sind bei einem Kardio-Training ausschlaggebend. Also kein Pi-mal-Daumen-Sport. Demzufolge muss die Intensität der maximalen Herzfrequenz angepasst werden. Eine optimale Genauigkeit gibt es dafür aber nicht, es entscheidet auch immer das Körpergefühl. Eine Herzfrequenzmessung ist folglich ratsam, um auf Nummer sicher zu gehen. Nur so entsteht auch ein individuelles Training und wird zum perfekten Ausdauersport. Es ist somit auch reine Gefühlssache, wie weit und ausdauernd jeder Einzelne gehen kann.

Die Herzfrequenz messen:
Manuell: Mittel- und Zeigefinger an der Halsschlagader oder am Handgelenk ansetzen. Dabei werden die Schläge für 10 Sekunden gezählt und dann mit 6 multipliziert.

Pulsmesser: Eine einfache und herstellergerechte Methode, je nach Bedienung. Auch an Kardio-Geräten sind Pulsmesser vorhanden.

Borg-Skala
Eine weitere Möglichkeit, die Intensität des Trainings zu beurteilen. Anhand der individuellen Wahrnehmung kann diese dann gesteuert werden. Die Borg-Skala wurde übrigens nach ihrem Erfinder benannt, dem schwedischen Physiologen Gunnar Borg.

In der Praxis funktioniert die Messung ähnlich gut. Sie wird nach einer Skala von 1 bis 10 eingeschätzt. Zudem stehen Aktivitätskürzel an, die die ganze Sache um ein Vielfaches vereinfachen.

Hier ein Auszug dazu, um einen Einblick zu erhalten:

- **BMR** (Basal Metabolic Rate): Grundumsatz, Borg-Skala Stufe 0.
- **NEAT** (Non-Exercise Activity Thermogenesis): Thermogenese durch Bewegung im Alltag, Borg-Skala Stufen 1 – 2.
- **LISS** (Low Intensity Steady State): stetiges Kardio-Training niedriger Intensität, Borg-Skala Stufen 3 – 4.
- **MISS** (Medium Intensity Steady State): stetiges Kardio-Training mittlerer Intensität, Borg-Skala Stufen 5 – 6.
- **HISS** (High Intensity Steady State): stetiges Kardio-Training hoher Intensität, Borg-Skala Stufe 7.
- **HIIT** (High Intensity Interval Training): hochintensives Intervall-Training, Borg-Skala Stufen 8 – 10.

Wie lange die Ausdauer trainieren?

Das kommt vorrangig auf die eigene Kondition und Konstellation an. Diese muss mit der Zeit gesteigert werden. Daher keinen Sprung ins kalte Wasser wagen, wenn man untrainiert oder nicht fit ist, denn es geht um die Fettverbrennung im gesunden Sinne. Sicher heißt es: Wer lange genug trainiert, erhöht seinen Kalorienbedarf. Auch hier gibt es einige Tricks, um gut und gesund mit der nötigen Fettverbrennung ans Ziel zu kommen:

- Bei gleichbleibender Intensität doppelt so lange trainieren.
- Doppelt so viele Kalorien verbrennen.
- Doppelt so viel Fett abbauen.
- Die Dosis macht's.

So heißt es aber auch, auf die Gesundheit achten und das Verletzungsrisiko bei Überbelastung dezimieren. Denn täglich zwei Stunden zu trainieren muss auch beim Kardio-Training nicht sein.

Damit wir uns gesünder und fitter fühlen, bedarf es auch der Umstellung des Ernährungsplans. Das macht gesünder und gibt mehr Energie. Wichtig dabei sind frische und saisonale Zutaten und der überwiegende Verzicht auf Fast Food und Co. Infolgedessen ist das Kardio-Training ein guter Ausdauersport, um Körperfett abzubauen.

Wäre die Fettverbrennung so einfach, wären wir alle megaschlank. Doch leider unterliegt sie nicht nur dem Alkoholverzicht, dem Sport und weniger essen. Es kommt auch auf den Puls an. Der ist nicht zu vergessen. Dieser kann optimal bei https: *www.blitzrechner.de/puls/* berechnet werden.

Gibt es den optimalen Fettverbrennungspuls?
Der Begriff Fettverbrennungspuls ist mittlerweile oft zu hören. Macht er wirklich den großen Unterschied bei der Fettverbrennung aus? Viele Ausdauersportler orientieren sich an ihrem Puls. Warum sollte man dies nicht bei der Fettverbrennung tun? Vom Hungern alleine wird niemand dauerhaft schlank. Demzufolge heißt es, den Fettverbrennungspuls in Anspruch nehmen, denn bei einer bestimmten Herzfrequenz wird viel Fett verbrannt. Darauf kommt es im Wesentlichen an. Nur wer eine negative Energiebilanz vorweisen kann, bei dem schmelzen die Fettreserven und die Pfunde. Somit gibt es den optimalen Puls zur Fettverbrennung nicht wirklich. Sie müssen Ihren Puls von gut 70 % der maximalen Herzfrequenz trainieren. Das trägt wiederum zur Verbesserung der Ausdauer bei. Dabei sollten Sie sich richtig auspowern –wenn möglich, 40 Minuten lang, je nach Kondition und Verfassung.

Der Freund vom Fettverbrennungspuls ist das Intervallfasten. Wer gerade 16 Stunden am Stück nichts isst und dem Puls mit Sport Beine macht, der greift langsam, aber sicher die Fettpolster an. Mit dem Intervalltraining wird es dann perfekt. Dieses Training bewirkt eine Temposteigerung für 30 Sekunden und kurbelt wiederum den Stoffwechsel an. Der Fettstoffwechsel wird gefördert, wenn vor dem Training nichts gegessen wird. So kann der Körper nun auf die Fettreserven zurückgreifen. Dann schwinden auch die Fettpolster. Die waren viel zu lange präsent, wenn wir mal ganz ehrlich sind. Kaschieren hin oder her, weniger ist mehr. Die Fettverbrennung setzt gezielt am Übel des Problems an. Nur Wasser und Muskeln zu verlieren, hat beim Abnehmen keinen Sinn.

Folglich ist der Puls ein fester Bestandteil davon und fördert die Fettverbrennung. Sie müssen nicht nur auf die Gewichtsreduktion achten, sondern auf Ihr Wohlfühlgefühl. So kommen wir um den Sport nicht herum. Wer an Fett verlieren möchte, wird durch weniger essen trotz alledem nicht schlank, also zumindest auf Dauer gesehen. Da wir unsere Energie aus Kohlenhydraten und Fetten beziehen, werden Kohlenhydrate in Vielfachzucker, dem Glykogen, in der Leber und den Muskeln eingelagert. Das zu sich genommene Fett mutiert dann liebevoll zum Hüftgold. Bitte vergessen Sie nicht, dass gesunde Fette wie pflanzliche Öle und Omega-3-Fettsäuren ausgenommen sind.

Um die Pulsfrequenz zu steigern, benötigt es Sport. Dieser setzt die Energie frei und der Stoffwechsel kommt in Schwung. Die Fette können besser abgebaut und aufgespalten werden, daher haben wir Menschen auch verschiedene Trainingszonen wie den aktiven Fettstoffwechsel. Dieser liegt bei Sportbegeisterten zwischen 50 und 60 % der maximalen Herzfrequenz und stellt den Puls dar. Hierbei ist der Fettstoffwechsel besonders aktiv. Möchte man die aerobe Zone trainieren, muss die Herzfrequenz wiederum 70 bis 80 % des Maximums betragen. Eine gute Methode, um einen Konditionsaufbau zu bewirken. Das Durchschnittstempo wird aufrechterhalten und der Glykogenspeicher abgebaut. Die Fettverbrennung stellt uns daher vor so manches Rätsel. Das Zusammenspiel aus Sport, Puls, ausreichend Schlaf und gesunder Ernährung macht den Unterschied zu normalen Diäten. Tabletten, Shakes und Abnehmpillen versprechen viel und halten wenig. Die Mischung macht's und die ist von rein natürlicher Art. So kann man den optimalen Fettverbrennungspuls in etwa errechnen, denn dabei kommt die Herzfrequenz mit ins Spiel. Diese zeigt wiederum den momentanen Belastungsstand an.

Bei niedriger Belastung wird mehr Energie aus den Glykogen- und Fettreserven bezogen. Somit ist die Herzfrequenz ausschlaggebend für die Fettverbrennung und diese sieht wie folgt aus:

Schritt 1:
Maximale Herzfrequenz bei der Frau: 226 – Lebensalter
Maximale Herzfrequenz beim Mann: 220 – Lebensalter

Die Altersformel ist demnach recht grob geschätzt und eher für die Anfänger unter uns im Ausdauersport geeignet. Zudem enthält sie nur einen einzig individuellen Parameter. Dennoch stellt die Formel einen Richtwert bei der Fettverbrennung und beim Training dar.

Schritt 2:
Bestimmen Sie mit dem Ergebnis den Zielpuls für den gewünschten Trainingseffekt

Zielpuls für Konditionsaufbau: Maximale Herzfrequenz x 0,75
Zielpuls für optimale Fettverbrennung: Maximale Herzfrequenz x 0,65

So gibt es für jeden von uns die optimale Fettverbrennungszone und diese wird wie folgt festgehalten:

Ca. 70 % der Energie werden aus Fett gewonnen und das bei einem Puls von **110 – 120 Schlägen pro Minute;**
nur ca. 40 % bei einer höheren Belastung und somit bei einer Frequenz von **150 – 160 Schlägen** pro Minute. Das ist wiederum deutlich weniger.

Der Puls ist sicher ein Richtwert bei der Fettverbrennung, aber nicht für jeden von uns gleich zu berechnen. Dennoch sollte er bei der Fettverbrennung nicht ausgeschlossen werden.

Der Fettstoffwechsel
Häufig beschäftigt man sich damit, die Fettverbrennung voranzutreiben. Aber was steckt hinter unseren so hartnäckigen Fettpolstern? Sie lagern sich an den Problemzonen wie Bauch, Hüften, Po und Oberschenkeln an. Der Fettstoffwechsel spielt eine nicht ganz unwichtige Rolle im Abnehmsystem, denn er ist für die Zerlegung der Nahrungsfette im Verdauungstrakt verantwortlich.

Zerlegt werden die Fette wie auch die fettähnlichen Substanzen und darauffolgend emulgiert. Das geschieht wiederum durch die Magenmotorik. So werden kleinste Fetttröpfchen und der Gallensaft im Darm gebildet. Infolgedessen werden Lipide mit der Nahrung aufgenommen:

- Cholesterin (Fleisch, Eier usw.)
- Triglyceride (pflanzliche Öle und tierische Fette)
- Fettsäuren (gesättigte wie auch ungesättigte)

Die Fettverbrennung ist nichts anderes als ein Stoffwechselvorgang. Unser Stoffwechsel steht niemals still, denn er ist für unsere Energiezufuhr unerlässlich. Selbst wenn wir nichts tun, unser Körper benötigt Energie, um sich selbst am Laufen zu halten. Damit stellt unser Organismus ein Uhrwerk dar. Die zugeführten Lebensmittel werden in körpereigene Stoffe umgebaut und somit für die Energiegewinnung bereitgestellt. So finden Umbau- wie auch Aufbauprozesse und Lebensprozesse statt. An diesen sehr komplexen Vorgängen sind etliche Hormone beteiligt. Diese entscheiden über die Verbrennung und Einlagerung von Fett. Die Schilddrüsen- und Wachstumshormone wie auch das Glukagon sind mit von der Partie. Demnach kurbeln die Hormone mitunter die Fettverbrennung an, gerade das Wachstumshormon arbeitet dabei im Schlaf.

Es hilft uns somit nicht nur in jungen Jahren, in die Länge zu wachsen, es ist jede Nacht aktiv. Sind wir eingeschlafen, baut es Fett aus den Zellen ab, die dann in Energie umgewandelt werden. Demzufolge sind wir morgens in den meisten Fällen ausgeruht und nicht mehr müde. Dafür müssen dem Wachstumshormon ausreichend Vitamin B 6, Vitamin C und Eiweiß zur Verfügung stehen. Den Blutzuckerspiegel lässt das Glukagon, das ein Antagonist von Insulin ist, für sich arbeiten. Fällt der Blutzuckerspielgel wie bei Schock oder einer Unterzuckerung, sorgt das Glukagon für einen Ausgleich. Es wird in der Bauchspeicheldrüse gebildet und ist somit unverzichtbar für unser Körpersystem. Um optimal zu funktionieren, benötigt es eine ausreichende Eiweißzufuhr, dann kann es als Regelmechanismus leiten.

Damit der Körper und seine Funktionen wie am Schnürchen laufen, bedarf es des Insulins. Leider wird unser Körper durch die Zuführung von Kuchen, Teigwaren und Zucker geradezu malträtiert. Dann gerät das System durcheinander und der Blutzuckerspiegel wird auf ein Höchstmaß angeregt. Die Aufgabe von Insulin ist es, den Blutzuckerspiegel wieder in die richtigen Bahnen zu lenken.

Zu guter Letzt sorgt das Schilddrüsenhormon für einen erhöhten Energiebedarf. Gerade die Schilddrüse bildet eine Menge Hormone, die wiederum am Fettabbau beteiligt sind. Die Schilddrüse ist auch für die Herztätigkeit und die Körpertemperatur zuständig und wirkt auch sonst in vielen Bereichen. Selbst die

Gehirnreifung wird durch sie gefördert. Damit die Schilddrüse ihre Arbeit einwandfrei verrichten kann, benötigt sie unterstützend Aminosäuren und Jod. Diese sind in Milchprodukten und Käse enthalten. Ein kleines, schmetterlingsförmiges Organ, das mehr kann, als man denkt.

Um alle Funktionen im Körper aufrechtzuerhalten und auch die Fettverbrennung anzukurbeln, benötigt es ein Puzzle an guten Eigenschaften.

- Magnesium
- Taurin
- Linolsäure
- Vitamin C
- Carnitin
- Methionin

Man kann fast sagen, es ist ein Cocktail an guten Eigenschaften, der uns da breitgefächert zur Verfügung steht.

So transportiert das **Carnitin** das Fett ab und hilft optimal bei der Fettverbrennung. Gerade die Muskeln benötigen das Carnitin zur Energieversorgung. Es kann über Nahrungsergänzungsmittel zugeführt werden oder über Käse, Lamm, Geflügel, Hammel oder Schinken.

Die wertvolle **Linolsäure** stärkt und sorgt somit für eine dicke und gesunde Darmschleimhaut. Das bietet einen großen Vorteil, da weniger Fettdepots entstehen und mehr Energie umgewandelt wird. Es heißt auch nicht umsonst, die Gesundheit liegt im Darm. Die nährstoffreiche Linolsäure findet sich in Leinsamen und kaltgepressten Pflanzenölen wieder.

Eine Fettverbrennung sollte auch nie ohne **Magnesium** durchgeführt werden. Gerade dazu benötigt der Körper sehr viel davon. Das findet sich nicht nur in Nahrungsergänzungsmitteln wieder, sondern auch in Nüssen und ist zu 80 % in der Keimschale von Getreiden enthalten.

Um die Bildung von Adrenalin zu fördern, ist die Aminosäure **Methionin** ein sehr wichtiger Bestandteil des körperlichen Geschehens. Es ist übrigens für die Produktion des Stresshormons Adrenalin verantwortlich. Es stellt das Fettabbauhormon schlechthin dar und trägt zudem zur Bildung von Kreatin,

Melatonin, Cholin, Carnitin und Adrenalin bei. In Eigelb, Leber, Fisch, Geflügel, Käse, Joghurt und Sojasprossen ist das wertvolle Methionin enthalten.

Taurin ist nicht nur gut für das Herz. Die 2-Aminoethansulfonsäure (schwefelhaltige Säure) kann der Körper zum Teil selbst herstellen. Der positive Effekt dabei ist, dass Taurin einen fördernden Effekt auf die Fettverbrennung hat.

Und das gute und wirkungsvolle **Vitamin C** schützt nicht nur in der Erkältungszeit. Es sorgt dafür, dass viel Energie in Fett umgewandelt wird. Somit dient es auch der Fettverbrennung.

Viele gesunde Helfer, die den Körper unterstützen und die Fettverbrennung auf Vordermann bringen.

Auch unser Gehirn, oder man könnte fast sagen, gerade unser Gehirn, steuert zur Fettverbrennung bei, denn es regelt nicht nur das Hungergefühl. Wir kennen es sicher alle: Hunger entsteht im Kopf und nicht im Bauch. Er hat auch einen direkten Einfluss auf unsere Fettverbrennung. Sie kann im Gehirn durch bestimmte Enzyme gehemmt, aber genauso gut beschleunigt werden.

Schwimmen ist gelenkschonend und wirkt sich positiv auf die Körperstruktur aus. Sie schwimmen sich in Topform und verbrennen Fett, ja, Sie schweben sozusagen schwerelos Ihrem Traumgewicht entgegen. Zudem strafft es die Haut, macht fit und ist für jede Altersklasse bestens geeignet. Die Kondition und Muskeln werden aufgebaut und Fett wiederum abgebaut. Somit ist das Schwimmen ein perfektes Ganzkörper-Workout und sowohl für Anfänger als auch Profis gut, denn nicht jedem stehen aus gesundheitlichen Gründen alle Sportarten frei. Schwimmen und Fett verbrennen kann aber jeder von uns. Zudem bewirkt das Schwimmen ansprechende Synergieeffekte. Mit wenig Körperkraft und geringem Zeitaufwand kommt jeder seinem Wunschgewicht näher und sämtliche Muskelgruppen werden mobilisiert, ohne überbelastet zu werden. Im Wasser fühlen auch Sie sich leicht und schwerelos. Somit sorgt es für den perfekten Fett- und Energieverbrauch. Was will man mehr? Die Bauchmuskeln werden z.B. beim Rückenschwimmen aktiviert und voll und ganz beansprucht, aber auf die sanfte Methode. Doch auch die Wassertemperatur spielt eine entscheidende und gewichtige Rolle. Bei einer Temperatur von 26 Grad ist der Wärmeaustausch von Wasser und Körper im Gleichgewicht. Der Körper muss aber bei einer zu hohen und zu niedrigen Wassertemperatur mehr Energie in Form von Fett mobilisieren. Nur so kann er die Körpertemperatur regulieren. Das bedeutet, Fett wird ohne große Anstrengung verbrannt.

Hier ein kleiner Auszug aus einem Schwimm-Workout

Es geht dabei um eine Trainingseinheit von 1400 Metern

- 200 Meter einschwimmen.
- 50 – 100 – 150 – 200 – 150 – 100 – 50 Meter: Beim Pyramidenschwimmen die Geschwindigkeit nicht im maximalen Bereich halten. Pause zwischen den einzelnen Abschnitten jeweils 20 bis 40 Sekunden.
- 6 x 50 Meter, abwechselnd 50 Meter Kraul und 50 Meter in einer alternativen Schwimmlage, das Tempo langsam steigern. Pause jeweils 30 Sekunden.
- 100 Meter lockeres Ausschwimmen.

Dies soll ein Beispiel und eine Aufmunterung zugleich sein. Der Wasserwiederstand ist dazu einfach perfekt und bringt eine straffende Wirkung mit sich. Des Weiteren werden die Muskulatur gestärkt und die Herz-Kreislauf-Funktion vorangetrieben. Die Fettverbrennung wird aktiviert und Haltungsschäden werden vermieden. Ebenso wirkt sich das Schwimmen vorbeugend aus, löst Verspannungen und unterstützt die gesamte Skelettmuskulatur.

Schwimmen wird nicht nur von Therapeuten, Medizinern und Wissenschaftlern empfohlen. Auch dem Abnehmen und der Fettverbrennung dient es mehr denn je. Man nimmt leichter mit dieser Sportart ab, als sich beim Joggen zu quälen. Daher ist das Schwimmen für Menschen mit Beschwerden im Bewegungsapparat gedacht wie auch bei Menschen, die stark übergewichtig sind und dadurch keinen zu belastenden Sport treiben können. Außerdem wird die Muskelmasse erhöht, was beiden Seiten guttut. Folglich sollte das Schwimmen bei jedem von uns auf dem Trainingsplan stehen. Nicht nur Fett wird abgebaut, auch die Beweglichkeit bleibt bis ins hohe Alter erhalten. Wird der Fettstoffwechsel beim Schwimmen erhöht, kann man trotzdem mehr essen und nimmt nicht zu. Wer aber denkt, kurzes und intensives Schwimmen reicht aus, der täuscht. Mindestens 40 Minuten sollten es sein, erst dann kommt der Fettstoffwechsel in Schwung. Lieber langsamer schwimmen, dafür aber länger. Ärzte finden im Zusammenhang mit der Fettverbrennung das Schwimmen daher ideal. So werden der Po, die Oberschenkel und Beine bestens gestärkt. Was man wissen sollte, ist, dass in diesem komplexen Ablauf 170 Muskeln in Aktion sind, und gelenkschonend ist Schwimmen allemal. Gerade in der Physiotherapie und bei Verletzungen im Bewegungsapparat, ist die Aqua-Gymnastik unerlässlich und so ganz nebenbei schmilzt auch das Fett weg. Ein sehr positiver Nebeneffekt.

Unter den Top Ten der beliebtesten Sportarten gehört das Schwimmen einfach dazu. Ein Mehrwert für Körper und Geist und die Kampfansage an die Fettpolster. Auch wenn man das gewisse Durchhaltevermögen benötigt, wer schwimmt, tut damit seiner Gesundheit etwas Gutes und die Gelenke werden geschont. Das kann nicht jede Sportart von sich behaupten. Wer sich also an Land mit einer Sportart schwertut, der geht ins Wasser und wird schwerelos leichter, fitter und agiler. Ebenso ist Aqua-Jogging angesagt, denn durch den Wasserwiderstand werden mehr Kalorien und Fett verbrannt. Das Fett schmilzt quasi dahin. Schwimmen ist somit besser als Walken und gerade Frauen verlieren an Hüftumfang. Genau da setzen sich die fiesen Fettpolster unübersehbar an. Ob geübt oder ungeübt, im Wasser kommt jeder mit seinem individuellen Training ans Ziel. Vielleicht ist gerade das Schwimmen der Schlüssel zum Erfolg. Dennoch kommt es wie bei jeder Sportart auf die gewisse Technik an. Nur ein effektives Training hat auch wirklich Sinn. Immerhin möchte man den Erfolg bald sehen und spüren und sich somit auch leichter fühlen – das Fett muss weg. Es bieten sich für jeden von uns bestimmte Schwimmtechniken an. Ein Bewegungsprogramm, das mehr bietet und viel erreicht. Beim Schwimmen sind Alt und Jung gleichgut aufgehoben. Am Anfang allerdings bitte nicht übertreiben und die Kondition langsam, aber sicher steigern. So gelangt man auch ans Ziel.

Effektive Schwimmarten im Überblick

Den meisten Menschen ist Schwimmen nicht fremd. Gerade in der heutigen Zeit wird der Grundstein schon mit dem Babyschwimmen gelegt. Ein guter Start, der im weiteren Leben weiterentwickelt werden sollte. Doch nun geben wir uns den Schwimmtechniken hin, die Fett verbrennen und den Bewegungsapparat stärken.

- **Brustschwimmen**: Unter den vielen Stilarten ist das Brustschwimmen ein Energiesparer mit einem Verbrauch von 200 Kalorien und das in 30 Minuten (bei mittlerer Intensität). Es wirkt sich hervorragend auf Herz und Lunge aus und es strafft Ober- und Unterschenkel wie auch den oberen Rücken und die Brustmuskulatur. Dem nicht genug, ist es ein gutes Training gegen einen schlaff hängenden Trizeps.
- **Rückenschwimmen**: Die guten Haltungsnoten wie der Bodyformer-Effekt verbrennen 250 Kalorien in 30 Minuten. Die Wirbelsäule profitiert davon und wird dabei gestreckt. Dadurch wirkt man etwas größer und der Gang gestaltet sich aufrechter. Man wird agiler. Die Technik strafft den Bauch, die Beine, Arme und Schultern und den Po. Ebenso wird die Flexibilität in den Hüften verbessert.
- **Freistil oder Kraul:** Das ist die schnellste der vier vorgestellten Techniken und etwa 300 Kalorien in 30 Minuten werden verbraucht. Die Rückenmuskulatur, Bauch, Po und Schultern werden bestens trainiert.
- **Schmetterling oder Delfin:** Die technisch schwierigste und anstrengendste Disziplin, die rund 450 Kalorien in 30 Minuten verbraucht. Der Oberkörper und die Brustmuskulatur, der Bauch und die Arme werden besonders gestrafft.

Jede Schwimmtechnik trägt ganz speziell zur Fettverbrennung bei.

Apfelessig kennt jeder von uns und viele verwenden ihn sogar täglich. Er ist überaus gesund und durch seine wertvollen Inhaltsstoffe trägt er zur Fettverbrennung bei. Zudem löst er ein frühzeitiges Sättigungsgefühl aus. So wird der Apfelessig auch bei Diäten eingesetzt und dient perfekt der Gewichtsreduktion. In natürlicher Form und ohne Nebenwirkungen, versteht sich. Durch das Fermentieren von alkoholhaltigem Wein wird Apfelessig hergestellt. Sein erfrischender und fruchtiger Geschmack bietet ein ausgezeichnetes Geschmackserlebnis. In der Gourmetküche wird er daher keineswegs verschmäht, sondern hochgelobt und zum Würzen von Speisen verwendet. Das i-Tüpfelchen sozusagen, das die gewisse Note mit sich bringt.

Apfelessig bietet sich optimal als natürliches Konservierungsmittel an. Damit eignet er sich für die Herstellung von Limonaden. Er treibt aber auch die Fettverbrennung an und daher wird bei Abnehmwilligen eingesetzt. Ohne Chemie und ohne Gewöhnungseffekt unterstützt der Apfelessig viele Diäten. So steigt sein Beliebtheitsgrad an, da er eine effektvolle Unterstützung bietet. Ein wertvolles Naturprodukt, das auch der regelmäßigen Mund- und Körperpflege zugutekommt. Zudem fördert er Apfelessig auch die Heilungsprozesse und ist sehr wirkungsvoll bei Akne, Hautkrankheiten und Schuppenflechte. Sein großer Vorteil liegt darin, dass er beim Entgiften wie auch beim Entschlacken hilft. Seine antibakteriellen und desinfizierenden Eigenschaften machten ihn berühmt. Ob Fettverbrennung oder Hautkrankheiten, der Apfelessig ist ein Allrounder. Der Körper wird weiterhin mit Kalzium, Kalium und wichtigen Mineralien versorgt.

Dennoch stellt sich die Frage, ob durch die Einnahme von Apfelessig das Sättigungsgefühl hervorgerufen und die Fettverbrennung in Gang gebracht wird. Seine Säure enthält Carotine und Pektine, die den Zwölffingerdarm anregen. So kommt es zu einer Verstoffwechselung, die ein Sättigungsgefühl auslöst. Weiter wird die Produktion etlicher Aminosäuren angeregt. Es sollte vor jeder Mahlzeit Apfelessig eingenommen werden. Die aufgenommenen Fette werden dann von den Inhaltsstoffen des Apfelessigs vollständig verwertet. So kann sich das Fett nicht mehr ansetzen. Für Menschen mit einem trägen Darm ist der Apfelessig damit perfekt und fördert zugleich eine gesunde Darmflora. Sicher ist er kein Wundermittel, aber ein natürlicher Begleiter, wenn es um eine Diät und die dazugehörige Fettverbrennung geht, denn sein umfangreicher

Wirkstoffkomplex bietet sich nun mal für das Abnehmen an. Als Heilmittel wird er schon lange geschätzt und das aus der Tradition heraus.

So kann er nicht nur schluckweise vor dem Essen getrunken werden. Er wertet auch die Speisen auf. Der Apfelessig wird dazu vor dem Essen wie folgt eingenommen: zwei Esslöffel Apfelessig in einem Glas Wasser verrühren und schluckweise trinken. Erfrischend lecker und gesund, ein saurer Trunk, der den kleinen Hunger stillt und ein Sättigungsgefühl bewirkt. Apfelessig ist preiswert, und einen Versuch ist es wert, die Fettverbrennung rein natürlich in die Wege zu leiten. Ausreichend Bewegung ist auch hier ein Muss. Doch unterstützend kann der Apfelessig sein Bestes geben. Schon zu Omas Zeiten wurde er in vielen Bereichen wirkungsvoll eingesetzt und hat nicht nur das Essen mit seiner feinen Note aufgewertet.

Im Prinzip hilft jegliche sportliche Betätigung, um die Fettverbrennung zu unterstützen. Mit einem Krafttraining ist dieser Effekt leichter zu erreichen. Gerade das Muskeltraining ist mit die effektivste Lösung. Hier geht es nicht nur um die Körperfettreduktion, es werden zusätzlich sämtliche Muskelgruppen trainiert. Selbst Liegestützen, bei denen wir unser Körpergewicht nutzen, ist ein Teil davon. Das Krafttraining an sich ist für Männer wie für Frauen gedacht.

Krafttraining und Fettabbau

Die Fettverbrennung hängt im Wesentlichen von der Zahl der Gewichte ab. Je anstrengender das Training ist, desto mehr Kalorien werden verbrannt. Sofort nach dem Training setzt ein sehr positiver Nebeneffekt ein. Gerade in den ersten Stunden danach ist dies zu spüren. Fett wird abgebaut und Kalorien werden verbrannt. Das erhöht wiederum den Grundumsatz. Die maximale Belastbarkeit der Muskeln macht diesen Vorgang möglich. Das Fett schmilzt nach und nach und die Gewichtsreduktion findet statt. Aber bitte, Einsteiger sollten es langsam aber sicher angehen.

Der Körperfettanteil kann demnach mit einem Krafttraining dauerhaft gesenkt werden. Auch im Ruhezustand werden die Fettspeicher geleert. Ein mehr als praktischer Vorgang. Dabei verbrennt jedes Kilogramm Muskelmasse gute 20 kcal am Tag, was sich in der Woche auf 420 kcal summiert, ohne jegliche Anstrengung. Einsteiger sollten sich immer ihren Voraussetzungen anpassen und nicht an einem Profi orientieren. Auch ist ein Muskelkater bei untrainierten Menschen ganz normal, denn die Muskeln kennen die Belastung ja nicht. Somit heißt es, immer den gesunden Menschenverstand einschalten und das Krafttraining sachte beginnen. Nur so kann eine optimale Leistungssteigerung erreicht werden. Auch Frauen sollten nicht gleich in die Vollen gehen. Die Angst, übermäßige Muskelberge aufzubauen, ist unbegründet, außer man geht über das Maß und Ziel hinaus, denn vorrangig stehen die Fettverbrennung und der damit verbundene Abnehmeffekt. Nach einer gewissen Eingewöhnungszeit läuft dieser wie von selbst.

Bei einem Krafttraining kann von einem Trainer ein umfangreicher und individueller Plan entworfen werden. Hier geht es dann den Fettpolstern an den Kragen. Andererseits basiert das Training auf dem Muskelaufbau, was zusätzlich

Fett verbrennt. Trainieren kann man dann im professionellen Fitnessstudio mit Trainer oder von zu Hause aus im Hobbyraum. Immer daran denken, bequeme Sportsachen anzuziehen. Dabei gibt es verschiedene Arten, die sich im Trainingsablauf unterscheiden:

Abwechslungsreiches Training: Hier werden für eine Muskelgruppe nicht immer die gleichen Trainingsgeräte und Übungen benutzt. Das bringt Abwechslung mit sich.

Gleichmäßiges Training: Langsame und gleichmäßige Übungen sind das Ziel. Ruckartige Bewegungen sind dagegen eher unproduktiv, denn sie können im schlimmsten Fall und gerade bei Ungeübten zu Muskelfaserrissen führen.

Ausgewogenes Training: In diesem Trainingsabschnitt sollten zwei Übungen je Muskelgruppe durchgeführt werden. Das verfeinert die Strukturen und sieht sehr ästhetisch aus.

Strukturiertes Training: Mit etwa ein bis vier Sätzen, 10 Wiederholungen und 30 Sekunden Pausen zwischen den Übungen ist man gut beraten.

Regelmäßiges Training: Zwei- bis dreimal die Woche wäre ideal. Je nach Bedarf kann das Trainingsvolumen auch erhöht werden. Aber bitte nicht übertreiben, es soll ja Spaß machen und den Körper formen und nicht ramponieren.

Training pausieren: Mindestens einen Tag in der Woche brauchen die Muskeln Ruhe, um wachsen und gedeihen zu können. Ebenso schreitet die Fettverbrennung auch in Ruhephasen voran. Also keinen Stress walten lassen, wenn mal eine ungewollte Pause eintritt.

Trainingsplan steigern: Die Intensität kann mit neuen Reizen, etwa mit dem Erhöhen des Gewichtes, gesteigert werden. So wird die Fettverbrennung weiter aktiviert.

Realistische Zielsetzungen: Um ein Krafttraining und die damit verbundene Fettverbrennung langfristig durchzuführen, muss es alltagskompatibel sein. Auch sollten die Übungen nicht überhandnehmen. In der Ruhe liegt die Kraft, auch beim Ausdauersport. Zeit, Muße und Zielsetzung müssen daher optimal übereinstimmen.

Um die Fettverbrennung nachhaltig in den Griff zu bekommen, muss jeder Sport, gleich welcher Art, kontinuierlich durchgeführt werden. Ein Training nur ab und an bringt leider recht wenig. Immer daran denken, das Essen dem Training anzupassen und Ruhezeiten einzuhalten. Man kann es nicht oft genug wiederholen, denn ausreichend Schlaf macht schlank und führt in der Nacht nicht zu Heißhungerattacken. Wer wenig schläft, hat viel Hunger und schlechte Laune obendrein.

Welche Vorteile bietet ein Krafttraining noch?

- man kann ganz gezielt den Bauch einbeziehen
- das Osteoporose-Risiko wird gesenkt
- die Körperhaltung im Wesentlichen verbessert
- das Selbstbewusstsein gestärkt
- man wird durchaus belastbarer
- Rückenschmerzen werden minimiert
- man wirkt dem Muskelabbau, auch im Alter, vor
- man fühlt sich fitter und vitaler
- optisch wirkt man attraktiver
- die Glückshormone werden aktiviert
- stärkere Muskeln stützen den Körper und bewirken eine gute Stabilität

Jeder Bereich wird damit wohlgeformt und nicht ausgelassen und selbst die Bauchmuskeln wachsen nach und nach – ein Thema, das im Nachgang noch näher erläutert wird. Ein Ganzkörpertraining, das nicht nur auf bestimmte Bereiche ausgelegt ist und sämtliche Muskelgruppen einbezieht. Die Fettverbrennungsaktivität wird gesteigert und ein aktiver Körper ist auch immer ein attraktiver Körper.

Nun geht es dem Speck aber an den Kragen. Genau dafür ist Intervallfasten prädestiniert. Demzufolge stehen auch viele Komponenten wie die 16:8-Methode am Start. Das intermittierende Fasten kann dauerhaft angewendet werden und macht auch auf Dauer schlank. Die Fettverbrennung wird durch die verschiedenen Zyklen angeregt. So heißt es dann, 8 Stunden essen und 16 Stunden nicht für den, der sich zu dieser Variante hinreißen lässt. Anfangs bereitet es sicher nicht nur Kopfzerbrechen, man klagt auch über Konzentrationsschwierigkeiten und Kopfschmerzen. Doch schnell hat sich der Organismus auf diesen Prozess eingestellt und dieser ist einfach genial. Der gesamte Körper kommt zur Ruhe und das inklusive des Darms, denn er muss Tag und Nacht Schwerstarbeit leisten. Ohne Nahrungsaufnahme ist dann auch der Darm mal am Zug, sich Ruhe zu gönnen.

Das Intervallfasten liegt einem dann fast schon im Blut. So wird die geistige Leistungsfähigkeit gesteigert und die Müdigkeit nimmt ab. Wer viel verdaut, wird träge und faul. Auch das Immunsystem profitiert von dem einzigartigen Abnehmsystem und die Lebenserwartung steigt. Eine Fastenzeit, die es quasi in sich hat. Fettpolster schmelzen und der Grundumsatz wird minimiert. Klingt verlockend und bringt auch keinen Jo-Jo-Effekt mit. Jeder kann sich den Tagesabschnitt des Nichtessens, meistens nachts, aussuchen. In der übrigen Zeit wird dieser Abnehmeffekt ein wenig mit Sport unterstützt. Vieles ist zwar bei der Nahrungsaufnahme erlaubt, aber bei Weitem nicht alles.

Die Lebensmittel, je nach der Intervallfastenmethode, sollen durchaus Energie geben, aber nicht voll mit Fett und Süßem sein. Gesund und frisch kommt auch hier auf den Tisch. Bevor man beginnt, müsste ein kritischer Blick in den Spiegel geworfen und das Ist-Gewicht notiert werden. Dann kann die Fettverbrennung auch schon beginnen. Der große Vorteil: Man verliert auch am Bauch Fett. Also kein unschöner Schwabbelbauch mehr, denn dieser wirkt einfach ziemlich unästhetisch. Also lieber einen Waschbrettbauch als einen Waschbärbauch. Eine gute Fatburning-Strategie sind leichte Lebensmittel. Sicher kann es auch mal deftig sein. Nun ist der Körper am Zug. Er ist in den Ruhephasen gezwungen, auf seine Fettreserven zurückzugreifen, denn Nahrung kommt gerade nicht nach. Dabei werden selbst hartnäckige Fettpölsterchen geknackt. Ein guter Rhythmus, der vielen Menschen schon zu „weniger ist mehr" verholfen hat. Weniger an

Gewicht bedeutet auch, weniger chronische Krankheiten zu erleiden. Essen zu jeder Tages- und Nachtzeit ist auch nicht normal. Früher waren die Nahrungsquellen sehr begrenzt, heute sind sie im Überfluss vorhanden. Genau das macht dick. Die Fettverbrennung benötigt einen Ansporn, ob nun das Fasten, eine gesunde Essensumstellung oder Sport. Das Intervallfasten bietet dabei für jeden die passende und wirkungsvolle Methode an.

Wie nehme ich das Intervallfasten vor?

Erst mal muss man die etlichen Formen unterscheiden, sonst hat das Fasten keinen wirklichen Sinn. Dazu bieten sich folgende Zeitfenster an:

4:20

6:18

7:17

8:16

Sicher gibt es noch mehr Methoden, doch diese sind die gängigsten und somit auch die gebräuchlichsten. Die vordere Zahl steht dabei für die Stunden der Nahrungsaufnahme, die hintere für die Fastenzeit. Einige Menschen hungern auch einen ganzen Tag und essen am darauffolgenden wieder ganz normal. Der Durst darf in der Fastenzeit durch stilles Wasser, Tee oder kalorienarme grüne Smoothies gestillt werden.

Das Essverhalten beim Intervallfasten

Vorrangig ist auf weißen Reis, Zucker, eben auf isolierte Kohlenhydrate zu verzichten. Nur so können die körpereigenen Fettreserven in Angriff genommen werden. Denn durch diesen Prozess bleiben die Insulin- und Blutzuckerwerte niedrig. Zum Intervallfasten empfehlen sich auch Nahrungsergänzungsmittel wie Vitamin B 12, B-Komplex und Vitamin C. Damit wird der Stoffwechsel zusätzlich durch die Antioxidantien wie auch Aminosäuren angeregt. Die Mikronährstoffe werden dann im Darm resorbiert und setzen die Fettverbrennung in Gang. Gesund sind sie zudem. Gerade das Vitamin B 12 ist optimal für Reparaturprozesse im Körper geeignet. Das Essverhalten sollte bei beiden Essensphasen nicht aus dem Ruder laufen. Mit Bedacht essen und langsam, aber stetig. Auch Schlingen macht dick, denn die unzerkauten Nahrungsmittel benötigen eine Extrabehandlung im Magen und Darm. Frisches Obst und Gemüse, fangfrischer Fisch wie auch gesunde Kohlenhydrate und Fette setzen nicht an. Bei einem Hungergefühl empfiehlt sich, wie seit Langem bekannt, ein Glas stilles Wasser. Und schon ist der Hunger vorerst gegessen.

Intervallfasten und Sport

Eine sehr gute Idee, die dem Stoffwechsel zusätzlich einheizt. Nach dem Essen sollte der Körper ruhen und Zeit für die Verdauung haben. Aber danach ist Sport ein guter Grund, um mal wieder aus dem Knick zu kommen, denn wir werden nicht nur schlanker, sondern auch gelenkiger. Fit und vital starten wir dann durch das Leben. Nur sollte der Sport immer nach seinem eigenen Befinden gewählt werden. Das kann das Radfahren oder Joggen sein wie auch Yoga und Pilates. Sport ist demzufolge in jedem Alter ein Muss.

Intervallfasten und Hunger

Keine Panik, niemand läuft ständig und andauernd mit leerem Magen herum. Nur ist bei einem Hungergefühl nicht gleich ein Snack das Mittel der Wahl. Das Verlangen nach Zucker ist in der Anfangsphase sicher groß, aber noch lange kein Beinbruch. Eben das besagte Glas Wasser trinken und sich an die bevorzugte Methode des Intervallfastens halten. Aller Anfang ist schwer, und auch der wird gut gemeistert, denn die Hungerphasen treten nach und nach in den Hintergrund. Tritt der Gewöhnungseffekt ein, ist auch der Hunger Schnee von gestern. Zudem bleiben die üblichen Fastenkrisen aus. Ein nachhaltiger Fettabbau ist nicht nur gesund, die schlanke Silhouette sieht auch gut aus. Beim Intervallfasten geht es eher um den nachhaltigen Erfolg als um das schnelle Abnehmen ohne Erfolgsgarantie. Etliche Körperstrukturen regulieren sich wie von selbst und auch die Blutzuckerwerte geraten nicht aus dem Ruder. So können verschiedene Parameter zu chronischen Erkrankungen, Krebs, Depressionen und Hormonstörungen führen. Somit ist das Intervallfasten mit der optionalen Fettverbrennung optimal und kann bei jedem von uns in den Alltag integriert werden. Nicht nur die Gewichtsabnahme steht im Vordergrund, auch die gesundheitlichen Vorteile liegen klar und deutlich auf der Hand. Denn es schützt u.a. vor Erkrankungen des Nervensystems. Das wiederum beeinflusst die zellulären wie auch metabolischen Signalwege des Nervensystems. Dennoch steht für viele von uns die Fettverbrennung hoch im Kurs. Demzufolge können Einsteiger, Abnehmwillige wie auch Menschen mit einem hohen Gesundheitsbewusstsein ein Leben lang schlank sein. Wie immer zählen auch hier der gute Wille und das Durchhaltevermögen. Die Einsteigervariante ist bei einigen die 7:17-Variante. Demnach kann um 12 Uhr, um 15 Uhr und das letzte Mal um 18 Uhr eine Mahlzeit eingenommen werden. Aber auch hier heißt es jedem das Seine. Bei den Mahlzeiten sollte sich Zeit gelassen und gründlich gekaut werden. Infolgedessen trägt das Intervallfasten vollumfänglich zur Fettverbrennung bei.

Fettverbrennung durch EMS (oder für die Bequemen unter uns)

Welch einfache Variante an Fett zu verlieren. So schwinden die Fettpölsterchen dahin und das sogar am Bauch. Ist das so einfach wie es klingt? Wenn man dem EMS-Training Glauben schenken darf, dann ja. Gefährliches Fett verschwindet, und zwar genau an den Stellen, wo es auch nötig ist. Dazu nahm eine Frau Stellung, die es leid war, unter ihrem Fettproblem dahinsiechen zu müssen. Ob ein Training, Zumba oder eine Diät, geholfen hat bei Brigitte W. nichts. Die heute 66-Jährige hatte es buchstäblich satt. Dann wurde sie auf die elektronische Muskelstimulation aufmerksam. Das EMS soll schlank machen, und das, ohne sich zu bewegen. Fett verbrennen, auch wenn man nicht viel dafür tut. Darauf war sie dann sehr gespannt, aber dennoch eher skeptisch gegenüber dem Ganzen eingestellt.

Sicher wird dieser Effekt durch ein wenig Sport noch mehr verstärkt. Das ist schon mal sonnenklar. Sie nahm ihre überschüssigen Pfunde nun in Angriff. In einem Studio wurde sie dabei in eine hautenge Hose wie auch Weste gezwängt und mit vielen Elektroden versehen. Nach dem Start beginnt ein Kribbeln an den Beinen, an Bauch und Po. Dabei spürt man sofort eine Muskelaktivität und der ganze Vorgang dauert gut 20 Minuten. Nun wird alle vier Sekunden ein leichter Reizstrom ausgelöst. Eine gute Wahl für Leute, die die Fettverbrennung ohne großes Zutun angehen wollen. Brigitte W. ist nicht nur davon überzeugt, sie lebt nun mit einem recht positiven Ergebnis. Alt und Jung werden gleichermaßen bedient und die Fettverbrennung wie auch der Muskelaufbau werden altersentsprechend in Gang gesetzt. So fühlt man sich gut durchtrainiert und nach einiger Zeit wird das Gewebe wieder straff. Kein Schwabbeln mehr und die Kilos werden weniger. Sicher ist das keine Alternative zum Ausdauersport, aber macht dennoch rank und schlank. Ein Sport für die Faulen unter uns, denn auch sie möchten ans Ziel ihrer Träume gelangen.

Es ist eine neue Methode, die nur mit einem EMS-Trainer vonstattengeht. Es ist auch die neue Bauch-weg-Methode, wenn man so will. Demzufolge können die kleinen EMS-Geräte für den Hausgebrauch diese Wirkung nicht aufzeigen. Hier müssen die Profis ran. Dort wird das Fett abgebaut und das Ergebnis unter den kritischen Augen der Sportwissenschaftlerin Wiebke Dettmann definiert. Heimgeräte und angebotene Produkte wie der Bauch-weg-Gürtel sind eher unproduktiv und bringen nur dem Hersteller wirklich einen Gewinn. Um Fett abzubauen, benötigt es mehr als nur ein paar Stromstöße. Wenn, dann müssen es professionelle Geräte sein, die von einem Fachmann angewandt werden. Nur muss auch bei der Anwendung von EMS-Geräten auf eine gesunde Ernährung geachtet werden. Sonst hat die Behandlung und Methode keinen Sinn. Wer dem Sport nicht zugetan ist, der kann bei einem Trainer mit EMS-Geräten sicher einen Erfolg erzielen. Ein wenig Zutun wäre auch hier bei der Fettverbrennung nicht verkehrt.

Eine einfache gute Übung stellt dabei die TRX-Methode zu dem EMS-Gerät dar. Dabei werden die Beine wie auch Arme in Schlingen eingehängt. Dies ist mit sogenannten Thera-Bändern oder Übungen auf Vibrationsplatten sehr sinnvoll. So entsteht ein gutes Zusammenspiel, ohne wenig körperliche Anstrengung, um das Körperfett zu reduzieren. Gerade für ältere Menschen und die, die unter Bewegungseinschränkungen leiden, einfach optimal. Demzufolge bekommt jeder auf seine Art und Weise sein Fett weg.

Seit gut 30 Jahren wird EMS in der Medizin eingesetzt, so der Orthopäde und Sportarzt Dr. Peter Benckendorff. Das blieb auch den Fitnessfreaks nicht unbemerkt, denn es führt bei richtiger Anwendung nicht zu Schäden und nimmt sich ganz der Fettreduktion und des Muskelaufbaus an.

Medizinische EMS helfen beispielsweise bei:

- Haltungsschäden
- verkrampften Muskeln
- schlaffen Muskeln nach Verletzungen
- Muskeln, die einseitig stark belastet wurden
- Vorbeugung vor altersbedingtem Muskelschwund

Selbst Schlaganfallpatienten kommen schnell wieder auf die Beine. Warum sollte da nicht auch das Körperfett schmelzen? Fußballer profitieren davon und bleiben somit gut im Training und stets am Ball. Die Muskelkraft ist aber bei längeren Pausen relativ schnell verloren und die Fettpolster warten schon auf ihr Comeback. Daher ist es sinnvoll, Sport oder auch ein EMS-Gerät aus geschulten Händen anzuwenden.

EMS – die neue Generation, um Fettpolster zu killen?
Ganz so ist es leider nicht. Aber unterstützend, oder wenn Bewegungen in Folge von Bettlägerigkeit oder bei alten Menschen nicht mehr ausgeführt werden

können. Denn schon eine lange Bettruhe setzt am Bauch an und lässt die Muskeln schrumpfen. Auch nach der Rekonvaleszenz ist es das erste Mittel der Wahl. So kann man Muskeln wieder aufbauen und die aufgebaute Muskulatur konservieren. Gute dreimal die Woche sollten es am Anfang schon sein, um dann bei Erfolg auf einmal die Woche zu reduzieren. Mit jeweils 25 Minuten lebt die schwache Muskulatur förmlich wieder auf. Demzufolge lässt ein EMS-Gerät auch die Fettpolster schmelzen. Sportmediziner schwören bereits auf die Methode, wenn sie mit Sinn und Verstand zum Einsatz kommt. Dennoch hat die Methode einen stolzen Preis. Gut 1.700 Studios bieten diese Methode in Deutschland an. Bei einem Monatsbeitrag von 110 € kann das EMS-Gerät zweimal für je 20 Minuten in Anspruch genommen werden. Gerade der Bauch profitiert davon und das ist ja bekanntlich die Problemzone Nummer eins.

EMS – Fettverbrennung der anderen Art
Das Zauberwort heißt Reizstrom und dieser wird im Rhythmus von ca. vier Sekunden mit Elektroden, die auf speziellen Hosen und Jacken angebracht werden, aktiviert. Mit dem milden Stromreiz werden nahezu alle Muskeln im Körper aktiviert und das verbrennt in kleinem Maße auch Fett. Die Körperstrukturen werden dabei neu definiert, gefestigt und das gesamte Erscheinungsbild wirkt schlanker. Einen Versuch ist diese Methode in jedem Fall wert.

Man muss nicht immer das Haus verlassen, um Fett zu verbrennen und Muskeln aufzubauen. Entspannt und innerhalb kurzer Zeit abnehmen ist nach wie vor eine Wunschvorstellung. Mit einer Vibrationsplatte an Gewicht verlieren ist dabei die schwingende Variante. Es kostet den Körper Energie und die Muskeln entspannen und ziehen sich wieder zusammen. Das findet etwa in verstärkter Form beim Krafttraining mit Gewichten statt. Die Vibrationsplatte wiederum kann auf eine bestimmte Frequenz eingestellt werden (5 bis 60 Hz), damit diese jeweilige Stärke auf die Körperglieder übertragen wird. Durch das reflexartige Zusammenziehen der Muskeln findet so ein hohes Maß an Aktivität statt. Diese entsteht durch die stimulierende Vibration. So beanspruchen die Platten bis zu 90 % der Muskeln gleichzeitig. Das läuft unter einem Ganzkörpertraining und somit wird auch der Skelettapparat optimal stabilisiert.

Ein höherer Energieverbrauch durch mehr Muskelmasse
Durch die Stärkung der Muskelfasern wird ein Gewichtsverlust erreicht und auch Fett abgebaut. Muskeln benötigen dazu mehr Energie – je größer der Energieverbrauch, desto mehr Muskelmasse kommt zum Vorschein. Im Nachgang und Ruhezustand werden Fett und mehr Kalorien verbrannt. Was bedeutet, je größer der Körperfettanteil und je höher die Muskelmasse, desto größer ist der Gewichtsverlust und der damit verbundene Kalorienverbrauch. Demzufolge kann man sich an folgenden Richtwerten orientieren (hier wird von einer Person von 70 kg ausgegangen):

Hier ein Auszug mit Richtwertangaben:

Dauer der Trainingseinheit	Kalorienverbrauch
5 Minuten	~ 50 Kalorien
10 Minuten	~ 100 Kalorien
15 Minuten	~ 150 Kalorien
30 Minuten	~ 290 Kalorien
60 Minuten	~ 590 Kalorien
120 Minuten	~ 1.170 Kalorien

Es handelt sich um geschätzte Werte, die nur zur Orientierung dienen. Das Alter, die Körpergröße, die Muskelmasse und das Geschlecht beeinflussen den tatsächlichen Wert wesentlich.

Ein Erfolg in der Anwendung sollte daher immer langfristig sein und dies ist mit dem Vibrationstraining durchaus möglich. Des Weiteren findet das Training ohne einseitige Belastungen statt und ist somit für jeden, auch Unsportlichen, geeignet. Auch die Kombination mit einer gesunden Ernährung macht schlank und fit.

Welche Vorteile bieten sich dank der Vibrationstechnologie?

- verbrennt Fett
- baut Muskeln auf
- verjüngt Muskeln in ihrer Leistungsstruktur
- erhöht die körperliche Flexibilität
- sorgt für eine bessere Körperhaltung
- trainiert und stärkt die Muskeln
- es entsteht eine gesteigerte Knochendichte
- eine bessere Durchblutung tritt ein

Um Fett zu verbrennen, bedarf es der eigenen Philosophie, und so beginnt der Vorgang, wenn der Puls etwa 65 % seiner maximalen Schlagrate erreicht. Um richtig vorzugehen, muss in den ersten Wochen des Vibrationsplattentrainings die Herzschlagrate bei 60 bis 70 % liegen. So kann das Training in der ersten Zeit dreimal im Wochenrhythmus stattfinden und das jeweils 30 Minuten lang. Nach und nach kann dann die Intensität erhöht werden. Damit wird die optimale Fettverbrennungsrate erreicht. Da der Puls eine große Rolle bei diesem Training spielt, ist eine Pulsuhr angebracht. Zu bedenken ist auch, ob man Anfänger oder Fortgeschrittener ist.

Für Menschen mit wenig Zeit

Wer im Alltag eingespannt ist und nicht die Muße findet, in ein Fitnessstudio zu gehen, der liegt mit dieser Variante goldrichtig. Die Workouts auf der Vibrationsplatte gehen einfach und schnell vonstatten. Bereits 15 Minuten am Tag reichen völlig aus. Diese Zeit findet jeder in seinem Tagesablauf. Ohne große Anstrengung Fett verbrennen und Muskeln aufbauen. Ohne sich zu verausgaben, überanzustrengen oder bis zum Erschöpfungszustand zu trainieren. Dabei werden auch die Problemzonen wohlwollend einbezogen. Mit geringer Belastung zum maximalen Erfolg und das für jedermann. Damit kann sich ein jeder sein Fitnessprogramm auf seiner Vibrationsplatte erstellen.

Ja, wo laufen sie denn? Meistens laufen viele ihrem Fett davon. Joggen ist einer der besten Burner. Das wurde im Institut für Leistungsdiagnostik und Gesundheitsförderung der Universität Halle eruiert. Wer joggt, ist auf dem richtigen Weg, und das mit einem Lerneffekt. Uns stehen mehrere Depots zur Energiegewinnung zur Verfügung. Die setzen sich aus Zucker, Phosphaten wie auch Fetten zusammen. Beim Joggen lernt der Körper die Energiereserve „Fette" besser zu verbrennen und demzufolge wird auch der Fettstoffwechsel vermehrt angeregt. So wird Fett verbrannt und Muskeln werden aufgebaut. Auch das Lungenvolumen wird erhöht und die Kondition gesteigert. Dies geschieht natürlich nach und nach und nicht gleich und sofort. Joggen ist aber nicht gleich Joggen. Asphaltjogger tun ihrem Körper wirklich keinen Gefallen. Im Wald und in der Natur ist auch dem Auge etwas geboten und gesünder ist es obendrein. Wie immer, ist auch hier auf den Puls zu achten. Demnach das Training langsam beginnen und nicht gleich mit voller Power ans Werk gehen. Abnehmen heißt nicht, sich die Lunge aus dem Hals zu laufen. Nur wer mit Bedacht joggt, der optimiert auch seinen Fettstoffwechsel nachhaltig.

Zu Beginn reichen etwa 20 Minuten aus. Als Grundlagenausdauer 1 (GA1) geht man von einer maximalen Herzfrequenz aus und die liegt bei 60 bis 70 Prozent. In diesem Bereich findet auch das Fettstoffwechseltraining statt. Um zuverlässige Messungen zu erhalten, kann z.B. dies mit der Pulsuhr Polar geschehen. Das entwickelte OwnZone-Verfahren zeigt die individuellen Intensitätsvorgaben bereits nach wenigen Minuten des Joggens auf. Joggen ist seit Langem der Renner, wenn man weiß wie. Die bevorzugten Zeiten sind dabei am Morgen und abends. Das kann vor dem Frühstück sein, oder nach dem Abendessen. Jogger trifft man auch zu jeder Jahreszeit an. Wichtig dabei ist, mit sich selbst Schritt zu halten und sich nicht an anderen zu orientieren. Wer intensiv und nach seinen Vorgaben trainiert, der verbrennt auch nach dem Training noch Fett, und das sogar mehr als während des Joggens. Ein positiver Nachbrenneffekt, der bis zu 48 Stunden anhalten kann. Selbst durch die Nahrungsaufnahme wird der Vorgang nicht unterbrochen. Die Energie wird durch die ruhende Muskulatur verbraucht. So sind die Trainingseinheit und der Energieumsatz ausschlaggebend für eine gute Fettverbrennung. Sicher ist der Nachbrenneffekt bei intensiven Belastungen um einiges größer.

So bewirken auch ein Krafttraining, der Ausdauersport und das Joggen das Gleiche. Sind Muskeln schon vorhanden, ist der Nachbrenneffekt doppelt so hoch. Und immer das Herz-Kreislauf-System im Auge behalten. Mit verschiedenen Einheiten und Intensitäten heißt es dann ran an den Speck. Wer nüchtern joggt, verbrennt auch mehr Fett, denn ist der Glykogenspeicher fast leer, schaltet der Organismus relativ schnell auf Fettstoffwechsel um – als kleiner Tipp, um dem Fett gleich in der Früh den Marsch zu blasen. Aber Vorsicht, beim Joggen auf nüchternen Magen etwas Kohlenhydrate, also Glykogen, zuführen. Das verhindert den Abbau der Aminosäuren zur Energiegewinnung. Diese sind wichtig für das Immunsystem und den Muskelaufbau. So reicht schon ein Apfel oder ein Glas Fruchtschorle aus. Ein moderates Tempo ist beim Joggen ideal, eine Stunde Jogging ist optimal. Das immer bei entsprechender Herzfrequenz. Demzufolge werden der Fettverbrennung gehörig Beine gemacht. Beim Sport sollte niemand über die Stränge schlagen, sondern sein Abnehmziel und die Gesunderhaltung des Körpers im Auge behalten. Genug Power verschafft zudem eine eiweißreiche und ballaststoffhaltige Kost. Das Essen ist der Motor und der Sport die Leistungskraft.

Fettverbrennung durch Ingwer
Eine magische Knolle, die einen genialen Allroundeffekt vorweist, und das nicht nur in der Küche. Ingwer ist gesund, schmackhaft und verbrennt zum Glück auch Fett. Demzufolge ist er eine gute Unterstützung. Das belegen auch neue Forschungsergebnisse in einigen Belangen der Gesundheitsphilosophie.

Ingwer…

- hemmt den Appetit und hilft optimal beim Abnehmen
- ist besser als jedes Aspirin
- hilft optimal bei der Fettverbrennung
- beschleunigt die Regenerationsphasen
- ist als Testosteron-Booster einsetzbar

Seit Jahrtausenden ist Ingwer in subtropischen Gebieten unentbehrlich. Seine erste Entdeckung lag im heutigen Indonesien und er ist in Europa seit dem 9. Jahrhundert bekannt. Sein unverwechselbarer Geschmack ging um die Welt. Zum Abnehmen wie auch Fettverbrennen ist Ingwer perfekt und aktiviert das Immunsystem. Die magische Wirkung hat er seiner leichten Schärfe und Süße zu verdanken. Sein Geschmack ist einfach unverkennbar und macht ganz warm ums

Herz. So intensiv wie auch einzigartig, unterstützt Ingwer auch das Ausdauertraining wie den Muskelaufbau. Eine lange Tradition und Wissen stecken in dieser Knolle. Die chinesische Medizin und Ayurveda verwenden Ingwer

- bei Muskelschmerzen und Rheuma
- gegen Entzündungen
- zur Regeneration
- für ein besseres Gedächtnis und Reaktionsvermögen
- zur besseren Verdauung
- für mehr Wohlbefinden
- gegen Übelkeit
- gegen Seekrankheit
- zur Verbesserung der Cholesterinwerte

Hierzulande wird Ingwer auch zur Fettverbrennung eingesetzt. Das kann in Form von Nahrungsergänzungsmitteln sein wie auch frisch. So erhält man den unverkennbaren Geschmack. Nach dem Sport beugt Ingwer, frisch aufgebrüht, Muskelschmerzen vor und wird auch in der Medizin bei Arthritis eingesetzt. Sportler setzen Ingwer gegen Muskelschmerzen und Muskelkater ein, was gerade beim Krafttraining seine Wirkung aufzeigt. Mit zwei Gramm Ingwer am Tag ist man auf der sicheren Seite. Die Fettverbrennung findet u.a. durch die bessere Verdauung statt. Demzufolge werden mehr Verdauungsenzyme gebildet und der Stoffwechsel läuft auf Hochtouren. Mit etwas Sport werden die Fettpolster dann schnell und einfach minimiert. Ohne Chemiekeulen wird der Organismus gesund am Laufen gehalten.

Eine Knolle mit positivem Effekt, die in der Naturheilkunde wie auch in der Küche unverzichtbar ist. Der Vorteil ist, die Fettverbrennung beginnt schon beim Essen, denn der Verdauungstrakt läuft auf Hochtouren und Ingwer heizt so richtig ein. Ingwer ist ein kleines Wunder der Natur, das sich der Mensch zunutze machte. Wer jeden Tag Ingwer zu sich nimmt, nimmt ab und lebt durchaus gesünder. Die Merkfähigkeit wird gesteigert und das Reaktionsvermögen verbessert. All das löst die kleine Wunderknolle aus.

Mehr Kalorienverbrauch und weniger Appetit
Wer kennt es nicht, wenn der kleine Hunger kommt? Die Gedanken kreisen ums Essen und der Magen knurrt. Nach einer Mahlzeit mit Ingwer wird einem nicht

nur warm ums Herz. Ingwer heizt einem so richtig ein. Das verbrennt sogleich Kalorien und macht schlank. Dies zeigt eine veröffentlichte Studie der New Yorker Columbia-Universität auf. Zudem hat man weniger Appetit und keine Heißhungerattacken. Einen Traumkörper kann Ingwer sicher nicht hervorzaubern, aber sich mit den Fettpolstern beschäftigen. So setzen sich seine Eigenschaften wie ein Puzzle aus gesundheitsfördernden Charakteren zusammen. Eine Knollenpflanze, die bei täglichem Verzehr von gut zwei Gramm eine unterstützende Wirkung bei der Gewichtsreduktion mit sich bringt. Ein Gewürz, das in keinem Haushalt fehlen sollte.

Fettverbrenner gibt es wie Sand am Meer. Doch einige der Nahrungsergänzungsmittel helfen auch, Fett abzubauen. Sicher können sie kein hartes Körpertraining ersetzen, aber es dennoch unterstützen. Viele setzen auf Wunderpillen, und die, die gibt es nun wirklich nicht, denn der Inhalt und der Aufdruck widersprechen sich. Dennoch werden in sie große Hoffnungen gesetzt. Doch mal ehrlich, wir nehmen nicht von leeren Versprechungen ab. Mit Tabletten die Fettverbrennung in den Griff zu bekommen wäre fatal. Wir würden sozusagen das Ruder aus der Hand geben. Nicht alle Wundermittel sind nur gesund, sondern können unüberschaubare Nebenwirkungen beinhalten. Somit ist von solchen Pillen einfach mal abzuraten.

Doch es geht auch rein natürlich, ohne Chemie und krankmachende Stoffe. So kommt z.B. mit Garcinia Cambogia Bewegung ins Spiel. Die gleichlautende Pflanze aus Asien enthält den Hauptwirkstoff Hydroxyzitronensäure. Dieser wird aus der Rinde der Frucht gewonnen. Ohne Nebenwirkungen zügelt es den Appetit und sorgt für eine ausgleichende Fettverbrennung. Auch der Muskelaufbau wird unterstützt. So gilt sie als wahres Wundermittel in der Naturheilkunde. Die Pfunde purzeln und es stellt sich ein Wohlgefühl ein.

Viele Gründe, um Garcinia Cambogia einzunehmen

Es hemmt den Heißhunger
Es bremst den Hunger und das geschieht durch die Umwandlung der Kohlenhydrate. Eine weitere Kalorienzufuhr wird durch die Einnahme der Kapseln vermieden, denn sie führen relativ schnell ein Sättigungsgefühl herbei.

Es kurbelt den Stoffwechsel an
Fett wird durch weniger Energieverbrauch eingelagert und das wiederum führt zur besagten Gewichtszunahme. Mit der Einnahme der Kapseln wird wiederum der Stoffwechsel und damit verbunden die Fettverbrennung angeregt.

Es verhindert den Jo-Jo-Effekt
Oftmals macht genau der Jo-Jo-Effekt jede Diät zunichte. Das bleibt bei der Einnahme von Garcinia Cambogia aus. Wer eine Kur damit betreibt, gelangt mit ein wenig Sport zum Wunschgewicht.

Es verbessert die Stimmung

Diäten machen nicht immer nur schlank, sondern auch missmutig. Die gute Laune ist schnell dahin. Der Serotoninspiegel wird im Gehirn angehoben. Das wirkt sich wiederum rein positiv auf die Stimmungslage aus.

Eine natürliche Hilfe zum Abnehmen

Wichtig beim Abnehmen und bei der Fettverbrennung ist, dass es ohne künstliche Zusätze und Chemie passiert. Das Naturprodukt Garcinia Cambogia wirkt sich demzufolge auch positiv auf das Allgemeinbefinden aus. Selbst bei längerer Anwendung entsteht daher kein Gewöhnungseffekt. Natur pur für eine optimale Fettverbrennung und für mehr Energie. Denn das anregende Resultat bewirkt auch das. Somit sollte jeder auf rein pflanzliche Mittel zurückgreifen, denn chemische Präparate machen auf Dauer krank und abhängig. Einen Erfolg für einen hohen gesundheitlichen Preis zu zahlen, sollte daher gut überlegt sein. Wissenschaftlich wurde die Wirksamkeit von Garcinia Cambogia bereits belegt. Es ist ein Tipp, damit man sich unterstützend begleiten lassen kann. Die Fettverbrennung und der damit verbundene Gewichtsverlust sind ein langes Unterfangen und sollten im Vorfeld gut durchdacht sein. Mit dem richtigen Nahrungsergänzungsmittel wird der Körper optimal versorgt und die Fettverbrennung stetig in Gang gesetzt. Fettzellen müssen tagtäglich angesprochen werden, um gezielt und langanhaltend zu verschwinden.

Fettblocker

Fettblocker zur Fettverbrennung waren lange Zeit in aller Munde. So auch das verschreibungspflichtige Medikament Xenical. Es soll unverdaut Fett ausscheiden und wird nur an stark übergewichtige Personen verschrieben. Vorsicht ist hier in jedem Fall geboten. Sicher wirken bei einigen Menschen nur noch die harten Methoden, doch gerade die möchten gut überlegt sein. Das Nahrungsergänzungsmittel Chitosan, von rein natürlicher Art, bietet abgeschwächt den fast gleichen Effekt. Es wird aus der Schale von Meerestieren gewonnen. Es soll das Fett an sich binden, das danach ausgeschieden wird.

Ballaststofftabletten

Sie quellen sogleich nach der Einnahme auf und enthalten wasserlösliche Ballaststoffe. Damit wird der Magen schneller gefüllt und ein lang anhaltendes Sättigungsgefühl tritt ein. Die getrockneten Fruchtfasern haben nur sehr wenige bis gar keine Kalorien. Vielleicht ein guter Weg, seinen Hunger zu stillen. Nichtsdestotrotz ist die gesunde Ernährung wichtig, um erfolgreich abnehmen zu können. Die Tabletten mit Ballaststoffen regen sogleich den Stoffwechsel an und das Stuhlvolumen wird erhöht. So verweilt auch die Nahrung nicht so lange im Darm. Daher nimmt man schneller ab und kann mit ein wenig Sport die Fettverbrennung besser stimulieren. Viele Abnehmwillige profitieren von der Methode. Gerade wenn das Hungergefühl unterbrochen wird, fällt es vielen Menschen leichter, an ihren Zielen festzuhalten. Quellen die Tabletten im Magen auf, ist der Hunger schon mal in weite Ferne gerückt. Einen Versuch ist es in jedem Fall wert.

Nahrungsergänzungsmittel

Sie sind Allrounder, helfen in vielen Bereichen und wirken sich positiv auf den Abbau von Fett aus. Dazu einige Helfer aus der Natur, die es um einiges leichter machen, dem ungeliebten Körperfett Lebewohl zu sagen. Zu bedenken sei aber, dass Nahrungsergänzungsmittel unterstützend wirken und ein eigenes Zutun in jedem Fall erforderlich ist. Das fängt bei einer gesunden Ernährung an.

Acai Berry

Sie regt den Stoffwechsel an und galt lange Zeit als das Wundermittel schlechthin. In der Tat nimmt sie sich diesem Prozess unterstützend an und wirkt sich positiv auf das Immunsystem aus. Auch wird das Wohlbefinden so ganz nebenbei gestärkt.

Himbeer-Keton (Raspberry Ketone)

Das Hungergefühl wird laut Herstellerangaben durch das Himbeerextrakt gestillt und der Stoffwechsel angeregt. Dabei sollten Präparate mit 600 mg eingenommen werden. Natürlich darf ein bisschen Sport bei der Fettverbrennung nicht fehlen.

Alpha-Liponsäure

Man sagt ihr nach, freie Radikale zu bekämpfen und die Enzymfunktion im Körper dabei anzuregen, was wiederum den Fettabbau unterstützend leitet. Gerade das schädliche Viszeralfett wird in Angriff genommen, denn es macht wie wissenschaftlich bewiesen auch krank. Leider nehmen wir über die Nahrung wie Spinat und Fleisch zu wenig von dieser Säure auf. Doch mit diesem Nahrungsergänzungsmittel ist das Defizit schnell ausgeglichen. Eine Wirkung ist garantiert, da der Körper in jedem Fall davon profitiert.

L-Carnitin

Es ist schon seit Längerem bekannt, dass L-Carnitin zum Fettabbau und Muskelaufbau dient. Eine gute Kombination, die jedem Sportler nur zugutekommt. So wird der Fettstoffwechsel nach der Einnahme gleich aktiviert, aber auch hier ist Sport als Pendant unverzichtbar.

Q-10

Die antioxidative Wirkungsweise nimmt sich ganz dem Stoffwechselgeschehen in begleitender Unterstützung an. Bekannt wurde das Q-10 durch die Hautpflege. Vor gut 50 Jahren wurde seine Wirkungsweise entdeckt und diese nun auf andere Bereiche ausgeweitet. So nehmen sich die Inhaltsstoffe auch der Fettverbrennung an. Folglich profitiert nicht nur die Haut von den guten Eigenschaften.

Resveratrol

Weinfreunden unter uns sicher bekannt, wird der Wirkstoff nun auch in Tablettenform immer beliebter. Denn er kurbelt das Stoffwechselgeschehen an und ist auf die Gesunderhaltung des Körpers ausgelegt. Eine gute Kombination mit Sport und schon heute ein wahres Wundermittel, das den Fettabbau regelmäßig unterstützt.

Darmreinigung mit Tabletten

Es gibt etliche Kapseln und Tabletten auf dem Markt der guten Möglichkeiten. Doch hier ist Vorsicht geboten. Die Einnahme sollte mit Sinn und Verstand erfolgen und die Zusammensetzung gut studiert sein. Natürliche Präparate entgiften den Körper und leiten schädliche Substanzen aus. Das hilft wiederum bei der Fettverbrennung und stabilisiert zugleich das Immunsystem. Gerade der Fatburner Garcinia Cambogia ist sicher eine gute Wahl, denn von der Vorgehensweise her kann man schon mal nichts falsch machen und es leitet keinen Gewöhnungseffekt ein. Dabei muss jeder für sich die richtige Dosierung finden, um sich auch wohlzufühlen. Den Darm zu reinigen ist demzufolge sehr effektiv und sollte bei der Fettverbrennung stets in Betracht gezogen werden.

Der zu hohe Körperfettanteil stellt sich sehr oft als Manko dar. Nicht nur beim Sport kann er die Leistung beeinflussen. Auch die Gesundheit leidet darunter und spiegelt das in chronischen Krankheiten wider. Sie können Ihren Körperfettanteil ganz praktisch und unkompliziert bestimmen lassen. Dafür bieten sich zwei Methoden und Varianten an. Der Anteil der Körperfettdepots wird eruiert und so haben Sie einen klaren Überblick. Noch immer stellt die Hautfaltendicke-Messung mittels einer Caliper-Zange eine exakte Messung dar, auch wenn diese Methode schon antiquiert ist, aber immer noch präsent zu sein scheint.

Dazu die beiden Varianten, die die Fettpolster schwarz auf weiß aufzeigen.

Bioimpedanz – Die Fettwaage zur Messung des Körperfetts
Dabei wird die Körperzusammensetzung über eine elektrische Waage gemessen. Dies stellt eine bioelektrische Methode dar. Da wir verschiedene Gewebetypen aufweisen, entstehen ebenso unterschiedliche elektrische Widerstände. Demzufolge unterscheidet sich auch die Leitfähigkeit. Das Fettgewebe leitet den Strom nicht so gut wie das Körperwasser. Das liegt an dem geringeren Elektrolytanteil wie auch Wasseranteil im Fettgewebe. Die Fettwaagen eignen sich daher perfekt und gleichen sich den körperlichen Gegebenheiten an. Schon für wenig Geld sind sie im Fachhandel erhältlich. Mithilfe von Elektroden, die am Körper angebracht werden, kann die Messung sogleich beginnen. Über den Widerstand in der Körperzusammensetzung wird das Körperfett bestimmt. Eines muss vorweg gesagt sein, die Methode ist nicht haargenau, da einige Einflussgrößen auf die Bioimpedanz prallen. Das kann die Umgebungstemperatur wie auch der Wasserhaushalt sein. Heute bieten sich Körperfettwagen mit Handelektroden und Fußelektroden an. Dies verspricht eine genauere Messung. Für medizinische Zwecke und den wissenschaftlichen Bedarf kommen komplexere Modelle zur Auswahl. Möchten Sie bei Ihrer Fettverbrennung auf Nummer sicher gehen, kann hier ein Arzt behilflich sein. Dies ist ein guter Start beim Abnehmen, da Ihnen die genauen Daten vorliegen. Die medizinischen Geräte können zudem das zentrale Nervensystem, die inneren Organe und die Muskulatur bestimmen. Ebenso werden die Körperzellmasse wie auch die Extrazellulärmasse mit in Betracht gezogen.

Die Vor- und Nachteile der Bioimpedanz

Wer Fett verbrennen möchte, ob aus gesundheitlichen oder ästhetischen Gründen, der sollte mit einem soliden Start beginnen. Eine Körperfettmessung zeigt sogleich die Risiken der Fettpolster auf. Hier zählen Fakten und Daten. Wer sich für eine Körperfettwaage in der Heimanwendung entscheidet, dem ist anzuraten, sich im Liegen zu messen. Dabei ist die Flüssigkeitsverteilung besser im Lot. Alle Körperfettwaagen sind einfach in der Handhabung und sehr benutzerfreundlich. Am besten erfolgt die Messung auf nüchternen Magen.

Die Caliper-Methode, auch Hautfaltenmessung genannt

Die Hautfaltenmessung wird mit zangenähnlichen Instrumenten ausgeführt und einem Mediziner der alten Schule überlassen sein. Die Caliper-Zange wird mithilfe eines Federzugs und per Druck angewendet. Der Vorteil liegt darin, dass das Gewebe gerade bei mehreren Messungen unterschiedlich stark zusammengedrückt wird. Der Fettanteil wird unter Berücksichtigung des Geschlechts und des Alters über die Regressionsgleichung berechnet. Folglich existieren die unterschiedlichsten Verfahren und dazugehörigen Formeln. In der Heimanwendung kommt diese Methode eher nicht zum Tragen, da Wissen und Vorkenntnisse die Wegweiser sein sollten. Am Computer werden über eine Tabellenkalkulation der Wert und der Körperfettanteil ermittelt.

Eine Messung ist niemals verkehrt, sie zeigt den Stand der Dinge auf. Sie können sich danach richten und bei der Fettverbrennung effizient und gezielt vorgehen. Daher stellen wir Ihnen einige Messmethoden in der Heimanwendung vor, denn das Körpergewicht alleine ist nicht ausschlaggebend bei der Gewichtsreduktion. Es kommt ebenso auf das Körperfett an. Hier ein Beispiel dazu: Ein Mensch, ob Mann oder Frau, ist schlank und hat laut Waage kein Übergewicht. Dennoch hat sich das Fett am Bauch vermehrt angesammelt. Eine Körperfettwaage oder die Hautfettmessung geben hier Auskunft, denn hier geht es alleinig um die Fettverbrennung.

Nun zu den wichtigsten Messpunkten

Messung am Mundboden: oberhalb des Zungenbeins

Messung unter der Achsel: in Höhe der 10. Rippe und der vorderen Achselhöhlenlinie

Brust: am Achselhöhlenrand anliegend und am großen Brustmuskel

Hüfte: im Winkel des Darmbeinkamms

Bauch: ca. 2 cm neben dem Bauchnabel

Schulterblatt: ca. 1 bis 2 cm unterhalb des unteren Schulterblattes

Oberschenkel: über der Kniescheibe mit leicht gebeugtem Knie

Trizeps: zwischen Schulterhöhe und Ellenbogenspitze

Die richtige Messstelle und die Erfahrung des Messenden sind ausschlaggebend für die richtigen Werte. Wer sich die Heimanwendung zutraut, der benötigt etwas Übung. Ansonsten steht ein Arzt oder Sanitätshaus zur Beratung bereit.

Wenn wir uns dick fühlen, sehen wir nicht in uns hinein. Das bedeutet, das viszerale Bauchfett wie auch das Unterhautfettgewebe können wir nicht sehen. Wobei, wie bereits erwähnt, das viszerale Bauchfett eine Gefahr darstellt, denn es führt am Bauch zu chronischen Erkrankungen. Daher muss nicht nur das Übergewicht in Angriff genommen, sondern das Körperfett im Auge behalten werden. Nur so wird man gesund schlank und lebt dadurch vitaler und länger. Das Übergewicht schadet nicht nur den Gelenken, das Körperfett lässt viele Krankheiten entstehen. Es heißt auch nicht umsonst: Wer zu viel Fett auf den Rippen hat, wird krank und lebt ungesund.

Alkohol ist ein zweischneidiges Schwert. Man kann ihn bewusst in Form von Wein, Bier oder Schnaps genießen. Aber er kann nicht nur abhängig machen, er macht auch dick. Pro Gramm liefert der Alkohol 7 Kilokalorien. Das ist fast so viel wie Fett. Ein Schluck Alkohol hat es somit in sich. Die Leber, unsere Gesundheitspolizei und Entschlackungsfabrik, nimmt sich diesem Problem dann an. Auch da hinterlässt der Alkohol so seine Spuren. Zudem findet keine Fettverbrennung bei Alkoholgenuss statt. Gerade Bier macht dick und die Leber ackert sich rund, denn sie muss lange arbeiten, um den Alkohol wieder abzubauen. Das kann bis zu acht Stunden je nach Menge dauern. In dieser Zeit findet keine Fettverbrennung statt. Wer also kalorienreduziert isst und Alkohol trinkt, wird trotzdem keinen Abnehmerfolg und keine Fettverbrennung erreichen. So darf bei der Fettverbrennung der Alkohol niemals außer Acht gelassen werden. Dennoch, ein Gläschen in Ehren kann niemand verwehren, wenn es die Ausnahme und nicht die Regel darstellt. Wir sind Genussmenschen und sollten uns etwas gönnen. Doch immer mit Maß und Ziel genießen.

Gerade nachts findet die längste Fettverbrennungsperiode statt. Der Organismus kommt zur Ruhe und es gibt keinen Nachschub an Essen – vorausgesetzt, man fällt nicht nachts über den Kühlschrank her, nur um sich zu vergewissern, ob das Licht im Kühlschrank auch wirklich aus ist. Auch ein Bierchen am Abend sollte eher die Seltenheit darstellen. Daher heißt es auch: Lieber Genießen statt reingießen. Alkohol am Abend setzt besonders an. Was nicht heißt, man sollte den Morgen schon mit einem Glas Wein begießen. Doch wenn man an die Fettverbrennung denkt, wird diese nun mal gehemmt.

Fettverbrennung während der Schwangerschaft?

Passen eine Schwangerschaft und eine Diät wirklich zusammen? Diäten dienen nicht nur dem Abnehmen und der Schlankheitskur. Sie sind auch eine Art Krankenkost und eine etwas reglementierte Lebensweise. Daher sollte eine Diät niemals von einseitiger Natur sein. In der Ernährungsmedizin dient sie auch der Beeinflussung von Krankheiten. Ein gezielter Fettabbau ist während einer Schwangerschaft sicher nicht anzuraten. Wer schon vor der Schwangerschaft an Kilos zugelegt hat, der sollte nicht noch weiter über Gebühr zunehmen. Denn vorzeitiges Übergewicht plus die Schwangerschaft sind ein enormer Zusatz. So gilt die Faustregel, nicht mehr als 11 bis 16 Kilos zuzunehmen. Ohne die Gefahr einer Fehlversorgung bedarf es einer abwechslungsreichen Ernährung. Fett sparende Garmethoden, Vollkornprodukte wie auch Obst und Gemüse dürfen demnach nicht auf dem Speiseplan fehlen. Auch das reduziert den Körperfettanteil. Nachweislich ist eine Kalorienmenge von gut 1.800 Kilokalorien empfehlenswert.

Warum abnehmen?
Wer mit einem normalen Gewicht schwanger wird, sollte in dieser Zeit nicht bewusst an Gewicht verlieren, denn der Schwangerschaftsverlauf ist auf mehr Kilos ausgelegt. Wer mit einem Übergewicht an den Start geht, kann schnell einem Schwangerschaftsdiabetes (Gestationsdiabetes) unterliegen. Er entwickelt sich gerade bei den vorher schon fülligeren Frauen. Nicht nur die Mutter ist gefährdet, auch das ungeborene Kind, denn der zu hohe Blutzucker überträgt sich auf das ungeborene Kind. Das kann während der Entbindung wie auch in der frühkindlichen Entwicklung zu Problemen führen. Da Schwangere immer Hunger haben, sind sechs kleine Mahlzeiten optimal. Ballaststoffreiche Lebensmittel und die Zurückhaltung bei zuckerhaltigen Speisen sind dann perfekt. Gerade in der Schwangerschaft setzt man mehr Fett an, als man denkt.

Dennoch darf man auch seinen Gelüsten nachgehen. Diäten sind dann notwendig, wenn das Gewicht in der Schwangerschaft über die Stränge schlägt oder eine Allergie vorliegt. Die Fettverbrennung ist daher in dieser Zeit nicht vorrangig, da der Körper viel Energie braucht. Immerhin muss er für zwei sorgen und hat somit auch Hunger für zwei. Praktischerweise hat man vor der Schwangerschaft noch sein Idealgewicht, das man nach der Entbindung auch irgendwann wieder erreicht. Die Pfunde purzeln nach der Schwangerschaft keineswegs schnell. Hier steht einem dann harte Arbeit bevor.

Nach der Entbindung und dem Stillen kann jederzeit eine Fettverbrennung vorangetrieben werden, denn der Körper der Frau verändert sich während der Schwangerschaft und auch nach der Entbindung. Einige Frauen nehmen dann schneller zu als vorher und die Lebensmittel müssen gut gewählt sein. Ungesättigte Fettsäuren wie Seefisch und B-Vitamine sind daher ideal. Leicht verdauliche Kost sowie Vitamin E und Zink sind wichtige Bestandteile. Ebenso ist der Eiweißbedarf leicht erhöht. All diese Komponenten gewährleisten eine gute Versorgung von Mutter und Kind. Auch Folsäure sollte in keinem Fall fehlen. Folglich muss die Zusammensetzung der Inhaltsstoffe stimmen. Daher ist es bei einem normalen Ausgangsgewicht nicht zu empfehlen, den Körper mit einer Fettverbrennung zu malträtieren.

Es gibt etliche Methoden, um Fett abzubauen. Man kann es auch als Gewichtsreduktion bezeichnen. Eigentlich ist die Fettverbrennung nicht wirklich kompliziert und dennoch leiden zwei Drittel der Gesamtbevölkerung an Übergewicht. Das Wunschgewicht liegt somit in weiter Ferne. Doch was ist das Fettgewebe genau und welche Funktionen hat es, wenn es überhaupt welche hat? Macht es nur dick? Sicher machen Fettpolster dick, doch das stoffwechselaktive Gewebe ist wichtig für unser Immunsystem und die Hormonsteuerung. Es reguliert aber auch unser Sättigungs- und Hungergefühl. Gerade der Bauch ist ein Paradies für Fettpolster, die in diesem Bereich für viele Krankheiten wie Diabetes und Co. verantwortlich sind. Somit ist der Fettabbau an den Hüften ausschlaggebend. Wer Fett abbauen möchte, muss zwangsläufig sein bequemes Leben umstellen. Gesunde Ernährung und Sport sind nun mal ein Teil davon. Diese zwei Komponenten fördern erfolgreich den Fettabbau. Mit ein paar Schritten geht man hier gezielt vor:

Den Grundumsatz berechnen
Er wird durch den Leistungsumsatz und Grundumsatz errechnet. Dazu zählen Faktoren wie Anteil der Muskulatur, Geschlecht, Gewicht, Alter und Größe. Das beinhaltet somit den Grundumsatz. Der Leistungsumsatz wird durch die körperlichen Aktivitäten bestimmt. Dann entsteht ein adäquates Ergebnis, das nach dem errechneten Kalorienbedarf und einem Kaloriendefizit abzüglich des Gesamtumsatzes das individuelle Ergebnis aufweist. Letztendlich bedeutet es, die Fettverbrennung geht umso schneller vonstatten, je größer das Kaloriendefizit ist.

Das berechnet sich wie folgt:
- Der Gesamtenergieumsatz beträgt beispielsweise 2.300kcal/Tag.
- Das Kaloriendefizit liegt bei 2.300 minus 500 = 1.800kcal/Tag.

Die Nahrungsfette sind entscheidend bei der Fettverbrennung. So gibt es gesunde wie auch ungesunde Fette:
- Gesunde Fette sind ungesättigte Fettsäuren.
- Ungesunde Fette sind Trans-Fettsäuren und gesättigte Fette.

Fleisch- und Wurstwaren, Butter und Sahne sind ungesunde Fette. Pflanzliche Fette und Öle sind gesund. Damit enthalten Fette doppelt so viele Kohlenhydrate wie auch Kalorien. Proteine sind wiederum ideal, denn sie führen ein langes Sättigungsgefühl herbei. Daher sollten sie einen beständigen Platz in jedem Ernährungsplan haben. Kohlenhydrate sind dagegen der Treibstoff, sollten aber dem Aktivitätslevel angepasst sein. Dennoch sollte man Kohlenhydrate nicht verschmähen oder gänzlich streichen. Zwischen 80 und 100 Gramm müssen es täglich schon sein. Wer Fett verbrennen will, der muss auf

- Fette tierischer Herkunft wie gesättigte Fette
- Transfette wie Frittiertes und verarbeitete Lebensmittel

verzichten.

Eine gesunde Ernährung steht dabei im Vordergrund:
- Sonnenblumenkerne, Leinsamen, Avocados
- Nussöl, Walnussöl, Olivenöl und Kokosöl
- Paranüsse, Mandeln, Pistazien, Haselnüsse und Cashewkerne

Hochwertige Quellen für Eiweiß sind:
- Fisch wie Makrele, Lachs und Hering
- fettarme Milchprodukte wie Käse, Joghurt und Quark
- fettarmes Fleisch von Rind, Pute und Huhn
- Erbsen, rote Linsen, Quinoa, Kichererbsen, Soja und Kidneybohnen

Kohlenhydrate der hochwertigen Art:
- Amarant und Quinoa
- Vollkornprodukte wie Vollkornnudeln und Vollkornreis
- Dinkel- und Haferflocken

Auf diese Quellen muss verzichtet werden:
- glykämische Lebensmittel wie Weizenprodukte
- verarbeitete Lebensmittel mit Einfachzucker wie Kuchen, Gebäck oder Limonade

Wie Fett abbauen?
Am Markt sind alle relevanten Themen vertreten. So kommen auch Nahrungsergänzungsmittel ins Spiel. Ein Wundermittel gibt es dabei aber nicht.

Sie können den Fettabbau unterstützen und bieten eine gute Ergänzung mit Vitaminpräparaten und einer ordentlichen Mineralstoffversorgung an. Etliche Supplemente helfen dabei, dass sich der Körper besser fühlt. Hier sollte man das für sich geeignete Mittel wählen. Immerhin muss es zu den jeweiligen Bedürfnissen passen.

Das Gewicht stagniert

Das ist jetzt kein Hals- und Beinbruch. Nun muss der Kalorienbedarf neu errechnet werden und der Ernährungsplan angepasst werden. Ein Trainingstagebuch wie auch ein Gewichtsprotokoll sind dabei ideal. So kann auch jede Woche einmal ein Schritt auf die Waage gewagt werden. Nur damit hat man die Gewissheit, die Fettverbrennung weiterhin in Gang zu setzen.

Effektives Training nicht vergessen

Welches das richtige Training ist, entscheidet jeder selbst. Viele Methoden wurden dabei aufgezeigt. Doch ein gutes Training alleine hilft nicht weiter, wenn die Ernährung nicht angepasst wird. Auch eine gesunde Lebensweise hilft schon ein ganzes Stück weiter. Wer auf Nummer sicher gehen möchte, der kann den Stoffwechsel mit dem HIIT-Intervalltraining in Wallung bringen.

Fettabbau mit dem HIIT-Intervalltraining

Erst mal muss eruiert werden, welcher Körpertyp man ist. Dies kann man einfach und schnell im Internet recherchieren. Nach dem Krafttraining kommt dann das HIIT-Intervalltraining zur Geltung. Das Aufwärmen beginnt entweder mit dem Fahrrad oder auf dem Laufband. Gute fünf Minuten reichen dabei völlig aus.

Und nun geht's los

Für 20 bis 30 Minuten wird nach der Aufwärmphase Folgendes gemacht:

- 30 Sekunden höchste Intensität wie Sprinten
- 2 Minuten locker radeln oder laufen

Das HIIT-Intervalltraining wird so beendet, wie es in der Aufwärmphase begonnen hat. Ganz zum Schluss sind ein paar Dehnungsübungen optimal. Das Training geht dann von Mal zu Mal leichter, man kann die Sprints auch um 10 Sekunden erhöhen und das Laufen um 15 Sekunden senken. Hier sind Proteine in der Ernährung sehr wichtig, um die Muskeln vor Muskelabbau zu schützen, denn immerhin wird jede Menge an Fett verbrannt.

Welches Krafttraining ist optimal?

Wer Fett abbauen möchte, der muss seinen Trainingsplan nicht verändern. Nicht die Sätze und die Wiederholungszahlen sind wichtig. Selbst mit einem Masseaufbauplan wird Fett abgebaut. Wichtig ist, dass viel Energie dafür benötigt wird. Einige Trainingspläne beinhalten weniger Muskelaufbau, dafür mehr Kardio-Training. Welches Krafttraining dabei gewählt wird, entscheidet jeder selbst.

Fettabbau ohne Sport

Ohne Sport Fett zu verbrennen geht nur, wenn man ein Kaloriendefizit aufbaut und dieses auch halten kann. Sicher geht es mit regelmäßigem Sport um einiges schneller. Aber ganz ohne Bewegung geht es sicher nicht. Alleine schon eine Gassi-Runde oder das Hausputzen hilft dem Verbrennungsmodus ein wenig weiter.

Fettabbau durch Motivation

Wer sich selbst motiviert, der baut sich ein neues Lebensgefühl auf und das bringt so einige Vorteile mit sich:

- gesünder Leben
- die Ausdauer nimmt durch Sport stark zu
- die Leistungsfähigkeit wird aktiviert
- Körper und Geist treten in Einklang
- die Glückshormone werden aktiviert
- man versprüht buchstäblich gute Laune
- wer Fett abbaut, beugt Gesundheitsrisiken vor

Wie schnell baut man Fett ab?

Das kann man pauschal nicht sagen. Es hängt von vielen wesentlichen Faktoren ab. Demzufolge kommt es auf die Kalorienzufuhr, die Diät und den Sport an. Erfolge von heute auf morgen kann man generell vergessen. Auch ist der Ist-Zustand ausschlaggebend. Eingelagerte Fettzellen, Übergewicht und ein recht bequemes Leben müssen erst mal aus der Hüfte kommen. Schon sportlich aktive Menschen bauen daher schneller Fett ab. Zudem heißt es Konsequenz, Disziplin und Struktur und immer am Ball bleiben, auch bei Misserfolgen.

Der Fettabbau – Worauf kommt es an?

Training ist das Wichtigste; wann und wo ist egal. Einige brauchen einen festen Zeitplan, andere wiederum trainieren, wann es ihnen in den Kram passt. Nur die Regelmäßigkeit zählt und wichtig dabei ist das Kaloriendefizit. Also nicht mehr zuführen als verbraucht wird. Etliche versuchen es mit Diäten, andere schaffen es mit dem eisernen Willen und ohne große Vorgaben. Auch Nahrungsergänzungsmittel sind perfekt. Sie versorgen den Organismus mit einem ausgeklügelten Nährstoffkomplex. Fett verbrennen heißt auch auf Dinge verzichten. Fast Food muss man nicht gänzlich streichen, aber es sollte die große Ausnahme sein und niemals die Regel. So sind auch die Essenszeiten mit gesunder und kalorienarmer Kost nicht festgelegt. Niemand muss um Punkt zwölf Uhr zu Mittag essen. Es kommt auf das an, was wir essen, nicht auf die Uhrzeiten. Eines sollte aber berücksichtigt werden: Diätversprechen, Pillen und Appetitzügler machen auf Dauer krank. Einige davon rufen sogar ein Abhängigkeitsverhältnis hervor, aber Fett alleine verbrennen solche Produkte sicher nicht. Unterstützende Nahrungsergänzungsmittel ohne Chemie sind da schon die bessere Wahl. Jeder kann sich an seinem Cheat-Day mal alles gönnen, sonst wäre das Leben ja wirklich nur noch halb so schön. Essen ist unser Motor und das auch nach jedem Sport. Nur sollte es reichhaltig an gesunden Substanzen sein und nicht Fett ansetzen. Unser Körper lebt von dem, was wir ihm geben, und nur wir können unser Gewicht steuern. Oftmals fühlen wir uns fremdgesteuert und stopfen einfach in uns hinein. Doch genau darin liegt das große Problem. Die Faktoren zusammengefasst:

- Nahrungsergänzungsmittel sind eine gute Wahl und wirken unterstützend bei der Fettverbrennung.
- Ein Kaloriendefizit ist wichtig bei der Fettverbrennung.
- Ein Ernährungsplan macht so vieles leichter.
- Gesunde Ernährung dabei ist das A und O.
- Die Ernährung muss immer dem jeweiligen Stand angemessen sein.
- Ein gesundes Wohlbefinden wird mit Sport regelrecht unterstützt.
- Fett ist nicht gleich Fett, also Vorsicht walten lassen.

Auch Stress macht dick, demzufolge sind Yoga wie auch Pilates und Mediation niemals verkehrt. Sie bringen Entspannung und Ruhe mit sich. Wie man sieht, ist die Fettverbrennung ein komplexes Gebilde, das nur mit „Ich esse mal weniger" nicht zu bewältigen ist.

Es gilt als besonders schädlich und bringt uns im wörtlichen Sinn aus der Form. Nicht nur die Optik leidet, das viszerale Fett macht auf Dauer krank. Es ist für den Anstieg von Blutzucker, Blutfettwerten und Blutdruck verantwortlich. Seine Stoffwechselaktivität ist in keinem Fall zu unterschätzen und außerdem trägt es zu einem größeren Bauchumfang bei. Somit ist die Fettverbrennung gerade in diesem Bereich höchst wichtig. Andererseits gibt der Körper es nur sehr ungern wieder her. Es könnte ja eine Hungersnot eintreten, und somit hortet er, wo es nur geht. Menschen mit einem hohen Stresslevel sind davon oft betroffen, denn der Organismus benötigt einen Puffer, um zu überleben. Andere setzen genetisch bedingt am Bauch an.

Wer denkt, mit dem Fettabsaugen das Übel der Nation beseitigt zu haben, der täuscht. Denn auf das viszerale Fett hat es keine großen Auswirkungen. Nur mit hartem Training und einer neuen und gesunden Essensvariante ist dieser Zustand auch zu halten. Zudem birgt das Fettabsaugen in diesem Bereich auch zahlreiche Risiken, wie die Narkose auch. Der Körper lässt sich nicht so einfach in die Karten schauen. Somit geht dieser Prozess nur über eine konsequente Fettverbrennung, und das bedeutet eine gesunde Ernährung und Sport. Nicht immer hat die Fettreduktion mit der Schönheit zu tun. So treten folgende Beschwerden wie auch Erkrankungen bei Bauchfett auf:

- Bluthochdruck
- Diabetes mellitus Typ 2
- Fettstoffwechselstörung
- übermäßig viel Bauchfett (abdominale Fettleibigkeit)
- arterielle Gefäßerkrankung
- koronare Herzerkrankung

Der Bauchumfang ist in jedem Fall zu reduzieren, um Schlimmeres zu verhindern. Sicher spielen auch hier die Gene eine Rolle und tragen eine gewisse Verantwortung dafür. Dennoch sollte man seine Trägheit und sein falsches Essverhalten nicht nur auf diesen Aspekt schieben. Nur wer sich mit seinem Bauchfett auseinandersetzt, der kann auch etwas bewegen.

Da wären wir schon beim Thema Bewegung. Wir sitzen viel, bewegen uns wenig und essen das Falsche. So thront er der Bauch, in meist schwabbeliger Form. Auch das fortschreitende Alter ist dem Bauch sehr willkommen, denn das Fett setzt eben gerne genau dort an. Ob jung oder alt, das Fett muss weg.

Ernährung ist alles

Sicher nicht nur, aber doch sehr wichtig, um dem Bauchfett keine Chance zu geben. So heißt es, mehr Kalorien zu verbrennen als zugeführt werden. Also keine Kalorienbomben essen, auch wenn sie noch so hervorragend schmecken. Viele fettreiche Lebensmittel werden dann rigoros von der Liste gestrichen. Nur so kann man auch die Kalorienaufnahme in Schach halten. Vitamine und Mineralstoffe, frische Zutaten und ein Ernährungstagebuch sind durchaus sinnvoll. Man wird sehr schnell merken, was man so nebenbei zu sich nimmt.

Nicht faul, sondern flott unterwegs

Die Bequemlichkeit siegt schon beim Aufzug. Ach, warum Treppen steigen, wenn es doch so einfach geht? Lieber eine Station mit dem Bus als laufen. Das Wetter passt so gar nicht, um einmal kurz hinauszugehen. Ausreden machen eben auch dick. Egal welche Bewegung wir ausführen, sie kommt auch dem Bauch zugute. Radfahren, Joggen oder die Treppe nehmen sind ein sehr guter Anfang. Niemand muss zu Erschöpfungszuständen neigen, es geht um die Bewegung an sich. Wer möchte und dem Fett den Marsch blasen will, der kann es auch mit Ausdauerspotarten versuchen. Sie kurbeln dann die Fettverbrennung an und die Muskelmasse verdrängt somit das Fett. Wer nun will, kann jetzt und sofort mit drei Übungen für die Bauchmuskeln beginnen:

Die geraden Bauchmuskeln

Man legt sich beim klassischen Crunch auf den Boden und die Hände sind am Hinterkopf. Die Füße sind am Boden abgesetzt und die Beine angewinkelt. Nun mit dem Brustbein in Richtung Bauchnabel ziehen. Diese Stellung dann für zwei Sekunden halten. Wem das am Anfang zu schwierig ist, der kann auch die Arme nach vorne hin ausstrecken, dann kommt man auch einfach hoch. Für Geübte wiederum können die Füße vom Boden weggenommen werden, um zusätzlich eine Balance zu erlangen.

Schräge, äußere und innere Bauchmuskulatur

Hier liegt man seitlich auf dem Boden und stützt sich auf dem unteren Arm ab. Der Ellenbogen sollte unter der Schulter liegen. Der Unterarm und untere Fuß dürfen nur noch den Boden beim Nach-oben-Drücken berühren. Diese Stellung zwei Sekunden lang halten. Dabei werden auch die benachteiligten Muskelgruppen beansprucht.

Tiefe Bauchmuskulatur

Auf den Knien wie auf den Händen gestützt, richtet sich der Blick Richtung Boden. Nun tief einatmen und den Bauch entspannt hängen lassen. Den Bauchnabel beim Ausatmen nach innen in Richtung Wirbelsäule ziehen. Um diesen Vorgang besser zu verinnerlichen, stellt man sich mit geschlossenen Augen einen Gürtel vor. So kann man die tiefen Bauchmuskeln besser steuern.

Welcher Bauchumfang ist ideal?

Es ist ein vielfach unterschätztes Kriterium und für die Entwicklung vieler Erkrankungen verantwortlich. Zudem ist das Bauchfett sehr heimtückisch. Der Body Mass Index (BMI) alleine ist nicht aussagekräftig genug. Es kommt daher auf den Bauchumfang an.

- Bauchumfang Männer, normaler Wert: weniger als 94 Zentimeter
- Bauchumfang darüber, zwischen 94 und 101 Zentimeter, ist ein Risikofaktor.
- Bauchumfang Frauen, normaler Wert: unter 80 Zentimeter
- Bauchumfang Frauen, zwischen 80 und 87 Zentimeter, birgt ein erhöhtes Risiko

Die Werte haben nichts mit dem Alter zu tun, sondern mit dem metabolischen Syndrom. Genau das führt vermehrt zu Krankheiten.

Den Bauchumfang messen

Ein Maßband reicht völlig aus, um dem Übel auf den Grund zu gehen. Am besten vor dem Frühstück messen und das auch unbekleidet. Damit wir auch hier nichts verschönern, misst man an der Stelle, wo der Bauch am größten ist. Dem nicht genug, muss der Bauch entspannt bleiben und soll nicht eingezogen werden. Schummeln ist nicht erlaubt, Sonst werden die Werte verfälscht.

Das Bauchfett und seine Gefahren

Irgendwie und urplötzlich ist der dicke Bauch da. Wer zu viel Bauchfett hat, leidet mit der Zeit an Diabetes. Aber auch Alzheimer, Herzinfarkt und Krebs klopfen an die Tür. So kommt auch ein Schlaganfall nicht von ungefähr. Der Rettungsring muss demzufolge weg. Doch leichter gesagt als getan, wenn die Bequemlichkeit siegt. Die Fettverbrennung am Bauch macht folglich nicht nur attraktiver, sondern auch gesünder, denn auch das Thromboserisiko wird deutlich gesenkt. Der erste Schritt heißt dann: abnehmen am Bauch. Meist weisen auch schon schlechte Blutwerte auf die ersten und ausschlaggebenden Defizite hin. Niemand muss sich täglich bis zur Ohnmacht quälen, um im Bauchbereich abzunehmen. Es geht um das Ganzheitliche und auch das Glücksgefühl. Wer findet seinen dicken Bauch schon schön? Somit liegt auch der kosmetische Hintergrund klar auf der Hand.

Biochemische Prozesse finden statt und produzieren schädliche Vorgänge und das gerade am Bauch. Das Hormon Östrogen nimmt überhand und wir erkranken eher an Darm- und Brustkrebs. Dem nicht genug, wird der Entzündungsstoff Interleukin 6 produziert. Dieser sorgt für das Verkalken von Arterien und löst ein höheres Schlaganfallrisiko aus. Auch das Herzinfarktrisiko wird so in hohem Maße gesteigert. Das Bauchfett ist gefährlicher als gedacht. Demzufolge kann man den Bauch mit seinem Bauchfett als biochemische Fabrik bezeichnen, die dem Körper nichts Gutes tut.

Fettverbrennung am Bauch
Fangen wir gleich mit den Fakten an, denn wir wollen ja ans Eingemachte gehen:

- gesunde Fette stimulieren die Fettverbrennung
- frühstücken blockiert die Fettverbrennung
- fünf wichtige Ursachen für Bauchfett
- Gibt es Unterschiede zwischen Männer und Frauen bei der Fettverbrennung?
- mit wenig Zeit, 3 x 20 Minuten pro Woche, an Bauchfett verlieren

Eines gleich vorweg: Niemand hat schon mal einen Menschen mit Übergewicht und gleichzeitig einem flachen Bauch gesehen. Somit kann auch niemand punktuell abnehmen und schon gar nicht am Bauch. Das können auch die vielen Abnehmpillen nicht versprechen.

Stimulieren gesunde Fette die Fettverbrennung?
Mag sicher widersprüchlich klingen, ist aber so. Hält man sich bei Kohlenhydraten zurück und isst ausreichend gesunde Fette, so reduziert man auch sein Körperfett, einen gewissen Sport immer vorausgesetzt. Gerade in der ketogenen Diät werden Kohlenhydrate fast weggelassen. Anstelle von Pasta, Brot, Reis und Kartoffeln sind Obst, Gemüse und Haferblocken empfehlenswert. Doch was bewirken die gesunden Fette überhaupt?

- der Fettgehalt im Körper sinkt und die Fettverbrennung wird stimuliert
- das Hungergefühl wird unterdrückt
- der Cortisolwert wird gesenkt

Gute Fette wie Omega-3-Fettsäuren finden sich in:
- Sardinen
- Hering
- Makrele
- Lachs
- Thunfisch

Demzufolge ist Fisch zwei- bis dreimal die Woche gesund. Aber auch Nahrungsergänzungsmittel, wie die Neptune Krillöl-Kapseln, wirken sich qualitativ hochwertig auf den Organismus aus und die Kapseln sollen sogar die Fettverbrennung erhöhen. Zudem nehmen sie einen positiven Einfluss auf das Motivationszentrum im Gehirn. Aber auch viele andere Öle wie Kokosöl sind nicht zu unterschätzen.

Blockiert das Frühstück wirklich die Fettverbrennung?
Es wurde nie wissenschaftlich bewiesen, dass sich durch den Wegfall einer Mahlzeit der Metabolismus verlangsamt. Demzufolge wird der Metabolismus erst nach 3 bis 4 Tagen ohne Nahrungsaufnahme deutlich verlangsamt und nicht, wenn die eine besagte Mahlzeit ausgelassen wird. Der Hungermodus tritt erst nach Tagen ein und lagert dann alle Nahrungsmittel wieder ein. Im Prinzip ein kleiner Teufelskreis.

Doch das Auslassen des Frühstücks ist gar nicht so ungesund:
- Die Lebenserwartung wird erhöht.
- Der Blutdruck wird gesenkt.
- Die Fettverbrennung wird durch die Insulinsensibilität bestimmt und man verbrennt besser an Fett.
- Der Reparaturmechanismus der Zellen wird in Gang gesetzt.
- Die Fettverbrennung wird durch das HGH-Wachstumshormon beschleunigt.
- Somit ist das Frühstück auch nicht die wichtigste Mahlzeit des Tages.

Fünf Ursachen für Bauchfett

Ein ungesunder Lebensstil und ein Leben ohne Sport präsentieren mit der Zeit einen dicken Bauch.

- das Essen von raffinierten, frittierten, einfachen und weiterverarbeiteten Kohlenhydraten
- mehr Kalorien zu sich zu nehmen als man verbrennt
- unzureichende Bewegung
- die allabendlichen Fressattacken
- chronischer Stress

Das viszerale Fett ist übrigens nicht sichtbar. Auch wer einen flachen Bauch hat, kann an dem Organfett leiden. Es ist sogar deutlich schlimmer, denn man sieht es nicht. Erst wenn Diabetes Typ 2 oder Bluthochdruck entsteht, werden die Menschen darauf aufmerksam. Aber nicht immer wird dann das Organfett auch in Betracht gezogen.

Unterschiede bei Männern und Frauen:

Frauen werden im Allgemeinen ihr Bauchfett nicht so leicht los. Das liegt an der Fruchtbarkeit – eine Folge der Evolution, um genügend Energie für den Fötus aufzubringen. So setzen Frauen am Bauch, den Hüften wie auch an den Oberschenkeln vermehrt Fett an. So ist es auch schwieriger, sich antrainierte Bauchmuskeln sichtbar zu bekommen. Doch die meisten Frauen mögen zwar eine straffe Figur, aber nicht mit Muskeln protzen. Der Bauch sollte demzufolge schön flach sein. Bei Männern ist der dicke Bauch meist hausgemacht und nennt sich dann Bierbauch. Dieser könnte zwar schneller abtrainiert und mit Muskeln bepackt sein, wenn „Mann" das möchte. Aber auch hier ist die Fettverbrennung kein Zuckerschlecken.

Kurzes Training, große Wirkung

Ein hochintensives Training erzeugt eine mehr als siebenmal höhere Fettverbrennung. Man betreibt kurz und intensiv Sport. Anschließend kommt man dann wieder zur Ruhe. So kann man 1 Kilo an Muskelmasse zulegen und ausreichend Fett abbauen. Nur zwei- bis dreimal die Woche reichen schon aus, um dem Bauchfett den Kampf anzusagen.

Bei einem hochintensiven Training werden binnen kurzer Zeit alle Arten von Muskelgewebe beansprucht, denn es werden langsame, schnelle und superschnelle Bewegungen eingesetzt. Das heizt den Fettpölsterchen so richtig ein.

Demzufolge werden auch mehr Testosteron und das HGH-Wachstumshormon produziert. So macht es dem Kardio-Training eine gewisse Konkurrenz. Hier reichen schon 20 Minuten Training am Stück aus. Beim Joggen müssen es mehrere Stunden in der Woche sein. Dennoch sind auch die Anhänger des Kardio-Sports mit ihrem Ergebnis sehr zufrieden. Es ist halt ein Sport für Frischluftfanatiker und Menschen, die sich gerne in der freien Natur bewegen.

So sollte ein vernünftiges Training aussehen:
- 3 Minuten Warm-up
- 8 Sets von ca. 20 Sekunden Anstrengung
- danach folgen 60 Sekunden Pause
- 2 Minuten Cool-down

Wer nicht der Sprinter ist, kann auch ein schnelles Gehen vorziehen. Es ist wesentlich effektiver als ein kontinuierliches Sparziergehen im gleichen Tempo.

So gibt es viele Möglichkeiten, seinem Fett am Bauch mal gehörig Beine zu machen. Dafür sorgen auch die grünen Smoothies, und die sind voll mit Thylakoiden. Gerade Spinat ist reichlich davon bestückt. Zudem dämpft Spinat durch das Sättigungshormon Leptin das Hungergefühl. Gerade grüne Lebensmittel wie Avocados, Salate, Kräuter und etliche Kohlsorten sorgen dafür. Aber auch Wasser und grüner Tee rufen ein Sättigungsgefühl hervor. Mehr Fett wird verbrannt und der Stoffwechsel aktiviert. So kann man den Tag durchaus mit einem Glas Wasser beginnen. Fruchtsäfte dagegen machen dick und sind nicht das Erfrischungsgetränk der Wahl. Man tut sich leider nichts Gutes damit, denn sie lassen in kurzer Zeit den Blutzuckerspiegel ansteigen und ein Hungergefühl nach mehr Süßem tritt ein. Die in Supermärkten angebotenen Produkte enthalten viel Zucker und wenig Vitamine. Zudem sind nur die Verpackungen attraktiv. Eine gute Verkaufsstrategie mit leeren Versprechungen. Frische Säfte sind um einiges gesünder und lecker dazu.

Auch Müsli ist nicht gleich Müsli. Selbst in biologischen Frühstückszerealien steckt eine Menge an Zucker wie auch in Cornflakes und Müslis. Haferflocken sind demzufolge die bessere Wahl:

- der Blutzuckerspiegel bleibt niedrig
- sie enthalten ausreichend Eiweiß
- es tritt ein längeres Sättigungsgefühl ein
- man sollte nur Haferflocken ohne Gluten kaufen

Aber auch hier ist auf Zucker zu achten. Einige Hersteller verwenden dazu Decknamen, um den Zucker gut zu kaschieren. Somit ist die Zutatenliste bei Müslis und Co. immer genau unter die Lupe zu nehmen.

Welche Nahrungsmittel verbrennen Bauchfett und das Körperfett im Allgemeinen?

Fette:
- echte Butter
- Olivenöl (kaltgepresst)
- Lachs, Makrele, Thunfisch, Hering und Sardinen
- Zartbitterschokolade
- Nüsse
- Samen wie Leinsamen und Kerne
- Kokosöl
- Ghee
- Avocado

Kohlenhydrate:
- Gerste, Buchweizen, Hirse, Haferflocken
- Vollkornreis
- Süßkartoffeln
- Amarant und Quinoa
  Obst und Gemüse

Eiweiß:
- Geflügel
- Eier
- Schalentiere
- fetter Fisch
- Fleisch

Was sollte bei der Fettverbrennung gerade am Bauch gemieden werden?

- Chips
- Süßigkeiten
- Fast Food
- Limonaden und Erfrischungsgetränke
- Kekse
- normales Müsli und Cornflakes
- Kuchen und Gebäck
- Desserts
- und auch leider die geliebte Schokolade

Demzufolge ist die Fettverbrennung kein Buch mit sieben Siegeln, sondern eine rein richtige Lebensweise.

Die Kalorienverbrennung wird durch das braune Fett gefördert. Wer zu viel weißes Fett im Körper aufweist, der hat ein erhöhtes Risiko, an Herz-Kreislauf-Erkrankungen, Diabetes Typ 2 und an Krebs zu erkranken. Das braune Fett wirkt sich gesundheitsfördernd auf unseren Organismus aus. Es macht langfristig schlank und regt die Verbrennung von weißem Fett und Kalorien an.

So kann z.B. durch einen Fehler im Gehirn das Übergewicht entstehen und dies kann mit bestimmten Gehirnaktivitäten zusammenhängen. Dies haben wir bestimmten Signalketten in der Enzymproduktion zu verdanken und das führt letztendlich zu Übergewicht. Auch wer Sport treibt und gesund und kalorienarm isst, der kann vom Übergewicht betroffen sein. Das Gehirn entscheidet über das Körpergewicht in gewisser Weise mit. So ist die Fettverbrennung nicht über einen Kamm zu scheren und daher immer individuell anzusehen. Somit wird schon im Gehirn über dick und dünn entschieden und die Veranlagung trägt dazu bei.

Die Hoffnung auf Medikamente, die das Übergewicht vermeiden und die Fettverbrennung anregen, ist bisher schwindend gering. Denn wodurch die Fettverbrennungsenzyme aktiviert oder gehemmt werden, können die Wissenschaftler derzeit noch nicht sagen. Trotzdem kann auf ein gutes Produkt gehofft werden, denn die Forschung schreitet voran.

Viele versuchen es mit Nahrungsmitteln, die als Fatburner dienen. So kommen Chili, grüner Tee und Ananas auf den Tisch. Doch sind sie wirklich als natürlicher Fatburner geeignet? Das würde fast zu einfach klingen. Essen und Fett verbrennen würde rank und schlank machen. Doch die Enzyme sprechen da ganz für sich und sollten genau unter die Lupe genommen werden. Die Ananas-Diät machte es lange Zeit vor und war schon in den 1920er-Jahren Mode. In kurzer Zeit viel abnehmen und die Fettverbrennung regelrecht ankurbeln. Doch laut der Gesellschaft für Ernährung sind die Enzyme schlichtweg unwirksam. Im Magen werden sie zwar aufgespalten, doch genau das wird ihnen dann zum Verhängnis. Zumindest, wenn es um die Fettverbrennung geht, denn sie werden vorher schon inaktiv. Nichtsdestotrotz kommen schnell verdauliche Kohlenhydrate in Ananas und Co vor, was den Blutzuckerspiegel ansteigen lässt und eine kurze Sättigung hervorruft. Aber Ananas gilt als wahre Fruchtzuckerbombe. Somit sind

Beerenfrüchte die bessere Variante, wenn es um das Abnehmen und die Fettverbrennung geht, denn zu viel Fruchtzucker kann auch dick machen. Also auch hier den goldenen Mittelweg wählen.

Tee und Kaffee gelten als Schlankmacher und nicht nur als Wachmacher. Gerade der Pu-Erh-Tee, der grüne Tee und Lapacho werden als Fettkiller bezeichnet. So sollen die Inhaltsstoffe die Wärmebildung im Körper anregen, damit den Energieverbrauch erhöhen und den Fettabbau somit beschleunigen. Es gibt einige Hinweise, die dafür sprechen. Die Gerbstoffe im Tee und das Koffein in Kaffee beeinflussen die Fettverbrennung positiv. Als Unterstützung sind sie daher sehr wertvoll.

Viele Menschen schwören auf die Wirkung von Kaffee und Tee und trinken ihn auch für den Abnehmzweck. Etliche Pflanzenextrakte werden heute zur Fettverbrennung eingesetzt. Warum sollten dann Tee und Kaffee nicht hilfreich sein? Dennoch macht diese Art von Fettverbrennung nur einen kleinen Teil aus, um auch abzunehmen. Wer einfach Schluck für Schluck auf eine Besserung wartet, der wird nicht wirklich schlank. Um Fett zu verbrennen, muss es auch ein Maß an Bewegung und eine gesunde Lebensweise sein. Tee ist immer gut und ungesüßt noch mehr. Doch nur alleine auf seine Wirkung bei der Fettverbrennung zu hoffen, der legt die Hände in den Schoß.

Das gute Zusammenspiel macht es bei der Fettverbrennung im Wesentlichen aus. Es heißt nicht umsonst: Von nichts kommt nichts. Also müssen auch Bewegung und eine ausgewogene Ernährung gegeben sein.

Wer sich das alleine nicht zutraut, der bespricht sein Anliegen mit seinem Arzt. So kann gemeinsam ein Weg zur Fettverbrennung gefunden werden, bevor man im Labyrinth der vielen guten Möglichkeiten versinkt. Dennoch gibt es ein paar Eckpfeiler und die sind ein Muss:

- ausreichend Schlaf
- Stress reduzieren
- ausgewogene Ernährung
- ungesüßte Getränke
- Sport

Gerade mit einer erhöhten Belastungsintensität wird die Fettverbrennung angeregt. Tee und wenig Essen alleine bewirken auf Dauer nicht viel. Der

Stoffwechsel benötigt einen Antrieb, um aktiv zu werden. So heißt es Muskeln aufbauen, Fett abbauen und dem Körper Ruhe gönnen. Stress macht Fett, denn hier lagert der Organismus für Notzeiten gleich mal mehr ein. Die Fettdepots haben dann Hochkonjunktur. Eine Fettverbrennung sollte daher täglich stattfinden und nicht mal hier mal da. Auch wenn der Körper selbst in der Lage ist, einen Teil selbst zu verbrennen. Dennoch sind noch genügend Fettreserven gegeben und die sollten in Angriff genommen werden. Zu viel Körperfett schadet auf Dauer und bringt chronische Krankheiten hervor. Das kann man nicht oft genug sagen. Nicht nur das Aussehen zählt, die Gesundheit umso mehr. Die Fettverbrennung ist demzufolge das größte Anliegen beim Abnehmen. Nur an Gewicht zu verlieren, heißt noch lange nicht, Fett zu verbrennen. Dessen muss man sich bewusst sein.

5 Rezepte zum Frühstück

5 Rezepte zum Mittag

5 Rezepte zum Abendessen

3 Rezepte für Snacks

3 Rezepte für Smoothies

Frühstück Nr. 1 – Der lecker power Breakfast-Bowl – (auch für Veganer geeignet)

Portionen: 2　　　　Dauer: 5 Min.　　　Schwierigkeit: Sehr einfach

Zutaten:

- 1 Tasse Ananas (am besten frisch)
- 1 Tasse Mango (am besten frisch)
- 1 gefrorene Banane
- ½ Limette (nur der Saft)
- 1 Tasse Mandelmilch (alternativ funktioniert auch jede andere Pflanzenmilch)
- ½ TL Macapulver

Zubereitung:

1. Alle Früchte, das Macapulver und die Milch in den Mixer geben und gut pürieren.
2. Die fertige Mischung in eine Schüssel füllen.
3. Mit ein paar Nüssen und Kokosraspeln verzieren.
4. Fertig zum Anrichten.

Nährwerte pro Portion:

Kalorien: 340 kcal / Eiweiß: 12 g / Fett: 3 g / Kohlenhydrate: 12 g

Frühstück Nr. 2 – Kokos-Quark mit Honigmelone und Kefir

Portionen: 2   Dauer: 20 Min.   Schwierigkeit: Einfach

Zutaten:

- 1 ¼ EL Kokosraspel
- ½ Honigmelone (ca. 200 g)
- 1 Stiel Zitronenmelisse
- ½ Zitrone
- 95 g Magerquark
- 145 ml Kefir
- 1 ¼ EL Ahornsirup

Zubereitung:

1. Die Kokosraspel ohne Fett in einer Pfanne anrösten und danach abkühlen lassen.
2. Die Melone entkernen und in mundgerechte Stücke schneiden.
3. Die Zitronenmelisse in feine Scheiben schneiden.
4. Den Saft der Zitrone auspressen und in einer Schüssel mit Quark, Kefir und Ahornsirup gut vermengen.
5. Die Kokosraspel und Melonenwürfel hinzufügen.
6. Alles für mindestens 5 Minuten ziehen lassen und in einer Schüssel servieren.

Nährwerte pro Portion:

Kalorien: 139 kcal / Eiweiß: 10 g / Gesättigte Fettsäuren: 3,5 g / Ballaststoffe: 1,5 g / Zugesetzter Zucker: 3 g

Frühstück Nr. 3 - Rührei mit leckeren Sojasprossen

Portionen: 2   Dauer: 20 Min.   Schwierigkeit: Sehr einfach

Zutaten:

- 1 Stück Ingwer (ca. 20 g)
- ½ Bund Frühlingszwiebeln
- ½ rote Chilischote
- ½ Stange Zitronengras
- 3 Eier
- 2 – 3 EL Kokosmilch (9 % Fett)
- etwas Salz
- 90 g Sprossen (z.B. Sojasprossen)
- ½ Limette

Zubereitung:

1. Den Ingwer schälen und in kleine Stücke hacken, das Gleiche auch mit den Frühlingszwiebeln, den Chilischoten und dem Zitronengras.
2. Eier und Kokosmilch miteinander vermengen und ein wenig salzen.
3. Den Ingwer, die Frühlingszwiebeln, den Chili und das Zitronengras dazugeben.
4. Die Masse schrittweise in die Pfanne geben und stocken lassen.
5. Die Sprossen in einem Sieb gut abtropfen lassen.
6. Die Limettenhälfte in Stücke schneiden, mit dem Rührei und den Sprossen servieren.

Nährwerte pro Portion:

Kalorien: 200 kcal / Eiweiß: 15 g / Gesättigte Fettsäuren: 4,2 g / Ballaststoffe: 2 g

Frühstück Nr. 4 – Schaum-Omelett mit Blattspinat

Portionen: 2   Dauer: 15 Min.   Schwierigkeit: Einfach

Zutaten:

- 1 Fenchelknolle (ca. 250 g)
- 1 ½ EL Keimöl
- etwas Salz und Pfeffer
- 150 g Blattspinat (tiefgekühlt)
- 4 Eier
- 1 Möhre (ca. 100 g)
- 40 g Sprossen (z.B. Radieschensprossen)

Zubereitung:

1. Fenchel waschen und in Scheiben schneiden.
2. In einen erhitzten Topf geben und für etwa 3 Minuten dünsten.
3. Blattspinat dazu geben und ebenfalls dünsten (etwa 5 Min.).
4. In der Zwischenzeit Eier und Salz in eine Rührschüssel geben und mit einem Handmixer vermengen.
5. Etwas Öl in die Pfanne geben, die Eimasse hinzufügen und stocken lassen (ca. 8 Min.).
6. Möhren schälen, mit einer Raspel in feine Streifen schneiden und zum Spinat hinzugeben (etwa 3 Min. dünsten).
7. Alles mit einer Prise Salz und Pfeffer abschmecken.
8. Sprossen in ein Sieb geben und abtropfen lassen
9. Alles mit den Omeletts anrichten.

Nährwerte pro Portion:

Kalorien: 310 kcal / Eiweiß: 22 g / Gesättigte Fettsäuren: 4,7 g / Ballaststoffe: 10 g

Frühstück Nr. 5 – Beeren-Frühstücksbowl

| Portionen: 2 | Dauer: 20 Min. | Schwierigkeit: Sehr einfach |

Zutaten:

- 4 gehäufte EL Magerquark
- 2 Bananen
- 2 – 4 Hand voll Himbeeren
- Honig, je nach Geschmack
- Kokoschips
- Leinsamen
- Granola
- Wasser

Zubereitung:

1. Bananen, Quark, Granola, Leinsamen, Honig, Wasser und die Hälfte der Himbeeren in den Standmixer geben und alles gut vermengen.
2. Den Smoothie schrittweise in die Bowl füllen, mit den restlichen Beeren und den Kokoschips dekorieren.
3. Fertig zum Anrichten.

Tipp: Honig, Kokoschips, Leinsamen und Granola je nach Geschmack zugeben. Die Konsistenz sollte wie Joghurt sein.

Nährwerte pro Portion:
Kalorien: 270 kcal / Eiweiß: 14 g / Fett: 3 g / Kohlenhydrate: 15 g

Mittagessen Nr. 1 – Gemüsespieße mit Fisch

Portionen: 2   Dauer: 30 Min.   Schwierigkeit: Sehr einfach

Zutaten:

- 50 g Joghurt (0,1 % Fett)
- ½ TL rosa Pfefferbeeren
- etwas Salz und Pfeffer
- ¼ TL Joghurtbutter
- 100 g Kabeljaufilet
- 2 Kirschtomaten
- ½ kleine Zucchini (ca. 150 – 170 g)
- ½ Limette
- ½ kleine reife Mango (ca. 250 g)

Zubereitung:

1. Mango schälen, entkernen und in dicke Scheiben schneiden.
2. Limette halbieren und den Saft herauspressen.
3. Zucchini und Tomaten waschen und in mundgerechte Scheiben schneiden.
4. Das Kabeljaufilet waschen, in gleich große Stücke schneiden und salzen.
5. Butter in einer Pfanne schmelzen, Limettensaft und etwas Pfeffer mit unterrühren und erhitzen (zum Bestreichen gedacht)
6. Die Fischwürfel, Mango, Tomaten und Zucchini auf Holzspieße stecken und mit Limettenbutter bestreichen.
7. Die Spieße für etwa 10 Min. in einem passenden Backofengrill garen.
8. In der Zwischenzeit die Pfefferbeeren mit einem Messerrücken zerdrücken und mit dem Joghurt in einer Schale vermischen.
9. Alles noch mit ein bisschen Limettensaft abschmecken und servieren.

Nährwerte pro Portion:
Kalorien: 100 kcal / Eiweiß / Protein: 12 g / Ballaststoffe: 1 g / gesättigte Fettsäuren: 0,5 g

Mittagessen Nr. 2 - Leckerer und pikanter Steaksalat mit Chinakohl und Papaya

Portion: 2   Dauer: 35 Min.   Schwierigkeit: Einfach

Zutaten:

- 1 kleine Papaya
- 1 kleiner Chinakohl
- 1 TL Paprikapulver (scharf)
- 2 Rumpsteaks (à 150 g)
- 1 TL schwarze Pfefferkörner
- ein bisschen Tabasco
- etwas Salz und Pfeffer
- 5 Stiele Koriander
- 4 EL Olivenöl
- 1 TL flüssiger Honig
- ½ Zitrone
- 4 EL Tomatensaft
- 3 Tomaten (ca. 200 g)
- ½ kleiner Chinakohl (250 g)

Zubereitung:

1. Papaya schälen, die Kerne entfernen und das Fruchtfleisch in mundgerechte Stücke schneiden.
2. Die Tomaten waschen, vierteln und mit der Papaya in eine Schüssel geben.
3. Die halbe Zitrone gut auspressen und mit dem Tomatensaft, Honig und 4 EL Olivenöl verrühren, sodass eine homogene Masse entsteht.
4. Den Koriander waschen, die Blätter abzupfen und mit der Tomatensauce, die Sie eben vorbereitet haben, gut vermengen.
5. Mit Salz, Pfeffer, Paprikapulver und Tabasco gut würzen.
6. Alles über die Papaya und Tomaten geben.
7. Das Steak trocken tupfen, mit Paprikapulver und Pfeffer bestreuen.
8. Öl in einer Pfanne erhitzen und das Steak für etwa 3 Minuten auf jeder Seite scharf anbraten.
9. Rausnehmen, in Aluminiumfolie einwickeln und etwa 5 Minuten ziehen lassen.

10. In der Zwischenzeit den Chinakohl in kleine Streifen schneiden und auf eine Platte geben.
11. Die Tomaten-Papaya-Mischung auf dem Salat verteilen, das Steak in 5 Streifen schneiden und oben drauflegen.
12. Fertig zum Anrichten.

Nährwerte pro Portion:
Kalorien: 441 kcal / gesättigte Fettsäuren: 4 g / Eiweiß / Protein: 50 g / Ballaststoffe: 5 g

Mittagessen Nr. 3 - Leckerer und fruchtiger Avocado Salat mit Grapefruit

Portion: 2   Dauer: 25 Min.   Schwierigkeit: Einfach

Zutaten:
- halbe Hand voll Brunnenkresse (ca. 40 g)
- eine kleine Prise Salz und Pfeffer
- ½ Msp. Piment
- 1 ½ EL Honig
- 2 EL Olivenöl
- ¼ Zitrone
- 1 TL Kardamomkapseln
- 1 Frühlingszwiebel
- 1 reife Avocado (ca. 200 g)
- 2 Grapefruits (à ca. 300 g)

Zubereitung:
1. Die Grapefruits so schälen, dass die weiße Innenhaut mit entfernt wird.
2. Die Grapefruit zwischen den Trennhäuten herausschneiden.
3. Die Avocado halbieren, schälen, den Stein entfernen und das Fruchtfleisch in 2 cm dicke Spalten schneiden.
4. Frühlingszwiebeln putzen und in mundgerechte Scheiben schneiden.
5. Die Kardamomkapseln in einem Mörser sehr gut zerstoßen.
6. Grapefruitsaft, 2 TL Zitronensaft, Kardamom, Öl, Honig und Piment in eine Schüssel geben und alles gut miteinander vermengen, es sollte eine Dressing-Konsistenz haben. Anschließend mit Salz und Pfeffer abschmecken.
7. Die unteren Stiele von der Brunnenkresse abschneiden und die Blätter der Brunnenkresse grob hacken.
8. Ein bisschen von der Brunnenkresse mit dem Dressing vermengen.
9. Avocadospalten, Frühlingszwiebeln, Grapefruitfilets und die marinierte Brunnenkresse auf einem Teller anrichten und mit dem restlichen Dressing beträufeln.

Nährwerte pro Portion:
Kalorien: 360 kcal / Eiweiß - Protein: 3 g / gesättigte Fettsäuren: 3,8 g /
Ballaststoffe: 4,5 g / zugesetzter Zucker: 6 g

Mittagessen Nr. 4 - Leckerer und scharfer Linseneintopf mit Tofu und Chili-Joghurt (sehr gut für Vegetarier geeignet)

Portion: 2   Dauer: 20 Min.   Schwierigkeit: Sehr einfach

Zutaten:

- etwas Koriander nach Wahl zum Garnieren
- 150 g Tofu
- etwas Salz und Pfeffer
- 1 rote Chilischote
- 1 kleine Zitrone
- 140 g Joghurt (0,3 % Fett)
- 340 ml klassische Gemüsebrühe
- 1 EL Madras-Currypulver
- 100 g rote Linsen
- 1 EL Öl
- 1 Stück Ingwerwurzel (ca. 30 g)
- 1 rote Zwiebel
- 2 Knoblauchzehen

Zubereitung:

1. Zwiebel, Knoblauch und Ingwer schälen, alles fein hacken und in einer Pfanne mit etwas Öl dünsten, etwa (3 – 5 Min.).
2. Gemüsebrühe in die Pfanne füllen, Linsen und Currypulver dazugeben und alles für etwa 12 Minuten garen.
3. In der Zwischenzeit den Joghurt in eine Schüssel geben, Zitrone auspressen und in den Joghurt geben.
4. Die Chilischote halbieren, fein hacken und ebenfalls in den Joghurt geben (nach Bedarf mehr oder weniger Chili).
5. Alles gut verrühren, mit Salz und Pfeffer abschmecken.
6. Tofu in mundgerechte Stücke schneiden und in der Pfanne einige Minuten anbraten.
7. Den Tofu mit den Linsen vermischen und aufwärmen.
8. Den Chili Joghurt mit Koriander garnieren und servieren.

Nährwerte pro Portion:

Kalorien: 358 kcal / gesättigte Fettsäuren: 1,5 g / Eiweiß / Protein: 28 g / Ballaststoffe: 6,5 g

Mittagessen Nr. 5 - Würziges Puten-Chili mit Kichererbsen und Tomaten

Portionen: 2   Dauer: 20 Min.   Schwierigkeit: Sehr einfach

Zutaten:

- 1 Msp. Kreuzkümmel
- 1 Bund Koriander
- 350 g stückige Tomaten (Dose)
- 150 ml Geflügelbrühe
- 270 g Kichererbsen (Abtropfgewicht, Dose)
- etwas Salz
- 400 g Putenhackfleisch
- 2 EL Öl
- ½ rote Chilischote
- 1 Knoblauchzehe
- 1 Zwiebel

Zubereitung:

1. Zwiebel und Knoblauch schälen und in kleine Stücke schneiden.
2. Die Chilischoten waschen, halbieren und fein hacken.
3. Den Topf erhitzen und das Hackfleisch für etwa 5 Min. braten.
4. Zwiebeln, Knoblauch und Chili zugeben und für etwa weitere 3 Minuten mitbraten.
5. Alles mit Salz und Pfeffer abschmecken und mit der Geflügelbrühe auffüllen.
6. Die Kichererbsen abtropfen lassen, zusammen mit den Tomaten zu der Masse hinzugeben und gut verrühren.
7. Den Topf mit einem Deckel bedecken und etwa 5 Minuten köcheln lassen.
8. In der Zwischenzeit den Koriander waschen, Blätter abzupfen, in kleine Stücke schneiden und zusammen mit dem Kreuzkümmel in den Topf geben.
9. Das Gericht mit ein bisschen Fladenbrot am Tisch anrichten.

Nährwerte pro Portion:
Kalorien: 448 kcal / Gesättigte Fettsäuren: 1,8 g / Eiweiß - Protein: 56 g / Ballaststoffe: 6 g

Abendessen Nr. 1 - Sandwich mit Avocado-Creme und pochiertem Ei

Portionen: 2   Dauer: 15 Min.   Schwierigkeit: Einfach

Zutaten:

- 2 Ei
- 1 Avocado
- 4 Scheiben Low-Carb-Brot
- 2 Hand voll Feldsalat
- 2 El Limettensaft
- 2 EL Bio-Apfelessig
- Muskat
- Salz und Pfeffer
- Thymian
- 16 Stängel Koriander

Zubereitung:

1. Koriander und Salat gut waschen.
2. Avocado-Fruchtfleisch aus der Schale lösen und mit der Gabel zerdrücken.
3. Den Koriander zerhacken, mit dem Limettensaft und der Avocado gut vermengen, mit Pfeffer und Salz abschmecken.
4. Das Ei hart kochen und etwas Apfelessig in das Wasser geben.
5. Toastbrot toasten und mit den Zutaten belegen.
6. Fertig zum Anrichten.

Nährwerte pro Portion:

Kalorien: 480 kcal / Eiweiß: 23 g / Fett: 38 g / Kohlenhydrate: 8 g

Abendessen Nr. 2 - Scharfe Gazpacho-Suppe mit Bohnen

Portionen: 2   Dauer: 30 Min.   Schwierigkeit: Sehr einfach

Zutaten:

- 750 g Tomaten
- Salz und Pfeffer
- 1 TL Paprika rosenscharf
- ½ TL Cayennepfeffer
- 1 TL Kreuzkümmel
- 2 EL Olivenöl
- 200 g weiße Bohnen
- 1 rote Chilischote
- 1 – 2 Limetten
- 2 Knoblauchzehen
- 2 rote Zwiebeln

Zubereitung:

1. Zwiebeln und Knoblauch schälen, fein hacken und in einem Topf anbraten.
2. Tomaten in kleine Stücke schneiden.
3. Limetten auspressen, Chilischoten hacken, alles gut mit den Tomaten vermengen und in den Topf geben.
4. Olivenöl, Kümmel, Paprika, Cayennepfeffer, Salz und Bohnen zufügen, alles gut miteinander vermengen und etwa 10 Min. kochen.
5. Fertig zum Anrichten.

Nährwerte pro Portion:
Kalorien: 260 kcal / Eiweiß: 10 g / Fett: 10 g / Kohlenhydrate: 26 g

Abendessen Nr. 3 - Paprika gefüllt mit Hüttenkäse

Portionen: 2 Dauer: 10 Min. Schwierigkeit: Sehr einfach

Zutaten:

- Salz und Pfeffer
- Muskat
- ½ TL Koriander
- 200 g Hüttenkäse
- ½ gelbe Paprika
- ½ rote Paprika

Zubereitung:

1. Paprika waschen und halbieren. Den Dill hacken.
2. Den Hüttenkäse mit den anderen Zutaten in einer Schüssel vermengen und die Paprika damit befüllen.
3. Fertig zum Anrichten.

Nährwerte pro Portion:

Kalorien: 90 kcal / Eiweiß: 14,1 g / Fett: 1,1 g / Kohlenhydrate: 6 g

Abendessen Nr. 4 - Omelett mit Parmesan, Paprika und Oliven

Portionen: 2   Dauer: 15 Min.   Schwierigkeit: Einfach

Zutaten:

- 4 Eier
- 2 Tomaten
- 2 Hand voll Rucola
- 4 El Oliven
- 100 g Parmesan
- 100 g Gouda
- ½ Paprika
- 2 EL Olivenöl
- Salz und Pfeffer

Zubereitung:

1. Eier in einer Schüssel gut vermengen, mit Salz und Pfeffer abschmecken.
2. Tomaten und Paprika in kleine Stücke schneiden.
3. Rucola waschen und trocknen lassen.
4. Parmesan und Gouda reiben.
5. Die Eier nach und nach in die Pfanne gießen und stocken lassen.
6. Die anderen Zutaten hinzufügen und das Omelette für ca. 8 Minuten bei 180 Grad im Backofen backen.
7. Fertig zum Anrichten.

Nährwerte pro Portion:
Kalorien: 600 kcal / Eiweiß: 46 g / Fett: 48 g / Kohlenhydrate: 6 g

Abendessen N. 5 - Aal mit Rührei auf Low-Carb-Brot

Portionen: 2   Dauer: 10 Min.   Schwierigkeit: Sehr einfach

Zutaten:

- 200 g Aal, geräuchert
- 4 Scheiben Low-Carb-Brot
- 4 Eier
- 1 Schalotte
- 2 Stängel Dill
- 1 EL Öl
- Salz und Pfeffer

Zubereitung:

1. Eier in einer Schüssel mit Salz und Pfeffer vermengen.
2. Die Schalotten schälen und fein hacken.
3. Den Dill fein hacken.
4. Die Aalhaut entfernen und das Fleisch in kleine Stücke schneiden.
5. Schalotten in der Pfanne andünsten, Eier hinzufügen und braten.
6. Alle Zutaten auf dem Brot anrichten.

Nährwerte pro Portion:

Kalorien: 800 kcal / Eiweiß: 50 g / Fett: 63 g / Kohlenhydrate: 9 g

Snack Nr. 1 - Antipasti mit Tomaten, Oliven und Mozzarella

Portionen: 2   Dauer: 15 Min.   Schwierigkeit: Sehr einfach

Zutaten:

- 150 g Cherrytomaten
- 100 g Mozzarella
- 100 g Oliven
- 2 ½ EL Olivenöl
- Chiliflocken
- Salz und Pfeffer

Zubereitung:

1. Die Tomaten am Stielansatz kreuzweise einschneiden, kurz in das kochende Wasser geben und aufkochen, bis die Schale am Stielansatz auseinandergeht. Danach aus dem Wasser nehmen und die Haut abziehen.
2. Tomaten, Mozzarella und Oliven in einer Schüssel anrichten und Olivenöl dazugeben.
3. Antipasti mit Chiliflocken, Salz und Pfeffer würzen.
4. Basilikumblättchen fein hacken und die Antipasti damit garnieren.
5. Fertig zum Anrichten.

Nährwerte pro Portion:

Kalorien: 320 kcal / Eiweiß: 10 g / Fett: 27 g / Kohlenhydrate: 4 g

Snack Nr. 2 - Zucchiniröllchen mit Ricotta-Parmesan-Füllung

Portionen: 2   Dauer: 30 Min.   Schwierigkeit: Sehr einfach

Zutaten:

- 1 Zucchini
- 150 g Ricotta
- 90 g Parmesan
- Saft einer halben Zitrone
- 4 Stängel Petersilie
- 1 TL Olivenöl
- Muskat
- Salz und Pfeffer

Zubereitung:

1. Die Zucchini waschen, an den Enden abschneiden und in feine Scheiben schneiden.
2. Die Blätter der Petersilie abzupfen und fein hacken.
3. Parmesan reiben, mit Ricotta, Petersilie und Zitronensaft vermengen.
4. Alles mit Muskat, Salz und Pfeffer abschmecken.
5. Die Zucchini-Streifen in der Pfanne anbraten, herausnehmen, mit der Ricotta-Mischung bestreichen und zusammen Rollen.
6. Fertig zum Anrichten.

Nährwerte pro Portion:
Kalorien: 370 kcal / Eiweiß: 30 g / Fett: 25 g / Kohlenhydrate: 6 g

Snack Nr. 3 – Melone-Schinken-Mozzarella-Platte

Portionen: 2   Dauer: 10 Min.   Schwierigkeit: Sehr einfach

Zutaten:

- ¼ Cantaloupe-Melone
- 4 Scheiben Parmaschinken
- ein bisschen Basilikum
- 30 g Büffel-Mozzarella

Zubereitung:

1. Die Melone halbieren und mit dem Mozzarella in Scheiben schneiden.
2. Parmaschinken um die Melonenscheiben wickeln.
3. Basilikum fein hacken.
4. Alles auf einem Teller anrichten und mit Basilikum garnieren.

Tipp: Perfekt für Feiern geeignet.

Nährwerte pro Portion:

Kalorien: 60 kcal / Eiweiß: 5 g / Fett: 4 g / Kohlenhydrate: 1 g

Smoothie Nr. 1 – Kirsch-Smoothie

Portionen: 2   Dauer: 5 Min.   Schwierigkeit: Sehr einfach

Zutaten:

- 200 g Kirschen, entsteint
- 1 Apfel
- 400 ml Wasser
- Kokosblütensirup oder ein anderes Süßungsmittel nach Belieben

Zubereitung:

1. Kirschen und Äpfel halbieren, Kerne entfernen und mit 400 ml Wasser in einen Mixer geben.
2. Den Rest der Zutaten hinzufügen und alles gut durchmixen.
3. Fertig zum Anrichten.

Nährwerte pro Portion:

Kalorien: 90 kcal / Eiweiß: 1 g / Kohlenhydrate: 20 g

Smoothie Nr. 2 - Grüner Smoothie mit Kiwi und Apfel

Portionen: 2   Dauer: 5 Min.   Schwierigkeit: Sehr einfach

Zutaten:

- 2 Kiwi
- 20 g Cashewkerne
- 60 g Spinat
- 1 Avocado
- 1 Apfel
- 2 Stängel Minze
- 2 Spritzer Limettensaft, frisch gepresst
- 400 ml Wasser oder Kokoswasser

Zubereitung:

1. Die Kerne aus dem Apfel lösen, in kleine Stücke schneiden.
2. Kiwi halbieren und die Schale entfernen.
3. Das Fruchtfleisch aus der Avocado herausholen und in kleine Stücke schneiden.
4. Alles zusammen mit den restlichen Zutaten in den Mixer geben und mit 400 ml Wasser gut pürieren.
5. Fertig zum Anrichten.

Nährwerte pro Portion:

Kalorien: 350 kcal / Eiweiß: 6 g / Fett: 28 g / Kohlenhydrate: 19 g

Smoothie Nr. 3 - Grüner-Smoothie mit Limette und Avocado

Portionen: 2   Dauer: 5 Min.   Schwierigkeit: Sehr einfach

Zutaten:

- Wasser nach Bedarf
- 2 Datteln
- Saft einer halben Limette
- ½ reife Banane
- 50 g junger Spinat
- 1 Avocado

Zubereitung:

1. Avocado halbieren und das Fruchtfleisch herausholen.
2. Datteln entsteinen.
3. Alles zusammen mit den restlichen Zutaten und dem Wasser in den Mixer geben und gut pürieren.
4. Fertig zum Anrichten.

Nährwerte pro Portion:

Kalorien: 230 kcal / Eiweiß. 3 g / Fett. 15 g / Kohlenhydrate: 16 g

Meist fangen wir deshalb an abzunehmen, weil wir uns schlicht und ergreifend unwohl fühlen. Dennoch steht gerade beim Bauchfett die Gesundheit im Vordergrund. Nehmen Sie sich die Zeit, das Buch mit all seinen Fakten und Informationen zu lesen. Es zeigen sich neue Mittel und Wege auf. Niemand muss mit Fettpölsterchen durchs Leben gehen – auch Sie nicht. Niemand möchte aus diesem Grund krank werden.

Viele Parameter, die auch nachdenklich machen sollten, denn „Du bist, was du isst" trifft meistens zu. Wir essen schon lange nicht mehr aus dem Hungergefühl heraus, sondern aus Lust und Frust. Genau das macht dick und kugelrund. Stress, Kummer und Sorgen tun dann ihr Übriges. Die Fettverbrennung kann auf viele Weisen vonstattengehen, man muss nur einfach beginnen. Ausreden verschlimmern eher die Situation. Auch wenn Essen Leib und Seele zusammenhält, so müssen es die richtigen Nahrungsmittel sein. Fettpolster sind und bleiben ungesund und wirken unästhetisch. Meist versuchen wir dann krampfhaft, unseren Bauch einzuziehen. Auch das Kaschieren ist nicht Sinn und Zweck der Übung, denn nur Sie wissen, wie es darunter aussieht und sollten es schleunigst ändern.

In diesem Buch finden Sie vielleicht Ihre Rettungsanker und Wegweiser und gehen auch mal in sich. Egal wie alt wir sind, rund und dick muss niemand durchs Leben gehen. Wir mutieren langsam zum Volk der Übergewichtigen und das nicht von heute auf morgen. Es sind schleichende Prozesse, die uns begleiten und das moppelige Endergebnis auf der Waage aufweisen.

Vielen Dank fürs Lesen und Ihre kostbare Zeit. Begeben Sie sich auf den schlanken Pfad der Erkenntnis, Ihr Gewicht zu reduzieren.

Alles Gute und viel Erfolg!

STOFFWECHSEL ANREGEN

Stoffwechsel beschleunigen und Bauchfett verbrennen ohne Diät und Sport! Schnell und einfach abnehmen und Fett verbrennen am Bauch mit gesunder Ernährung + Stoffwechselkur Plan

Wie geläufig das Wort Stoffwechsel doch ist und wie wenig wir darüber wissen. Die Gesamtheit aller Vorgänge, die wiederum zur Energiegewinnung dienen, wird als Stoffwechsel bezeichnet. Dieser ist zum Aufbau von Körperbestandteilen und zur Energieerzeugung behilflich. Die Nahrung wird aufgenommen, es setzen sich Verdauungsprozesse in Gang und sie werden vom Organismus an- und umgebaut. Dafür sind mitunter die Organe verantwortlich, denn auch sie spielen eine wesentliche Rolle in den Stoffwechselregelvorgängen. Da Stoffwechselprozesse nicht nur einfach so oder spontan ablaufen, werden sie durch Enzyme katalysiert und erhalten damit eine gute Hilfestellung. Sonst würden die Stoffwechselprozesse eher langsam und nicht beschleunigt ablaufen. Enzyme sind nichts anderes als Eiweißstoffe, welche sich in Zellen und jedem Organ bilden und so arbeiten diese mit den Hormonen Hand in Hand.

Demgemäß regt das Hormon Ghrelin unseren Appetit an und ist mit am Stoffwechselgeschehen beteiligt. In der Bauchspeicheldrüse und der Magenschleimhaut kommt das appetitanregende Hormon vor und kann unseren Hunger verstärken. Ebenso verlangsamt es den Stoffwechsel und die damit verbundene Fettverbrennung. Demzufolge laufen intern die unterschiedlichsten Regelprozesse ab und zwar ohne, dass wir es bemerken. Eigentlich erst dann, wenn das Stoffwechselgeschehen außer Rand und Band gerät. Wir werden träge, müde, dick und faul. Das kann passieren, wenn der Stoffwechsel seine Aufgaben nicht mehr ordnungsgemäß erfüllt. In diesem Buch werden Ihnen die Thesen und Fakten aufgezeigt, wie man den Stoffwechsel effektiv beschleunigen kann. Aber auch, was der Stoffwechsel im Eigentlichen ist und Sie erhalten wertvolle Tipps, Vorschläge und Inspirationen. Es erwartet Sie ein wissenswertes Gesamtpaket, damit auch Ihr Stoffwechsel auf Hochtouren läuft.

Oftmals schlagen wir uns mit Wörtern herum, denen wir keine Bedeutung beimessen können. Ob Herzinfarkt, Schlaganfall, Asthma oder Stoffwechsel, die Bedeutung hinter dem Wort kennen die meisten von uns nicht. Der Stoffwechsel, auch Metabolismus genannt, ist nicht gleich die Verdauung, sondern eher das Fundament aller lebenswichtigen Vorgänge im Körpergeschehen. Grob gesagt, versteht man darunter alle biochemischen Vorgänge. Diese laufen in den Zellen ab und werden durch die zugeführten Nährstoffe verstoffwechselt. Das klingt nicht nur kompliziert, das ist es auch. Unser Organismus ist ein sehr komplexes und ausgeklügeltes Baukastensystem. Beim „Verstoffwechseln" wird um- und abgebaut und zudem werden neue Produkte aufgebaut. Klingt fast wie in einer Produktionsstätte und dem kommen diese Vorgänge auch gleich. Wie ein Zahnrad läuft das Regelwerk des Stoffwechsels ab. Demzufolge müssen alle Parameter stimmig sein, um den Organismus am Laufen zu halten.

Folglich kann der Körper ständig auf Vitamine, Spurenelemente, Nährstoffe und Mineralien zurückgreifen. Das System „Körper" versorgt sich durch die zugeführte Nahrung komplett selbst und kann damit ausreichend Reserven bilden. Nur so können alle lebensnotwendigen Funktionen und Vorgänge ordnungsgemäß wirken. Die körpereigenen Hormone und Enzyme, tun dann ihr Übriges. Im Wesentlichen wird der Stoffwechsel über das Nervensystem und die Hormone gesteuert, doch nicht nur die beeinflussen den Metabolismus maßgeblich. Eines der wichtigsten Stoffwechselorgane ist unsere Leber. Sie verstoffwechselt, entgiftet und nimmt sich als Regulator an. Aber auch die Umweltfaktoren und Temperaturen, machen vor dem Stoffwechsel nicht halt. Diese Außenwirkung setzt dem Stoffwechsel im positiven wie auch im negativen Sinne zu.

Der Stoffwechsel ist das Maß aller Dinge und demzufolge für unsere Gesundheit und Wohlbefinden zuständig. Eine gute Verdauung ist mit verantwortlich, denn nur so können die Nährstoffe im Magen und Darm in ihre Bestandteile zerlegt werden. Aus den Mikronährstoffen, wie den Fetten, Eiweißen und Kohlenhydraten, wird ebenfalls die benötige Energie bereitgestellt. So entsteht aus Kohlenhydraten der Einfachzucker und die Fette werden zu Glyceriden und Fettsäuren abgebaut. Eiweiße werden hingegen zu Aminosäuren umgewandelt.

All diese Vorgänge sind durch einen ausgewogenen Stoffwechsel gegeben. Im Darm werden die Nährstoffe zuletzt in zerlegter Form resorbiert. Das wiederum bedeutet, dass die Nährstoffe aufgespalten und in das Blut überführt werden. So wird gerade das zugeführte Fett extra über das Blut transportfähig gemacht. Dabei ist der Blutkreislauf ein Verteilungsmedium und eine Art Straße, über welche die Nährstoffe in sämtlichen Zellen des Körpers geschleust werden. Reden wir dann vom „Verstoffwechseln", so ist der Prozess nach der Verdauung gemeint. Jetzt werden die Nährstoffe über die Blutbahn in die Zellen gebracht. Der Stoffwechsel ist ein zentraler Prozess, der alle Organe miteinbezieht. Unser Manager im körperlichen Geschehen und ein Regulator zugleich. Der Wächter über Wohlbefinden und ein ansprechendes Gewicht.

Welche Fehler kann man beim Stoffwechsel beschleunigen begehen?

Fallen wir gleich mit der Tür ins Haus und fangen mit den Fehlern, die Sie vielleicht sogar täglich begehen. Nur wenn Sie von Anfang an alles richtigmachen, dann werden Sie auch rank und schlank. Daher wurden in diesem Buch die häufigsten Fehler niedergeschrieben und punktuell zusammengefasst:

1. die Stoffwechselkur wird **frühzeitig abgebrochen**
2. die **Ladephase** wird nicht ernst genommen
3. **falsche Einnahme** der Nahrungsergänzungsmittel
4. **zu viel Sport**
5. **ungünstiger Startzeitpunkt**
6. **Alkohol** während der Stoffwechselkur
7. es wird **nicht ausreichend Wasser** getrunken

Sie müssen beim Stoffwechsel beschleunigen den goldenen Mittelweg finden, sonst geraten Sie schnell aus der Spur. Selbst wenn Sie nicht gleich Erfolge auf der Waage verzeichnen, heißt das nicht, dass die Stoffwechselkur fehlgeschlagen ist. Arbeiten Sie daher an Ihrer Selbstdisziplin und überlegen Sie, welche der Punkte bei Ihnen zutreffen. Das kann ausschlaggebend für Ihr weiteres Vorhaben und Abnehmprojekt sein.

Fehler 1: Sie haben nicht ausreichend Wasser getrunken

Wasser ist bekanntlich ein Lebenselixier und dazu kalorienfrei und preiswert. Unser Körper besteht zu 70 % aus Wasser und es hilft die Giftstoffe, also die Toxine, aus dem Körper zu spülen. Ebenso verringert es das Hungergefühl. Gerade deshalb sind zwei bis drei Liter Wasser am Tag optimal und das am besten mit frischer Zitrone oder Ingwer gemischt. Wasser macht fit, hilft beim Abnehmen, steigert das Wohlbefinden und schützt vor Dehydrierungen. Außerdem kurbelt Wasser den Stoffwechsel auf eine ganz natürliche Art und Weise an. Wer zu wenig trinkt, der tut auch seiner Verdauung keinen Gefallen. Beschleunigen Sie den Stoffwechsel mit Wasser und aktivieren Sie so auch Ihr Verdauungssystem. Wasser verleiht der Haut zudem einen Frischekick und spendet ausreichend Feuchtigkeit.

Fehler 2: Ohne Frühstück in den Tag starten

Für viele ist das Frühstück die wichtigste Mahlzeit am Tag. Leider setzt sich mittlerweile der Irrglaube fort, wer nicht frühstückt, kann sein Hungergefühl bis Mittag unterdrücken. Das Frühstück würde praktisch Hunger machen. Beginnen Sie Ihren Tag mit einem ausgewogenen Frühstück, das kann schon mit einem schnellen und leckeren Smoothie vonstattengehen. Viele Diät-Fehler verlangsamen nämlich nicht nur den Stoffwechsel, sondern hindern einen am eigentlichen Vorhaben, dem Abnehmeffekt. Ob ein Joghurt, zuckerfreies Müsli oder nur ein frisch gepresster Saft am Morgen, für ein kleines Frühstück sollte immer Zeit sein.

Fehler 3: Ständiges Hungern

Wer hungert nimmt ab, das ist aber falsch. Ihr Organismus gerät ständig in eine Notsituation und baut eher durch die dann zugeführte Nahrung Fettpolster auf. Essen Sie demzufolge nicht weniger als 1200 kcal am Tag: Dieser gutgemeinte Tipp der Deutschen Gesellschaft für Ernährung, kommt nicht von ungefähr. Isst man weniger, wird man nicht mehr mit allen Nährstoffen versorgt. In den Hungerphasen lauern die Fettzellen schon auf Nachschub und schlagen dann bei der Nahrungsaufnahme unweigerlich zu. Wer hungert, wird eher dick als schlank und schadet seinem Organismus nachhaltig. Jeder Mensch benötigt eine gewisse Energie am Tag, um seine Leistung zu erbringen. Extremes Hungern macht ebenso schlapp wie krank und führt nicht zum gewünschten Erfolg. Weniger ist mehr und das richtige Essen ist daher mehr als okay, aber übertreiben Sie Ihr Abnehmvorhaben nicht.

Fehler 4: Sie trinken zu wenig

Der Stoffwechsel wie auch der Organismus, kann nur durch eine ausreichende Flüssigkeitsversorgung optimal funktionieren. Trinken Sie Wasser, Smoothies und ungesüßten Tee und davon und je nach Jahreszeit bis zu drei Liter am Tag. So schwemmen Sie gleichzeitig die Giftstoffe aus. Alleine schon ein Liter an Flüssigkeit wird über die Haut ausgeschieden und auch vermehrtes Schwitzen reduziert den Flüssigkeitshaushalt. Ebenfalls sind zugeführte Smoothies bei Bedarf nicht schlecht. Trinken Sie auch, wenn Sie keinen Durst haben, der Stoffwechsel wird es Ihnen danken.

Fehler 6: Sie treiben keinen Sport

Das Thema Sport ist sehr weitreichend und sollte bei jeder Diät ein Muss sein. Sie bauen Muskeln auf, Fett ab und werden dadurch leistungsfähiger. Gönnen

Sie sich mehrmals die Woche Sport und zwar nach Ihrem Empfinden und lassen den Sport mit in den Alltag einfließen. Ausreden gibt es viele, doch das Fett muss weg. So bekommen Sie Ihr Fett weg, denn der Stoffwechsel läuft zur Hochform auf.

Fehler 7: Sie schlafen zu wenig
Alleine schon eine schlaflose Nacht und wir fühlen uns müde, schlapp und ausgelaugt. Dem Stoffwechsel geht es ebenso. Sorgen Sie daher für mehr Schlaf, Ruhe und Zufriedenheit und essen vor dem Schlafengehen keine fette, süße und schwere Kost. Somit werden die schlaflosen Nächte eher die Ausnahme sein.

Fehler 8: Sitzen ist Ihr Feind
Sitzen ist eine widernatürliche Haltung und in dieser Position stellen sich viele Beschwerden im Bewegungsapparat ein. Dem nicht genug, ist auch der Stoffwechsel über das viele Sitzen nicht erfreut. Er wird praktisch durch das andauernde Sitzen lahmgelegt. Nur unsere Gesellschaft sitzt sehr viel, wie Sie vielleicht auch. Beim Essen, in der Arbeit, auf dem Weg dorthin und beim Fernsehabend auch. Eine gewisse Bewegung und Aktivität bringt Ihren Stoffwechsel wieder auf die Beine und regt auch die Verdauung an. So verbrennen Sie mehr Kalorien und bauen zugleich Muskeln auf. Bewegen Sie sich jeden Tag, ob Treppensteigen, Spazierengehen oder Fahrradfahren, ein gewisses Quantum an Aktivität sollte gegeben sein. Übrigens, auch tägliche Dehnübungen sind sehr positiv und bringen die Steifheit aus Ihren Gelenken und Knochen.

Fehler 9: Sie waschen Ihr Obst und Gemüse nicht
Ist das Obst und Gemüse nicht gerade von reiner Bioqualität oder nicht aus dem eigenen Garten, dann waschen Sie dieses gründlich und genau. Ersten ist das Obst und Gemüse dann viel hygienischer und andererseits kommt ein weiterer Vorteil auf Sie zu. Sie waschen auch viele Pestizide und Giftstoffe weg und diese überfordern Ihren Stoffwechsel regelrecht. Ebenso treten durch die Toxine schwerwiegende Erkrankungen auf. Etliche setzen sich in den Fettzellen fest, legen den Stoffwechsel lahm und können auch Entzündungen begünstigen. Waschen Sie Ihr Obst und Gemüse, dann sind Sie auf der sicheren Seite.

Wie man sieht, kommen sehr schnell und ganz unbewusst so einige Fehler zustande. Wenn Sie Ihrem Stoffwechsel etwas Gutes tun möchten, achten Sie im Einzelnen darauf und regen ihn lieber an, als ihn lahmzulegen, dann werden auch die Fettpolster im Laufe der Zeit weniger.

Mit dem Wort „Stoffwechsel" wird sogleich die Fettverbrennung verbunden. Wir müssen den Metabolismus ankurbeln, um die Fettverbrennung zu aktiveren. Dennoch gibt es verschiedene Arten und die werden nach den Substanzen, die verarbeitet werden, benannt. Auch hier sieht man, wie komplex sich das Stoffwechselgeschehen widerspiegelt. Die zentralen Hauptdarsteller sind die Eiweiße, Fette, Mineralstoffe und Kohlenhydrate in den jeweiligen Stoffwechselprozessen.

Der Eiweißstoffwechsel auch Aminosäurestoffwechsel genannt

Aminosäuren entstehen bei der Verdauung von Eiweißen. Über die Blutbahn gelangen diese in die Zellen und dienen dem Körper zum Aufbau von Hormonen, Enzymen und Muskelzellen. Andererseits werden sie zur Energiegewinnung benötigt.

Der Fettstoffwechsel

Als wichtigster Energiespeicher und gleichzeigt zur Energiegewinnung in den Zellen, dient Fett. Infolgedessen wird es auch für die Bildung von Botenstoffen und Hormonen benötigt und für schlechte Zeiten lagert der Körper die Fettzellen ein.

Der Mineralstoffwechsel

Dieser Stoffwechselprozess dient der Bereitstellung von Phosphor wie auch Calcium in den Knochen. Gerade für die Muskelarbeit sind diese Prozesse unerlässlich.

Der Kohlenhydratstoffwechsel

Im Verdauungssystem werden die komplexen Kohlenhydrate aufgespalten und zerlegt. Das geschieht wie folgt: Einfachzucker wird aus der Nahrung in Fruktose und Glukose dividiert. So gelangen die Zuckermoleküle mit dem Blut in die Zellen. Genau da findet der eigentliche Stoffwechselprozess dann statt. Demzufolge kann der Körper aus den Einfachzuckern die nötige Energie gewinnen. Ist genügend Energie zur Verfügung, wird diese in der Muskulatur und der Leber zu neuem Mehrfachzucker (Stärkemolekülen) zusammengesetzt und darin gespeichert.

Der Stoffwechsel ist somit nicht nur der Stoffwechsel, er wird in etliche Parameter unterteilt. Man könnte das Wort auch als Überbegriff bezeichnen, das sich als Puzzle in unserem Organismus widerspiegelt.

Ohne den Stoffwechsel wäre ein Leben nicht möglich und somit sind seine hochwichtigen Vorgänge auch lebenswichtig. Um alle Funktionen im Körpergeschehen aufrecht zu erhalten, wird auch vom anabolen wie auch katabolen Stoffwechsel gesprochen. Beide Formen sind somit die Phasen und Formen des Metabolismus. Die anabole Reaktion dient dem Aufbau von chemisch komplexen Nahrungsstoffen, die im Nachhinein die Energie liefern und diesen Prozess nennt man Katabolismus. Die anabole Reaktion wiederum, baut unter Energieverbrauch körpereigene Stoffe aus einfachen Bausteinen ab und wird als Anabolismus bezeichnet. In diesem Zusammenhang möchten beide Formen näher und ausführlicher erklärt werden.

Anabolismus:
Der Aufbau von Stoffen wird bei Lebewesen als Anabolismus bezeichnet. So kann als Beispiel der Kohlenhydratstoffwechsel dienen, indem ein Teil des Einfachzuckers vom Blut in die Zellen gelangt. Er wird in den Muskelzellen und der Leber zu Stärkemolekülen abgebaut und gespeichert. Der Anabolismus entsteht im speziellen über den Eiweißaufbau in den Muskeln und wird damit in Verbindung gebracht.

Katabolismus:
Werden Stoffwechselprodukte von einfachen und komplexen Substanzen abgebaut, wird daraus Energie bereitgestellt. Dieser Vorgang wird als Katabolismus bezeichnet. Benötigt der Körper Energie, werden aus den verschiedensten Depots, gespeicherte Nährstoffe in ihre Einzelbestandteile zerlegt und verbraucht.

Der katabole wie auch anabole Stoffwechsel trägt zu den lebenserhaltenden Maßnahmen bei. Anabol der aufbauende und katabol der abbauende Stoffwechselprozess, dienen ebenso dem Muskelaufbau wie auch der Gewichtsreduktion. Versteht man die Stoffwechselprozesse im Detail, können Sie auch danach handeln. So kann eine Stoffwechseldiät den Vorgang unterstützen. Ein anaboler Diätplan kann das Muskelwachstum vorantreiben und das Abnehmen unterstützen. Somit geht dieser Ernährungsplan mit viel Eiweiß und Aminosäuren einher.

Wer Muskeln aufbauen möchte und eine Gewichtsreduktion anstrebt, der muss den Stoffwechsel ankurbeln. Dabei ist der anabole und katabole Stoffwechsel, der in sich greifende Reaktionswege aufweist, nicht zu unterschätzen. Gerade der anabole Stoffwechsel hält den Blutzuckerspiegel konstant. Wird der Stoffwechsel beschleunigt, kommt der Organismus ebenfalls in Schwung. Achten Sie beim Abnehmen darauf, ob eventuell eine Stoffwechselstörung vorliegt. Diese macht sich durch eine Unterversorgung mit Nährstoffen bemerkbar und spiegelt sich z.B. in der Zuckerkrankheit Diabetes mellitus wider.

Es ist sicher genetische bedingt, dass wir unterschiedlich viel Energie zum Erhalt unserer Körperfunktionen benötigen. So weicht der Grundumsatz von Mensch zu Mensch stark ab. Doch wie funktioniert das System „Stoffwechsel" eigentlich? Wir bestehen aus Knochen, Nervenfasern, Zellwänden und Muskelfasern, die aufgebaut werden müssen. Nur so ist ihre einwandfreie Funktionsweise gewährleistet. Dafür benötigt es Energie, die wir aus der Nahrung beziehen. Diese Nährstoffe werden über die Blutbahn in die einzelnen Zellen geschwemmt und daraus wird die Energie freigesetzt.

So sind unsere Hauptenergieträger aus der Nahrung:

- Eiweiße (Proteine)
- Zucker (Kohlenhydrate)
- Fette (Lipide)

Wird mit der Nahrung mehr Energie als benötigt zugeführt, entsteht das leidige Übergewicht. Gerade kalorienreiche Lebensmittel liefern mehr Energie und setzen bei Bewegungsmangel schnell an. Die überschüssige Energie landet im Fettgewebe und wird dort abgespeichert. Fettpolster haften bombenfest an uns. Davon können Abnehmwillige ein Lied singen, denn lieber gibt der Körper Muskelmasse und Flüssigkeit frei, als sein Fett zu verlieren. Arbeitet der Energiestoffwechsel nicht wie gewohnt, werden die Körperzellen nicht ordnungsgemäß versorgt. Folglich wird Fett eingelagert und Giftstoffe sowie Schlacken nicht ausgeschieden. Da Stoffwechselprozesse nicht spontan ablaufen, werden sie von Hormonen und Enzymen unterstützt. Diese steuern den Metabolismus, um mit einer bestimmen Menge an Energie die Körperfunktionen aufrecht zu erhalten. Demzufolge ist wie bereits erwähnt, der Grundumsatz des Menschen sehr unterschiedlich.

Möchte man den Stoffwechsel in seiner Funktion unterstützen, ist ausreichend Bewegung und eine ausgewogene Ernährung das A und O. So kann auch eine Stoffwechselstörung vermieden werden, die heute vor allem durch Fehl- und Überernährung entsteht. Demnach kann ein guter Stoffwechsel sogar in einen Powerstoffwechsel umgewandelt werden, denn dieser baut langsam aber sicher die überschüssigen Pfunde ab. Ebenso tritt ein Entgiftungs- und

Entschlackungsprozess ein.

Und so funktioniert der Stoffwechsel im Einzelnen

Alles was wir essen muss nicht nur zerkleinert, es muss auch in Brauchbares und Unbrauchbares sortiert werden. Das Nützliche wird an alle Zellen im Körper verteilt, das was dem Körper schadet, wird auf schnellstem Wege wieder abtransportiert. Dieser Vorgang wird auch als der Stoffwechsel oder Metabolismus bezeichnet. Dank seiner Prozesse werden wir mit Wärme und Energie versorgt. Folglich können wird darüber hinaus Körpersubstanz aufbauen und somit regenerieren, wachsen und auch zunehmen. Ebenso werden unsere Körperfunktionen am Laufen gehalten. Nun kommt es vor, dass der Stoffwechsel zu schnell oder auch zu langsam arbeitet. Der Stoffwechsel ist dann wenig effektiv, wenn er zu schnell ist. Diese Menschen bekommen kein Gramm Fett auf die Rippen. Sicher würde das wiederum die Abnehmwilligen freuen. Ist der Stoffwechsel aber zu schwerfällig, so tritt die Gewichtszunahme ein. Teilweise ist dies ein schon fast sinnloses Bemühen dem Übergewicht Ade zu sagen. So ist der goldene Mittelweg gefragt.

Ein Stoffwechsel arbeitet zwar konstant, unterliegt aber auch seinen Regeln und Gesetzen. Eines ist dabei wichtiger denn je, unterstützen Sie Ihren Stoffwechsel mit einer gesunden und vernünftigen Ernährungsweise und treiben Sie Sport. Dann kurbeln Sie Ihren Stoffwechsel an.

Sie möchten Ihrem Stoffwechsel Beine machen und ihn je nach Ausgangslage, verbessern? Dann bieten sich so einige Möglichkeiten an, um eine Veränderung vorzunehmen. Verwenden Sie die Tipps und bringen Sie diese problemlos in den Alltag mit ein. Dann erhalten Sie ein inneres Gleichgewicht und regen Ihren Stoffwechsel rein natürlich an.

Tipp Nr. 1 – L-Tyrosin

Tyrosin ist eine proteinogene aromatische Aminosäure, die nicht von essentiellem Bestandteil ist, sondern aus Phenylalanin synthetisiert werden kann. Dabei treten die Katecholamine und das Melanin der Haut, wie auch die Schilddrüsenhormone hervor. Doch nicht nur die Haut profitiert davon, Sie erhalten auch mehr Ruhe und Gelassenheit und Tyrosin schützt vor Dauerstress. So sorgt die Aminosäure für mehr Gelassenheit und Leistungsfähigkeit. Unser Körper kann das L-Tyrosin nicht selbst herstellen. Tyrosin wird heute auch im Rahmen von Diäten eingesetzt und sorgt für einen gesunden Stoffwechselablauf.

Die Vorteile von L-Tyrosin:

- wirkt unterstützend bei Diäten
- sorgt für eine gewisse Stoffwechselaktivität
- schnelle Wirkung im Körper
- wirkt positiv gegen Erschöpfungszustände und Depressionen
- verbessert die Leistungsfähigkeit

Des Weiteren regt Tyrosin die Fettverbrennung an und verbessert das körperliche Allgemeinbefinden.

Tipp Nr.2 – Den Stoffwechsel mit Wasser anregen

Reines Quellwasser macht nicht nur schön, so kann auch jede Zelle ihre Aufgabe funktionsgerecht erfüllen. Sie entschlacken und spülen damit sämtliche Umweltgifte aus. Gerade die Verschlackung leitet Fehlfunktionen im Organismus ein, was wiederum zu Krankheiten führen kann. Trinken Sie reines Quellwasser und regen so Ihren Stoffwechsel an. Verzichten Sie auf Softdrinks, Limos und Co., die machen eher dick anstatt schlank und entschlacken werden Sie mit diesen Getränken auch nicht.

Tipp Nr. 3 – Den Stoffwechsel mit kalorienreduzierter Kost anregen

Betreiben Sie das Intervallfasten und essen Sie leichte Kost. Alleine das regt den Stoffwechsel an. Verzichten Sie auf kleine Snacks zwischendurch und essen lieber morgens, mittags und abends und das in ungesüßter Form. Zucker lässt den Insulinspiegel immer wieder in die Höhe schnellen und die Fettpolster bleiben da wo sie sind und zwar auf Ihren Hüften. Essen Sie daher kalorienreduziert, frische saisonale und regionale Kost und verzichten auf Fertigprodukte. Dann erhalten Sie nicht nur ein innerliches Gleichgewicht, auch der Stoffwechsel steht hoch im Kurs, denn genau dieser läuft flugs zur Hochform auf. Gerade die basischen Lebensmittel regen mit ihren Mineral- und Vitalstoffen den Stoffwechsel an.

Tipp Nr.4 – Den Stoffwechsel mit einfachen sportlichen Aktivitäten anregen

Seien Sie aktiv und regen den Stoffwechsel mit Sport an. Nicht nur hier und da, sondern ständig und kontinuierlich soll es ein. Sie müssen keinen Marathon absolvieren, aber die Beständigkeit beim Sport beibehalten. Gehen Sie Ihren Sport ganz gemütlich an und das mit Pilates, Yoga, Schwimmen oder Fahrradfahren. Auch das Trampolinspringen regt den Stoffwechsel an. Sport ist eine fantastische Idee, da dieser drinnen und draußen stattfinden kann.

Tipp Nr.5 – Regen Sie Ihren Stoffwechsel mit löslichen Ballaststoffen an

Die gezielte Auswahl der Lebensmittel macht es aus, um eine hohe Nährstoffdichte zu erreichen. Ihr Körper wird nicht nur bestens versorgt, er wird auch weniger durch die zugeführten Lebensmittel belastet. Weniger Kalorien und mehr Lebensfreude, sind dabei das Motto. Essen sie daher keine Transfette, Fastfood und konsumieren Sie keinen oder nur wenig Zucker. Das sind nämlich ernährungstechnisch gesehen die großen Stolperfallen. Essen Sie Gemüse, fruchtreduzierte Obstsorten wie Beeren, ballaststoffreich und frisch. Genau diese Lebensmittel regen den Stoffwechsel an und weisen einen hohen Anteil an löslichen Ballaststoffen auf. Sie liefern mehr Volumen und weniger Kalorien, wie z.B. Vollkornbrot. Sie quellen im Magen-Darm-Trakt länger auf und sorgen für eine reibungslose Verdauung. Flohsamenschalen sind alt bewährt und schon morgens ein guter Darmputzer und Stoffwechselanreger. Auch die Mineralerde Bentonit bewirkt eine hervorragende Reinigungskraft im Darm. Synthetische Lebensmittel dagegen machen eher krank.

Tipp Nr. 6 – Biologisches Kokosöl regt den Stoffwechsel an

Diese besondere Fettart tritt mit mittelkettigen Triglyceriden hervor.

Praktischerweise werden diese Fette vom Körper nicht als Fett eingelagert. Der große Vorteil, sie senken sogar den Cholesterinspiegel und fördern zugleich die Aufnahme von Magnesium und Calcium. Somit liefert das biologische Kokosöl dem Körper eine hochwertige Energie und kurbelt den Stoffwechsel an. Kokosöl ist ein Allrounder und kann zum Kochen und Braten ohne gesundheitsbedenkliche Schadstoffe verwendet werden.

Einige Tipps, die Ihrem Stoffwechsel nicht in die Knie zwingen, sondern wieder auf die Beine helfen. In rein natürlicher Form und ohne zu belasten, aber zu entlasten. Auch ein träger Stoffwechsel kommt wieder in Schwung. Mit diesen Tipps werden ebenso Ihre Körperfunktionen am Laufen gehalten und Sie erhalten wieder mehr Lebensenergie, denn auch daran ist der Stoffwechsel maßgeblich beteiligt. Bedenken Sie, der Stoffwechsel hat einen großen Einfluss auf Ihr Gewicht. Zudem ist der Metabolismus vom Alter und den Lebensumständen abhängig. Sogar das Geschlecht spielt eine Rolle, da Frauen mehr Energie verbrennen und Männer mehr Muskelmasse aufweisen. Jeder Faktor wird beim Stoffwechsel mit einbezogen. Das Essen ist wie immer das A und O.

Mit einem lahmen Stoffwechsel, bietet sich Ihnen auch eine lahme Verdauung und das Ansetzen der Fettpolster an. Zum einen ist der Bewegungsmangel daran schuld, zum anderen die falsche Ernährungsweise. Ihr Stoffwechsel schwingt die Fahne dann auf Halbmast. Ihm wurde fast schon die Funktion zur Fettverbrennung entzogen. Mit ein paar guten Möglichkeiten, wie auch Tipps und Tricks, wird Ihr Stoffwechsel wieder Oberwasser bekommen. Nur so fühlen Sie sich fit, agil und vital. Aber auch Ihre Endorphine, die Glückshormone, profitieren davon. Gute Laune inklusive und Sie legen die Müdigkeit, das Trübsal blasen und die Antriebslosigkeit ab.

Wie esse ich richtig?

Eines vorweg, essen Sie zu den Hauptmahlzeiten und nicht zwischendurch. Wenn Sie essen, dann stopfen Sie nicht einfach so in sich rein. Essen Sie keine großen und schweren Mahlzeiten, nicht nebenbei, nein, nehmen Sie sich Zeit dafür. Kalorien in Maßen sind erlaubt, sonst schaltet der Körper auf den bekannten Hunger-Modus um und der besagt nichts Gutes, denn dann wird versucht alles zu raffen und Fettposter aufzubauen. Genau das möchten Sie ja nicht, sondern das Gegenteil ist der Fall. Sie möchten den Fettpolstern ja den Kampf ansagen.

Essen Sie daher ausgewogen und nicht zu mächtig und zu viel. Nun denkt man bei Obst und Nüssen, das ist gesund, da kann ich essen so viel wie ich will. Dem ist leider nicht so. Nüsse, am besten ungesalzen, weisen eine Menge Kalorien auf. Weniger ist auch hier mehr und diese können z.B. mit Hirse und Quinoa gemischt werden. Viele Obstsorten sind wahre Zuckerbomben, essen Sie diese mit Bedacht und peppen ihren Obstteller mit Beeren auf. Die sind lecker, zuckerarm und man kann sie schnell und einfach naschen. So kommt es nicht nur auf die zugeführten Nahrungsmittel an, sondern auch auf die Portionsgröße. Das gute Zusammenspiel macht letztendlich einen Abnehmerfolg aus.

Dazu ein paar Ernährungstipps:

- Ihre Ernährung sollte ballaststoffreich sein und hier greifen Sie zu löslichen Ballaststoffen. Diese finden sich in Getreide und Hülsenfrüchten, aber auch in einigen Obst- und Gemüsesorten wider.

Gerade Getreide kann größere Mengen an Wasser binden und im Darm quellen. Das macht wiederum lange satt.

- Bevor Sie frühstücken, zu Mittag oder zu Abend essen, ein Glas Wasser mit einem Spritzer Zitrone, dämmt sogleich das vorherrschende Hungergefühl ein. Trinken Sie zuckerfrei und je nach Jahreszeit zwei bis drei Liter am Tag.

- Essen Sie Lebensmittel, die eine hohe Nährstoffdichte aufweisen, wie fettarmes Fleisch und fettarmen Fisch, Gemüse und zuckerarme Obstsorten, wie die besagten Hülsenfrüchte und Getreidesorten.

- Vergessen Sie nicht genügend Vitamin C zuzuführen und das über den Tag verteilt. Zitronen, Kiwi, Erdbeeren wie auch Paprika, Spinat, Brokkoli und andere Gemüsesorten stehen dann vermehrt auf Ihrem Speisenplan.

Den Stoffwechsel mit Sport anregen

Sport bringt den Stoffwechsel in jedem Fall in Schwung. Dabei wird die Muskulatur aufgebaut und Energie verbrannt. Das Gute daran, der Grundumsatz steigt, denn in der Ruhephase benötigt die Muskulatur mehr Energie. Nun kommt die Regelmäßigkeit ins Spiel. Leichte Kraftübungen, Power-Working, Schwimmen oder Radfahren sind angesagt. Nur so treten Sie an Ihre Problemzonen heran. Beine, Bauch und Po werden sogleich neu definiert. Suchen Sie sich „Ihren" Sport aus, der zu Ihnen und Ihren Bedürfnissen passt. Dann gerät auch der Stoffwechsel auf Hochtouren und Sie kurbeln ihn tagtäglich an. Ebenso verbrennen Sie mit dem Ausdauertraining genügend Kalorien. Powern Sie sich mal richtig mit Joggen aus und Ihr Stoffwechsel bleibt auch nach dem Training noch eine ganze Weile erhöht. So purzeln die Pfunde langsam aber sicher.

Jeder von uns sollte die Bewegung mit in seinen Alltag integrieren. Nehmen Sie für kurze Strecken ruhig mal Ihre Beine in die Hand und fahren mit dem Rad. Laufen Sie die Treppe herauf und lassen den Aufzug links liegen. Ein ausgedehnter Spaziergang am Abend tut gut und ein Ausflug ins Grüne lässt die Seele baumeln. Versuchen Sie daher gerade für die kleinen Strecken Ihr Auto stehenzulassen. Es heißt auch nicht umsonst, wer rastet der rostet.

Ohne den Stoffwechsel mit einzubeziehen, klappt leider auch das Abnehmen nicht. Einige denken auch, mit einer kurzen Fastenphase ist es getan. Doch die Gewichtsreduktion ist ein langer Prozess und das Idealgewicht möchte dann auch beibehalten werden. Daher treten nun wissenschaftlich bewiesene Methoden an, damit auch Sie leichter abnehmen und auf Dauer gesehen schlank bleiben. Der Stoffwechsel ist ein wichtiger Teil davon, der alle biochemischen Prozesse beinhaltet und in den Organismen und Zellen stattfindet. Die Nährstoffe werden durch die Vorgehensweise in Energie umgewandelt. Daher soll nur so viel Energie zugeführt werden, wie auch verbraucht wird. Der Rest wird sonst zu den bereits vorhandenen Fettpolstern transportiert. Essen Sie falsch und bewegen sich zu wenig, dann züchten Sie die Fettzellen geradezu. Beschleunigen Sie aber Ihren Stoffwechsel, so erhöhen Sie auch die Kalorienverbrennung, was wiederum das Abnehmen vereinfacht. Dazu gibt es drei Varianten, wie Sie den Stoffwechsel wirkungsvoll ankurbeln können.

- den Stoffwechsel mit Sport beschleunigen
- den Stoffwechsel über eine gesunde Ernährungsweise beschleunigen
- den Stoffwechsel auf eine andere Weise beschleunigen

Nun zu den Möglichkeiten, die Ihnen aufzeigen sollen wie man ohne große Umstellung schnell und einfach den Stoffwechsel anregen kann. Eine Möglichkeit ist sicher auch für Sie dabei.

Eiweiß
Als thermischer Effekt des Essens wird der Prozess bezeichnet, in der man Nahrung zu sich nimmt. Infolgedessen wird der Stoffwechsel für einige Stunden angeregt. Den größeren Effekt erhalten Sie, wenn Sie mehr Makronährstoffe zu sich nehmen und diese sind in Kohlenhydraten, Fett und Eiweiß enthalten. Diese drei Faktoren möchten kurz über das Stoffwechselgeschehen bei der Nahrungsaufnahme erklärt werden:

- **Kohlenhydrate:** Beschleunigen den Stoffwechsel um 5-10 %.
- **Fett:** Beschleunigt den Stoffwechsel um 0-3 %.
- **Eiweiß:** Beschleunigt den Stoffwechsel um sage und schreibe 15-30 %.

Damit geht Eiweiß als klare Gewinner hervor und es hat einen entscheidenden Vorteil. Es bewirkt ein langes Sättigungsgefühl und gerade dann, wenn man Eiweiß zum Frühstück zu sich nimmt. Dann passiert folgendes:

- Sie essen ungefähr 400 Kalorien weniger am Tag
- Sie haben bis zu 50 % weniger Lust auf Snacks
- das Heißhungergefühl bleibt aus
- Sie denken bis zu 60 % weniger ans Essen

Essen Sie daher vermehrt Samen, Eier in Form von Spiegel- und Rühreiern, wie auch dem gekochten Ei. Ungesalzene Nüsse, aber in Maßen, mageres Fleisch wie auch Hühnchen.

Lassen Sie ruhig mal Mahlzeiten aus

Wir essen zu oft, zu viel und zu ungesund. Leider sind Nahrungsmittel rund um die Uhr verfügbar und präsent. Lassen Sie ruhig mal eine Mahlzeit aus, das ist Wellness für Ihren Körper. Sie erleiden sicher keine Hungersnot.

Auch heute noch denken viele, wer Mahlzeiten auslässt lebt ungesund und das reichhaltige Frühstück muss sein. Muss es nicht, Sie können den Tag mit einem grünen gesunden Smoothie beginnen, oder schlagen sich ein paar Eier in die Pfanne und essen dazu eine Scheibe Vollkornbrot. Essen Sie zwar ausreichend, aber auch das Richtige. Essen Sie dann, wenn Sie Hunger haben und nicht da es morgens, mittags oder abends ist.

- Lassen Sie regelmäßig Mahlzeiten ausfallen, denn meist essen wir aus Gewohnheit und nicht aus dem Hungergefühl heraus. Wir trainieren uns das Essen geradezu an.
- Fasten Sie zwischen den Mahlzeiten, so kommt auch der Stoffwechsel in Gang.
- Sie können auch eine Fastenkur einlegen, erst nach vier Tagen verfällt der Körper in den Hungermodus.

Der Stoffwechsel erhöht sich sogar, wenn Sie drei Tage nichts essen. Dazu müssen Sie aber körperlich fit sein und dürfen nicht an Diabetes oder an anderen Krankheiten leiden. Länger als drei Tage sollte eine Fastenkur dennoch nicht andauern, dann verfällt der Körper in den Hungermodus. Folglich flacht auch der Stoffwechsel ab und das bedeutet, ihr Körper rafft die dann zugeführte Nahrung regelrecht zusammen. Eine wirklich gute Methode stellt das Intervallfasten dar, da Sie aus den unterschiedlichen Methoden wählen können. Sie suchen sich eine Methode aus und fangen von jetzt auf gleich an. Des Weiteren können Sie das Intervallfasten ein Leben lang beibehalten und optimal in den Alltag integrieren.

Legen Sie einen Cheatday ein
Jeder von uns hat so seine Gelüste, sie völlig zu unterdrücken wäre dann falsch und Sie würden sich letztendlich nur kasteien. Suchen Sie sich einen Tag in der Woche aus und essen Sie nach Lust und Laune. Das kann auch mal etwas Ungesundes sein.

Aber auch hier treten gewisse Regel auf:
- essen Sie nicht mehr als das Doppelte
- wählen Sie den Samstag oder Sonntag aus und essen Sie mit Ruhe und Genuss

Ob Sie es glauben oder nicht, der Cheatday bringt seine gewissen Vorteile mit sich:
- Sie dürfen einmal in der Woche nach Herzenslust schlemmen.
- Der Stoffwechsel beschleunigt sich im Durchschnitt um 6,5 %.
- Das Hungergefühl, das durch das Hormon Ghrelin bewirkt wird, nimmt für gut drei Tage ab.
- Das Hormon Leptin, das dem Gehirn das Signal gibt, mehr Bauchfett zu verbrennen, wird vermehrt produziert.

Trinken Sie mehr kaltes Wasser
Fruchtsäfte, Softdrinks und Limonaden, ziehen viele von uns magisch an. Die Rede ist aber von reinem Mineralwasser oder Leitungswasser, nur so kurbeln Sie Ihren Stoffwechsel an. Man verbrennt sogar mehr Kalorien und das nachdem man ½ Liter Wasser zu sich genommen hat. Zwischen 25-30 % Kalorien werden dann verbrannt. Kaltes Wasser verstärkt diesen Effekt, da eine thermische Situation entsteht. Der Körper muss das kalte Wasser aufwärmen und das kostet ihn zusätzliche Energie. So gehen 40 % auf das Konto des thermischen Effektes. Sie lindern das große Hungergefühl damit und essen dann eher mit Bedacht.

Trinken Sie Tee
Es sollte nicht jede Teesorte sein, da gerade die Früchtetees mit Aromen und Zucker angereichert sind. Der Oolong Tee wie auch der Grüne Tee, sind wahre Stoffwechselbeschleuniger und kurbeln den Metabolismus um 4-5 % an. Ebenso

helfen beide Teesorten bei der Fettverbrennung und können diese um bis zu 17% erhöhen. Trinken Sie gerade im Winter Tee, das heizt auch von innen ein. Halten Sie eine Teezeremonie ab und entspannen mit dem Tee zugleich. Das bringt ein wenig Ruhe und Entspannung mit sich. In den heißen Sommermonaten ist eher kaltes Wasser zu empfehlen.

Kaffee trinken

Kaffee soll ebenfalls den Stoffwechsel beschleunigen, das haben 20 Jahre alte Studien bewiesen und das immerhin um 3-11 %. Genau wie die vorgenannten Teesorten, soll auch der Kaffee den Metabolismus in Gang bringen. Trinken Sie dazu Ihren Kaffee schwarz und ungesüßt, das steigert den Abnehmeffekt. Nur sollte auch hier in Maßen getrunken werden und ein bis zwei Tassen Kaffee am Tag reichen völlig aus. Leider müssen Sie auf die gängigen Kaffeespezialitäten mit Milch und Zucker verzichten. Aber ein Espresso ohne Zucker darf es in jedem Fall sein. Sind Sie kein Kaffeetrinker, dann ist der Tee optimal, da er auch nicht den Blutdruck in die Höhe schnellen lässt.

Essen Sie würzig und scharf

Wer scharf ist, verbrennt etwas 10 Kalorien pro Mahlzeit. Sie dürfen keine Wunder erwarten, dennoch sind scharfe Gewürze gesund. Dafür steht das Capsaicin parat. Allerdings essen wir Europäer eher selten scharf und sind es auch nicht gewohnt. Führen Sie in Ihren Essenplan mehr Gewürze mit ein, die sind gesund und treiben den Stoffwechsel an. Essen sie scharfe Gewürze aber mit Bedacht, denn sind Sie es nicht gewöhnt, kann die Schärfe schnell auf den Magen schlagen.

Essen Sie Kokosöl

Das Kokosöl wurde in diesem Buch bereits erwähnt und ist besser als gedacht. Es gilt nicht nur als innerliches wie auch äußeres Heilmittel, es kurbelt mitunter den Stoffwechsel an und besteht aus mittellangen Fettsäuren. So können schon 30 ml Kokosöl zu einer schlankeren Taille verhelfen und sorgen bei Menschen mit Übergewicht, zu einer Gewichtsreduktion. Kaufen Sie daher ein natives Kokosöl aus dem Glas.

Essen Sie mehr Meeresfrüchte

Gute Jodquellen bieten vor allem Weißfisch und das Seegras an. Für eine gut funktionierende Schilddrüse wird Jod benötigt und somit erhöht Jod auch die Schilddrüsenfunktion. Da die Schilddrüse einen direkten Einfluss auf den Stoffwechsel hat, sollte man zu den Meeresfrüchten greifen. Alleine schon der

Umwelt zuliebe. Fisch bietet zudem viel Eiweiß und sollte mehrmals die Woche am besten fangfrisch auf den Tisch kommen.

Nehmen Sie ausreichend Selen, Zink und Eisen zu sich

Nicht nur Jod hat einen großen Einfluss auf unseren Stoffwechsel, Eisen, Zink und Selen tun es ihm gleich. Besteht ein Mangel, wird der Stoffwechsel sogleich träger als sonst. Daher ist es wichtig, diese wertvollen Nährstoffe mit einzubeziehen.

Eisen: Essen Sie ausreichend Gemüse, zuckerreduzierte Obstsorten, Geflügel und Fleisch.

Zink: Garnelen, Muscheln, Austern, Fleisch, Geflügel, Eier, Samen und Nüsse biete ausreichend Zink an.

Selen: In Samen, Nüssen, Brokkoli, Fisch, Fleisch, Zwiebeln und Knoblauch ist Selen vorhanden.

Zartbitter Schokolade

Wer hätte das gedacht, es darf aber nur die Schokolade sein, die einen natürlichen Kakaoanteil enthält. Angeblich soll auch die Zartbitterschokolade das Fett verbrennen. Studien an Mäusen zeigen diesen Effekt auf. Ob es dem Menschen auch so geht, sollten Sie am besten selbst herausfinden. Kosten Sie die Zartbitterschokolade einfach mal. Sie schmeckt wie der Name schon verspricht, bitter, und regt nicht zu mehr naschen an. Meist isst man von Schokolade mehr als man denkt. Das ist bei dieser Variante nicht der Fall und sie ist von reiner Qualität und nicht mit Zucker angereichert.

Betreiben Sie Krafttraining

Diese Sportart ist auch für Frauen gedacht und nicht nur den Herren der Schöpfung vorenthalten. So können Sie den Stoffwechsel um 9-11 % erhöhen. Am größten ist bei dieser Sportart der sogenannte „Afterburn Effect", denn Sie verbrennen gerade nach dem Training am meisten Energie. Daher sollten Sie diese Sportart mit in Ihren Alltag integrieren. Somit ist darauf zu achten, wieviel Kalorien man während und nach dem Sport verbrennt. Der große Vorteil ist, dass auch das Muskelwachstum Energie verbrennt und Sie erhalten einen neu definierten Körper. Nehmen Sie, ab wirft die Haut Falten auf. Sie hängt praktisch an Ihnen herunter. Das können Sie mit einem Krafttraining optimal verhindern. Demnach wirken Sie durchtrainierter und attraktiver und der Stoffwechsel kommt so schön in Schwung. Das Krafttraining bezieht den ganzen Körper mit ein. Gerade in den Ruhephasen verbrennen sie Kalorien, das kann das Kardiotraining nicht aufweisen und bewirkt auch keinen gezielten Muskelaufbau.

Betreiben Sie daher ein kurzes und hochintensives Training
Sie verlieren bis zu siebenmal mehr Fett wie beim Joggen und Kardiosport. Genau das ist die effektivste Art Sport zu treiben. Sind Sie dafür wie geschaffen, nehmen Sie sich diesem hochintensiven Training an. Alle anderen können auf Pilates, Yoga und Schwimmen zurückgreifen. Wichtig ist die stetige und kontinuierliche Bewegungsweise, die auch Ihren Anforderungen entspricht. So reichen bei einem hochintensiven Training schon dreimal die Woche 20 Minuten aus. Joggen ist bei weitem nicht so effektiv. Gerade der „Afterburn Effekt" verbrennt im Nachhinein noch sehr viele Kalorien. Das können die wenigsten Sportarten aufweisen. Sind Sie gesundheitlich fit, dann versuchen Sie es einfach und lernen Ihren Stoffwechsel von einer ganz anderen Seite kennen.

Entspannen Sie sich und schlafen ausreichend
Auch so können Sie den Stoffwechseln anregen, wenn Sie dem Stress keine Chance lassen. Schlafen Sie nur vier Stunden an fünf Tagen, so sinkt Ihr Stoffwechsel um 2,5 % ab. Klingt zwar nicht schlimm, doch Sie entwickeln Probleme mit Ihrem Schlafmangel. Schlafmangel kann sehr schnell chronisch werden und macht zudem krank und dick

Zum Schlafmangel stehen noch weitere Fakten und Ergebnisse parat:
- Nehmen wir z.B. Piloten die ca. 16 Stunden Schlaf zu wenig in einer Woche bekommen, der Cortisolspiegel steigt sogleich um 50-80 % an.
- Wer an Schlafmangel leidet, kann seine Esslust schlechter kontrollieren.
- Bei Schlafmangel treten zudem Hormonschwankungen auf und das betrifft die Hormone Ghrelin und Leptin.
- Die Umfangvermehrung wird um ca. 55 % erhöht, ist der Schlafmangel von Dauer. Der Körper kann diese Defizite nicht mehr kompensieren.

Schlafmangel und Stress geben sich dann einvernehmlich die Hand. Das führt wiederum zu Fetteinlagerungen, denn der Körper sieht Notsituationen entgegen und möchte gut gewappnet dafür sein. Der Stoffwechsel dagegen wird geradezu lahmgelegt. Erhöht sich der Cortisolspiegel, erhöht sich auch der Blutzuckerspiegel und ein erhöhter Blutzuckerspiegel verhindert den Fettabbau im Körper.

Ebenso wird dieses Dilemma auch dem dicken Bach zugeschrieben. Gerade der profitiert davon und lagert artig das viszerale Fett ein. Diese ummantelt die Organe und führt zu chronischen Erkrankungen. Vermeiden Sie demzufolge Stress und halten Ihre wohlverdienten Schlafphasen ein.

Duschen Sie kalt
Klingt nicht nur nach einer kalten Dusche, es ist auch eine. Ihrem Organismus tut das aber gut, denn mit aller Wahrscheinlichkeit wird der Metabolismus angeregt und wach werden Sie auch. Der Kreislauf und der Stoffwechsel kommen sogleich in Schwung und das macht das kalte Duschen letztendlich aus. Warum der Stoffwechsel angeregt wird, ist auch einfach zu erklären. Der Körper muss sich nach der kalten Dusche wieder aufwärmen und dafür benötigt er mehr Energie. Schon 30 Sekunden reichen dafür aus und Sie stimulieren das braune Fettgewebe und verbrennen mehr Fett. Beachten Sie bitte: Eine kalte Dusche ist ein kurzes Vergnügen und sollte nicht länger als zwei Minuten andauern. Sonst erleiden Sie gefährliche Unterkühlungen und das ist nicht Sinn und Zweck.

Das Problem einer ganzen Nation tritt in den Vordergrund und schauen Sie ruhig mal um sich. Fast jeder läuft heute mit einer „Wampe" herum. Ein dicker Schwabbelbauch ist nicht nur nicht schön und ästhetisch, krank macht der dicke Bauch auch. Meist nimmt man irgendwo ab, nur nicht am Bauch. Gerade das Bauchfett überlebt so einige Diäten und bei vielen Abnehmmethoden schlägt der Jo-Jo-Effekt zu.

Kurbeln Sie den Stoffwechsel z.B. mit dem Intervallfasten an und legen Sie die Fettzellen am Bauch lahm. So können diese nicht mehr zu Fresszellen mutieren. Nur wer den Stoffwechsel und die damit verbundene Fettverbrennung vorantreibt, der kann auch am Bauch abnehmen. Dazu bedarf es Sport, einer gesunden Ernährung, ausreichend Schlaf und wenig Stress. Diese vier Parameter stellen letztendlich das Geheimnis dar. Nicht die Abnehmpillen, Diät-Shakes und leeren Versprechungen, die auf der Packung stehen, denn unserem Organismus machen wir so schnell nichts vor.

Möchten Sie am Bauch abnehmen, verlieren Sie alleine mit vegetarischen Gerichten Kilo für Kilo. Beziehen Sie daher in der Ernährung ihren Stoffwechsel mit ein.

Fünf Grundvoraussetzungen wie Sie an Bauchfett verlieren:
1. Essen Sie komplexe Kohlenhydrate wie Hülsenfrüchte und Vollkornprodukte.
2. Eine regelmäßige Aufnahme von Fetten sollten geben sein. Dazu bieten sich Öle an und halten Sie Abstand von Transfetten, die finden sich in Pommes, Fertiggerichten und Co.
3. Achten Sie auf ein adäquates Kaloriendefizit, dies sollte aber nicht zu hoch sein, sonst kommt der Jo-Jo-Effekt zur Geltung.
4. Entscheiden Sie sich für das richtige Workout wie ein z.B. ein High Intensity Intervall Training.
5. Halten Sie alle Regeln dauerhaft ein und bleiben Sie am Ball.

Wer hätte den Sixpack und flachen Bauch nicht gerne und dennoch rücken diese beiden Varianten in weite Ferne. Sie können am Bauch abnehmen, nur gezielt und so einfach geht es nicht. Der Bauch stellt eine große Problemzone in unserer

Gesellschaft dar. Dennoch können Sie die Fettpolster nach und nach abtragen, auch wenn das viszerale Fettgewebe sehr hartnäckig ist.

Sehen wir uns die Allgemeinheit an, ist der Bauch auch schon in jungen Jahren präsent. Kein Hingucker in dem Sinne, aber ein Merkmal des Wohlstands an sich. Nun nehmen wir bei dem ein und selben Sport nicht nur unterschiedlich ab, sondern auch an den verschiedensten Stellen. Wir sind nicht nur ein geistiges Individuum, wir unterscheiden uns auch mit unseren genetischen Merkmalen. Der eine nimmt um die Hüften und am Po zu, der andere an den Oberschenkeln und viele Fettpolster lassen sich genüsslich am Bauch nieder. So ist es auch beim Abnehmen, wir nehmen nicht alle an der gleichen Stelle ab. Das alleine entscheidet unsere Körperkomposition und natürlich was wir essen und wie viel wir uns bewegen. Killen Sie daher die Fettzellen am Bauch mit einer Stoffwechselkur. So beeinflussen Sie auch die exogenen Maßnahmen und denken Sie auch daran, zum Teil sind wir unseren Genen ein wenig ausgeliefert.

Um den Stoffwechsel kontinuierlich anzutreiben, ist eine gesunde und ausgewogene Ernährung das A und O. Der Metabolismus muss täglich beschleunigt werden und sollte nicht zum Einschlafen gelangen, denn dann setzen Sie an. Daher essen Sie wie bereits erwähnt, sehr ballaststoffreich und treiben ein wenig Sport dazu. Die beiden Komponenten sind der Schlüssel zur Gewichtsreduktion. Das Abnehmen am Bauch ist kein Akt von jetzt auf gleich. Es benötigt nicht nur Zeit, sondern auch jede Menge Durchhaltevermögen. Glauben Sie nicht die Frühjahrskur mit einer Stoffwechseldiät, lässt im Sommer einen flachen Bauch zum Vorschein bringen. Das alleine hängt von Ihrem Umfang ab und der zeigt auf, ob es machbar ist oder nicht. Setzen Sie sich nicht mit Ihren Zielen unter Druck. Es geht alleinig darum, dem Bauchfett den Kampf anzusagen, was auch Ihrer Gesundheit keineswegs schadet. Dazu benötigen Sie ein adäquates Kaloriendefizit und so wird Ihr Körper gezwungen auf die Fettdepots zurückzugreifen. Folglich können Sie langfristig Fett abbauen. Demzufolge müssen Sie ein moderates Energiedefizit von 500 Kilokalorien am Tag erreichen. Das verspricht einen Fettabbau von rund ½ Kilo pro Woche. Das klingt nicht sonderlich viel, doch es tut sich etwas in Ihrem Abnehmprozess. So gelangen Sie auch nicht in den Notstoffwechsel. Dieser schützte uns in grauer Vorzeit vor dem Hungertod. Der Organismus schaffte sich in dieser Zeit genügend Fettpolster an, um den Menschen in Notsituationen vor dem Verhungern zu bewahren. Genau das möchten wir aber ausschließen und nicht die nächste Generation an Fettpolstern heranzüchten. So steckt der Teufel im Detail und kann zugleich einen Jo-Jo-effekt herbeiführen. Fördern Sie Ihren Stoffwechsel und überfordern ihn nicht. Wird er überanstrengt oder gar außenvorgelassen, dann drehen Sie sich im Kreis und verlieren schon bald die Lust an Ihrem Abnehmvorhaben.

Einen ganz entscheidenden Einfluss haben die Mikronährstoffe darauf, die sich in Fette, Proteine und Kohlenhydrate aufspalten. Im Zuge einer Diät z.B. wird eine Eiweißzufuhr von zwei Gramm pro Kilogramm Körpergewicht am Tag sichergestellt. Der Organismus wird so wenig wie möglich Muskulatur energetisch verstoffwechseln und sorgt dabei für eine regelmäßige Aufnahme von Fetten, die wiederum den angesammelten Bauchspeck freigeben, dies geschieht aber auch erst langfristig gesehen. Gerade das Fett ist ein essenzieller und lebensnotwendiger Nährstoff, das an zahlreichen Stoffwechselprozessen beteiligt ist. Ohne Fett würde auch ein Stoffwechsel nicht funktionieren. Deshalb hortet der Körper Fett, um zu überleben und seine Funktionen aufrechterhalten zu können. So geht der Körper sehr sparsam mit seinen Fettzellen um und tastet Sie nur selten an. Demnach ist unser System noch immer mit der Steinzeit verankert, denn schnell könnte der Fall „Wenn" eintreffen. Überlisten Sie das System, indem Sie Ihrem Körper alles zuführen was er braucht, aber nur in Maßen und mit Bedacht. Bedenken Sie aber auch, die Steinzeitmenschen waren mehr unterwegs als wir. Die setzen sich morgens nicht an den gemachten Frühstückstisch und der duftende Braten wurde ihnen nicht auf dem Tisch mit Beilagen serviert. Dafür mussten die Steinzeitmenschen erst einmal die Beine in die Hand nehmen. Auch das ist in unserem Erbgut tief verankert. Wir brauchen eine adäquate Bewegung, um gesund und glücklich zu sein. Damit bleiben wir auch fit, schlank und agil.

Reduzieren Sie nicht nur die Fettzufuhr und Kohlenhydrate, sondern achten Sie auf das Gesamtpaket. Nur mit einer entsprechenden Kohlenhydratzufuhr und Fett, nehmen Sie auch gesund und langfristig ab. Dennoch sollten Sie die kurzkettigen Kohlenhydrate wie Weißmehlprodukte und raffinierten Zucker so gut es geht vermeiden. Leider zieht dieser das Bauchfett magisch an. Essen Sie daher die bereits erwähnten komplexen Kohlenhydrate wie Hülsenfrüchte, Vollkornprodukte und Gemüse. Sie spenden Ihrem Körper die nötige Energie und versorgen ihn mit Mikronährstoffen. Ebenso erreichen Sie mit dem richtigen Workout Ihr Ziel. Nur so erhalten Sie einen flachen Bauch oder vielleicht sogar ein Sixpack, denn bei jeder Gewichtsreduktion, fällt eine große Masse Ihrer Muskulatur dem Abnehmprozess zum Opfer. Das sollte aber nicht Sinn der Sache sein. Sie möchten ja schlank und neu definiert in Vorschein treten und nicht an

Muskeln verlieren und die Fettpolster weiterhin züchten. Doch genau das passiert, wenn man mit Übereifer an die Sache herangeht. Rücken Sie Ihrem Bauchfett in diesem Fall mit einem Cardio-Training zu Leibe. Die speziellen Bauchübungen sind nicht auf das Fettschmelzen am Bauch ausgelegt. So ist ein Ausdauertraining viel effektiver, wie sportwissenschaftliche Studien belegen. Am effektivsten scheint das Intervalltraining mit verschiedenen Pulszonen zu sein und kombiniert demzufolge die unterschiedlichen Energiegewinnungsmechanismen unseres Körpers. Ebenso ist es auf die Kalorienbilanz und den damit bezogenen Gesamtenergieverbrauch ausgelegt. Dabei wird das Intervalltraining stufenweise durchgeführt und in einem Rhythmus von kurzen Entspannungsphasen unterbrochen. Es gilt auch als das Stoffwechseltraining da sowohl der Grundumsatz, als auch der Arbeitsumsatz des Körpers, also die Energiemengen, die der Körper im Ruhezustand und bei Aktivität verbraucht, deutlich erhöht.

Die beste Strategie beinhaltet das Stoffwechseltraining auch „Metabolic Resistance Training genannt". Mit dieser Methode können auch Sie überschüssige Pfunde am Bauch verlieren. Es findet ein Ganzkörpertraining statt, das mehrere Muskelgruppen gleichzeitig mit einbezieht. Das Training hat es aber in sich und dauert ca. 30 bis 45 Minuten. Da heißt es dann ran an den Speck und ist eher nicht für Anfänger gedacht, denn es verlangt so einiges ab. Die Pausenzeiten müssen eingehalten werden und die Übungen werden in Zirkeln durchgeführt. Es wird eine hohe Herzfrequenz erzielt und während einer Trainingszeit werden gut und gerne 600 Kalorien verbrannt. Hierbei wird der Stoffwechsel optimal aktiviert und es werden dadurch Hormone freigesetzt, welche die Fettverbrennung bis zu 48 Stunden lang aufrechterhalten. Ist das nicht toll, so werden Sie auch im Schlaf schlank. Zudem wird das Bauchfett minimiert und Sie können das Stoffwechseltraining zum Muskelaufbau wie auch zur Fettverbrennung verwenden, da sich dieses Training Ihren Wünschen anpasst. Der Stoffwechsel gelangt in jedem Fall auf Hochtouren und das ist auch so gewollt.

Dazu ein wichtiger Auszug zu den Vorteilen des Stoffwechseltrainings:

- das effektivste Training zum Fettabbau (verbrennt bis zu 600 Kalorien pro Workout)
- es kurbelt den Stoffwechsel massiv an und hält die Fettverbrennung bis 48 Stunden lang aufrecht
- bei richtiger Ernährung ermöglicht es Muskelaufbau und

Fettverbrennung zur selben Zeit

- abwechslungsreiches, hoch-intensives Training (bis zu 22 verschiedene Übungen pro Workout, wöchentlich wechselnde Trainingspläne)
- ein minimaler Zeitaufwand: Nur dreimal 30 – 45 Minuten Training pro Woche
- das Training kann auch ohne Hanteln durchgeführt werden
- für jeden von uns geeignet, eine Kondition und ein körperliches Wohlbefinden sollte aber als Ausgangspunkt vorhanden sein

Der Nachbrenneffekt ist ebenso von wissenschaftlicher Seite her belegt und dadurch wird insgesamt mehr Energie umgesetzt.

Bekommen auch Sie ein Sixpack?

Ein flacher Bauch ist das eine, ein Sixpack stellt nochmal eine andere Herausforderung dar. Ein Krafttraining kurbelt nicht nur den Stoffwechsel an, es stellt auch die Schlüsselkomponente zum Sixpack dar. So dient es nicht nur der lokalen Reduktion des Fettgewebes, es baut auch gezielt Muskeln auf. Auch wenn das Training als ganzheitlich gilt, sticht der Bauch demzufolge in den Trainingsmethoden hervor. Bedenken Sie aber, dass unzählige Sit-ups weder kräftige Bauchmuskeln fördert, noch dem Fettabbau gewidmet sind. Sie definieren eher die Körperstruktur und sind auf die Einseitigkeit ausgelegt. Freunden Sie sich mit dem Gedanken an, dass Bauchmuskeln auch nur Muskelgewebe sind. Dies setzt sich aus Muskelfasern zusammen und unterscheidet sich nur marginal von einem Pectoralis Major oder einem Bizeps. Demzufolge muss auch die Bauchmuskulatur ebenso hart trainiert werden, wie jeder andere Muskel auch.

Gehen Sie das Bauchmuskeltraining in einem Wiederholungsbereich von zwölf Wiederholungen an, so beziehen Sie auch Ihren Stoffwechsel mit ein. Dabei ist aber die Anpassung der Intensität durch Gewichte eher obligatorisch anzusehen. Besonders effektive Übungen stellen die Hanging Leg Raises (Beinheben während man an der Klimmzugstange hängt), Negativ Sit-ups und Bauchmaschinen mit variablen Zusatzgewichten dar. Verfolgen Sie die richtige Strategie und nehmen dann am Bauch ab, erreichen ein Sixpack und kurbeln Ihren Stoffwechsel an. Dieses gute Zusammenspiel erreichen Sie in einem professionellen Fitness-Studio, das ganz auf Ihre Bedürfnisse ausgelegt ist. Nur bleiben Sie mit Ihrem Krafttraining oder Stoffwechseltraining am Ball, so erreichen Sie Ihr Ziel und legen auch die vielen Fettzellen flach.

Wenn es um das Abnehmen, Entgiften oder Detox geht, ist die Stoffwechselkur in aller Munde. So soll man mit der Stoffwechselkur in 21 Tagen sage und schreibe 10 Kilo verlieren. Ohne Training und ohne zu hungern, soll dieser Prozess vonstattengehen. Klingt zu schön, um wahr zu sein, doch immer mehr Promis genießen die Vorteile. Doch gibt es nicht schon genug vielversprechende Diäten am Markt der guten Möglichkeiten? Wir erinnern uns an die Ananas-Diät, die Schoko-Diät, Low Carb und jetzt soll eine Stoffwechselkur alles richten? Dafür wurde sie genauer unter die Lupe genommen, denn immerhin soll sie nicht nur den Stoffwechsel anregen. Sie soll Sie ja auch innerhalb der 21 Tage um gute 10 Kilo schlanker machen. Es klingt wie ein Traum und ist vielleicht schon bald Realität. Sie werden dennoch positiv überrascht sein, lassen Sie sich einfach inspirieren und wie es scheint, ist die Stoffwechselkur genau das Richtige für Sie. Doch zunächst einmal muss einiges erklärt werden.

Was ist eine Stoffwechselkur und was stellt man sich darunter vor?
Eines ist schon mal sicher, es entspricht keiner gewöhnlichen Diät und ist eher eine Form der Stoffwechseloptimierung, mit der auch Sie Ihr Wunschgewicht erreichen können. Dabei wird der Stoffwechsel maximal angekurbelt und das sinnvoll und effektiv. Demzufolge wird der Körperfettanteil in sehr kurzer Zeit reduziert und das in nur 21 Tagen. Doch wie soll das gehen und wie wirkt sich dieser Abnehmprozess auf den Körper aus? Sie nehmen durch den schnellen Gewichtsverlust eine Stoffwechseloptimierung vor. Bei der Stoffwechselkur an sich wird auf eine kurzzeitig kalorienreduzierte und eiweißreiche Kost umgestellt. So werden die sogenannten Ersatzkohlenhydrate daraus gewonnen und die wiederum werden aus Po, Oberschenkel und dem Bauch abgezogen. Sie fühlen sich trotz der geringen Kalorienzufuhr satt, das liegt an dem hohen Proteingehalt, die Ihre Nahrung liefert. So beugen Sie den unliebsamen Heißhungerattacken vor und auch der berühmt berüchtigte Jo-Jo-Effekt bleibt aus. Ebenso fühlen Sie sich fit und vital und nicht müde und ausgelaugt, denn der aktivierte Stoffwechsel schwemmt sogleich Giftstoffe aus. Daher soll dem Körper immer viel Wasser oder Tee in ungesüßter Form zugeführt werden.

Des Weiteren versorgen Sie Ihren Körper mit hochwertigen Vitalstoffen, da Sie in dieser Zeit Ihre Ernährung umstellen und Spurenelemente, Mineralstoffe wie auch Vitamine an der Tagesordnung stehen. Viele Menschen, die es ausprobiert haben, fühlen sich sogleich energiegeladen, da sie in diesem Zuge auch entgiften, entschlacken und entsäuern.

Für die Stoffwechselkur stehen an den 21 Tagen vier Grundbausteine parat:

- Eine kalorienreduzierte Ernährung, die für einen schnellen und objektiven Gewichtsverlust sorgt.
- Eine hohe Proteinzufuhr sorgt zudem für ein langes Sättigungsgefühl und verhindert Heißhungerattacken und den Jo-Jo-Effekt.
- Durch die Einnahme hochwertiger Vitalstoffe, sind Sie fitter und energiegeladener.
- Eine mäßige Bewegung statt intensivem Sport bringt den nötigen Ausgleich dafür.

So kann die 21 Tage Stoffwechselkur beim Abnehmen helfen

Bei der Stoffwechselkur geht man schon von einer mehrjährigen Erfahrung aus und daher funktioniert das Stoffwechselkur-Prinzip auch so perfekt. Fangen Sie am besten noch heute damit an und folgen Sie den Spuren der Promis, VIPs sowie den Schönen und Reichen. Viele von ihnen haben die Stoffwechselkur mit Erfolg ausprobiert und somit auch Ihr Stimmungstief überwunden. Auch Sie werden vital, fit und schlank obendrein. Die Stoffwechselkur stellt keine Qual für den Körper dar, sondern gilt als Bereicherung für ihn. Er wird entgiftet und wirft damit etliche Toxine ab und zudem findet eine Gewichtsreduktion statt. Dazu bieten sich nun Stoffwechsel Komplettpakete an, die sich Ihrem Vorhaben annehmen. Sie können auch dem gesunden Ernährungsprinzip folgen, oder greifen auf Nahrungsergänzungsmittel zurück. Bei den Komplettpaketen sind zudem auch noch Ernährungsvorschläge, Ratgeber und Aufbaupläne enthalten. Nehmen Sie die Variante zur Hand, die Ihnen lieb ist und mit der Sie sich wohlfühlen.

Die Stoffwechselkur ist übrigens ein Segen für Körper und Geist und Sie kommen wieder in den Einklang mit sich. Um von Anfang alles richtig zu machen, werden einige Hilfsmittel und Produkte vorgestellt, denn gerade die hochwertigen Vitalstoffe stellen einen Schlüsselfaktor im Abnehmprozess dar. Nur so fühlen Sie sich während dieser Zeit fit und leistungsstark.

Dazu ein Auszug von wertvollen Vitalstoffen:

- **Hochwertiges Eiweißpulver**: Mahlzeitenersatz, lange Sättigung
- **Vitamine und Mineralstoffe**: Optimale Nährstoffversorgung deines

Körpers

- **OPC**: gegen schlaffe Haut, kurbelt Ihre Kollagenbildung an
- **Omega-3**: für Eiweißsynthese und Zellstoffwechsel
- **MSM**: unterstützt die Ausscheidung von Giftstoffen
- **Glucomannan**: gegen Heißhungerattacken, längeres Sättigungsgefühl
- **Aktivator**: wie z.B. hCG-Globuli, appetitzügelnde Wirkung
- **Ballaststoffe**: wie z.B. Weizenkleie, unterstützt deine Darmtätigkeit

Die Funktion der Stoffwechselkur ist so einfach wie simpel und auf vier folgende Phasen ausgelegt. Die Lade-, Diät-, Stabilisierungs- und Erhaltungsphase. Was sich komplex anhört ist aber ganz einfach. Ihr Körper wird in den ersten 21 Tagen in eine Art Notprogramm versetzt. In dieser Zeit nehmen Sie nur gesunde Nahrungsmittel zu sich. Auf ungesunde Fette, Alkohol, Kohlenhydrate und schlechten Zucker wird in dieser Zeit komplett verzichtet. Obst, Gemüse und Eiweiß stehen dann auf Ihrem Ernährungsplan. Nehmen Sie dazu hochwertige Vitalstoffe ein, die den Abnehmprozess wohlwollend unterstützen und auch sehr hilfreich sind. So treten auch keine Mangelerscheinungen in den 21 Tagen der Stoffwechselkur auf. Die Vitalstoffe optimieren Ihren Körper und Sie fühlen sich sogleich energiegeladen. Das ist der große Vorteil daran und ausgeklügelt ist dieses System obendrein, denn Ihnen stehen alle hochwertigen Nährstoffe zur Verfügung. Die anderen Phasen dagegen, dienen der Vor- wie auch Nachbereitung und bewirken die Erhaltung des Wunschgewichtes. Sie möchten ja dauerhaft schlank bleiben und nicht nur kurzfristig. Genau das macht ein gesundes und zufriedenes Leben aus.

Nun wird der Ablaufplan der vier Phasen in einem Auszug vorgestellt:

- Phase 1 ist die **Ladephase** der Stoffwechselkur. Sie besteht aus zwei Schlemmertagen. An diesen beiden Tagen können Sie noch einmal alles genießen, was Sie wirklich gerne essen!
- Die **Diätphase** ist die 2. Phase. Dies ist die Strenge Phase der Kur und dauert 21 Tage lang.
- Phase 3 ist die **Stabilisierungsphase**. Sie ist dafür da, um Ihr Gewicht zu festigen und zu stabilisieren.
- Die **Erhaltungsphase** ist die 4. und somit letzte Phase und hat zum Ziel, Ihr neues reduziertes Traumgewicht dauerhaft zu halten.

1. Ladephase (zwei Tage):
Am Beginn der Stoffwechselkur steht zwei Tage lang die andauernde **Ladephase**

an. In dieser Zeit sollten Sie Ihren Stoffwechsel noch einmal so richtig ankurbeln und **schlemmen**, was das Zeug hält. Sie können ruhig zwischen 2.000 und 3.000 Kalorien (kcal) pro Tag zu sich nehmen.

Essen Sie einfach noch einmal Ihre Lieblingsgerichte, Süßigkeiten, Fast Food oder was Ihnen sonst am besten schmeckt. Dabei sollten Sie jedoch darauf achten, drei bis vier Liter Wasser pro Tag zu trinken und auf Alkohol zu verzichten. Was im ersten Moment kontraproduktiv klingt, bewirkt aber, dass in den kommenden Tagen der Körper vermehrt auf seine Fettdepots zurückgreift. Es ist völlig normal, wenn an diesen beiden Tagen die Waage noch einmal 1-2 Kilo mehr anzeigt. An den beiden Ladetagen wird auch mit der **Einnahme der hCG-Globuli** begonnen. Sie benötigen am Tag insgesamt 20 Kügelchen. Diese können Sie gleichmäßig über den Tag verteilen: Jeweils 5 Globuli morgens, mittags, abends und vor dem Schlafengehen. Beachten Sie bitte, dass Sie die Globuli nicht sofort schlucken, sondern diese unter der Zunge zergehen lassen. Auch sollten Sie circa 15-30 Minuten Abstand zum Zähneputzen, Trinken und Essen einhalten.

2. Diätphase (21 Tage):
Anschließend folgt die eigentliche Diätphase. Diese dauert **21 Tage** lang und ist entscheidend für den Erfolg der gesamten Stoffwechselkur. Kennzeichnend für diese Phase ist der stark **kalorienreduzierte** und strenge Speiseplan mit relativ einfachen Rezepten. In dieser Phase sollten Sie täglich nicht mehr als 500 bis 700 Kalorien (kcal) zu sich nehmen. Sicher stellen Sie sich sogleich die Frage: Wie soll ich mit nur knapp 700 Kalorien pro Tag auskommen? Das ist doch unmöglich! Doch neben der geringen Kalorienzufuhr pro Tag, steht Ihnen ja der eigene Körper mit seinen Fettreserven zur Verfügung. Genau auf diese soll während der Stoffwechselkur zurückgegriffen und somit abgenommen werden. Um keine Mangelerscheinungen davon zu tragen, beginnen Sie außerdem in der Diätphase mit der Einnahme der **Vitalstoff-Produkte**.

Damit keine Muskeln abgebaut werden, spielen die **Proteine** auf Ihrem Speiseplan eine besonders wichtige Rolle. Eiweiße sind in den kommenden 21 Tagen der Hauptbestandteil einer jeden Mahlzeit. Vermeiden sollten Sie hingegen Milchprodukte, Zucker, Kohlenhydrate wie Nudeln, Reis oder Brot, Fette jeglicher Form sowie Alkohol. Wichtig ist vor allem auch, dass Sie zu jeder Mahlzeit **nur eine Proteinquelle** zu sich nehmen. Zusätzlich helfen Ihnen die Globuli oder Tropfen dabei, dass Sie keine Hungergefühle entwickeln. Während der Diätphase ist es möglich **bis zu 10 % Ihres Körpergewichts abzunehmen** und wenn Sie alles richtigmachen: Ohne Jo-Jo Effekt! Übrigens: Zu Beginn der Stoffwechselkur können Kopfschmerzen auftreten. Grund dafür ist, dass sich der Körper erst an den niedrigen Blutzuckerspiegel gewöhnen muss und Giftstoffe ausgeschieden werden. Den Kopfschmerzen entgegenwirken können Sie mit Wasser, Tees und frischer Luft.

3. Stabilisierungsphase:
Auf die 21 Tage dauernde Diätphase folgt die ebenfalls **21 Tage** dauernde **Stabilisierungsphase**. In dieser Phase wird Ihre Ernährung von den bislang erlaubten maximal 700 Kalorien (kcal) pro Tag Schritt für Schritt wieder auf ein normales Level umgestellt. Diese Phase ist ausschlaggebend dafür, dass es nicht zum berüchtigten Jo-Jo-Effekt kommt.

Der Jo-Jo-Effekt setzt nämlich ein, wenn Sie nach der Diätphase sofort wieder wie vor der Diät essen, da Ihr Körper die so aufgenommenen Kalorien unverzüglich in Fettpölsterchen umwandelt. Schließlich möchte er für den nächsten, durch eine Diät ausgelösten Mangelzustand gut gewappnet sein. Zwar sind in der Stabilisierungsphase wieder alle Lebensmittel erlaubt, Sie sollten es dennoch nicht gleich übertreiben, sondern sich langsam wieder an einen normalen und vor allem ausgewogenen Speiseplan herantasten. Anfangs sollten Sie sehr zuckerhaltige und fettige Lebensmittel noch meiden. Die **Vitalstoffe** nehmen Sie in dieser Zeit im Gegensatz zu den hCG-Globuli weiter ein. In diesen drei Wochen wird Ihr Diäterfolg gefestigt. Beachten Sie außerdem Ihren Gesamt-Kalorien-Umsatz und nehmen nicht mehr Kalorien zu sich als dieser beträgt. In einem Abnehmrechner können Sie kostenlos prüfen, wie hoch Ihr Gesamtumsatz ist!

4. Erhaltungsphase:
Die letzte Phase ist zeitlich nicht begrenzt und geht in Ihre neue normale Essgewohnheit über. Idealerweise ernähren Sie sich nach der Stoffwechselkur insgesamt **ausgewogener, vollwertiger** und **gesünder als vorher**. Beachten sollten Sie weiterhin, dass Sie Ihren täglichen Kalorienbedarf nicht übersteigen und vermehrt auf gesunde Lebensmittel setzen.

Gemüse, Obst und hochwertige Proteine sollten Ihren Alltag füllen und nicht Alkohol und Zucker. Berechnen Sie einfach kurz in einem Abnehmrechner, wie viele Kalorien Sie zu sich nehmen dürfen, ohne wieder zuzunehmen. In der Zeit Ihrer Diät sollten auch schon gelernt haben, wie Sie gesunde und v.a. auch leckere Gerichte zubereiten können. Uns fällt es immer am schwersten auf die

Ernährung zu achten, wenn wir in der Arbeit nichts Richtiges zu uns nehmen. Aus diesem Grund bereiten Sie sich immer abends schon etwas für den kommenden Tag vor. Ein kleiner Tipp: Versuchen Sie weiterhin vor allem Wasser und verschiedene ungesüßte Tees zu trinken, denn oft nehmen wir über den Tag verteilt alleine durch Getränke wie Säfte, Limo oder Schorlen unnötig viele Kalorien zu uns und sind uns dessen kaum bewusst.

So gibt es auch Regeln bei der Stoffwechselkur
Die Regeln sind sehr einfach und übersichtlich und werden punktuell in einem Auszug aufgeführt. So haben Sie alles übersichtlich und schnell zur Hand:

- **trinken Sie 3-4 Liter Wasser** oder ungesüßten Tee pro Tag
- halten Sie sich an den Diätplan und essen jeden Tag **drei Mahlzeiten**. Nur wenn es nicht anders geht, darf zwischendrin auch mal ein Snack gegessen werden
- nehmen Sie die vorgeschriebenen Vitalstoffe und **hCG-Globuli** ein
- verzichten Sie auf Alkohol
- kein Zucker
- keine Milchprodukte
- vermeiden Sie Fette, Öle und Butter
- verzichten Sie auf fetthaltigen Körper- und Gesichtscremes, da der Körper das Fett über die Haut aufnimmt
- essen Sie möglichst wenig Kohlenhydrate wie Brot, Kartoffeln, Nudeln oder Reis

Die 21 Tage Stoffwechselkur ist gut durchdacht und schenkt Ihnen Ihre Lebensenergie zurück. So dürfen alle proteinreichen Lebensmittel gegessen und Vitalstoffe zu sich genommen werden. Alleine das klingt schon mehr als gesund. Ob Promi oder nicht, danach fühlen Sie sich wie neugeboren. Dazu wurde ein kleiner Ernährungsplan als Anhaltspunkt zusammengestellt, also der rote Faden im Geschehen, um von Anfang an alles richtig zu machen. Es ist sicher ein strenger Ernährungsplan, doch das sind andere Ernährungspläne auch. Dennoch erfordern diese 21 Tage ein gewisses Maß an Struktur und Disziplin. Aber genau das macht die Stoffwechselkur letztendlich aus. Sie nehmen schnell und gesund ab und mit ein bisschen Glück und gutem Willen, behalten Sie Ihr Wunschgewicht bei.

Demzufolge könnte Ihr Ernährungsplan so aussehen. Dazu ein Auszug mit Beispielen dazu:

Frühstück: Ein Glas stilles Wasser, eine Tasse Tee oder eine Tasse schwarzer Kaffee ohne Zucker und Milch ist das ideale Frühstück während der Stoffwechselkur. Dazu gibt es 100 Gramm Magerquark mit Beeren. Grundsätzlich sollte das Frühstück einfach ausfallen, damit der Stoffwechsel langsam in die Gänge kommt und nicht gleich morgens auf Hochtouren läuft.

Mittagessen: Eine Portion Hühnerbrust mit gedämpftem Gemüse als Beilage. Bei dieser Mahlzeit sollten Sie immer eine Proteinquelle (also am besten Fleisch oder Fisch) mit Gemüse kombinieren.

Abendessen: Zum Abendessen gibt es dann erneut eine Portion mageres Fleisch oder mageren Fisch mit frischem Gemüse. Alternativ können Sie sich auch 150 Gramm Magerquark mit Schnittlauch und einem Ei machen. Wie auch schon beim Mittagessen sollten Sie beim Abendessen darauf achten, viel Protein zu sich zu nehmen.

Kommt zwischendurch einmal der kleine Hunger auf, sind eine Scheibe Knäckebrot, Gemüse und zuckerreduzierte Obstsorten erlaubt. Auch ein Eiweißshake oder ein grüner Smoothie darf es sein. Ansonsten trinken Sie ein Glas Wasser, das stillt den Hunger und bremst die Gelüste aus. Trinken Sie zudem drei bis vier Liter pro Tag und das in ungesüßter Form. Dann darf es auch der heiße Tee und duftende Kaffee sein. Am besten eignet sich aber stilles Wasser bei der 21 Tage Stoffwechselkur. Das entschlackt und entgiftet zugleich. Schmeckt Ihnen pures Wasser zu fad, dann geben Sie einen Spritzer Zitrone und ein Stück Ingwer mit hinein. Diese Komponenten kurbeln zugleich den Stoffwechsel an.

Kleine Kügelchen mit großer Wirkung, die den Stoffwechsel anregen. Die homöopathischen Arzneien dienen zahlreichen Krankheitsbildern und die kleinen Kügelchen zählen zu den bekanntesten Darreichungsformen der Homöopathie. Demzufolge bewirken sie auch bei einer Stoffwechselkur mehr als man denkt. So unscheinbar Globuli auch sind, so hilfreich sind sie. Eine Alternativmedizin die sich mit Schüßler-Salzen, Bachblüten und Nahrungsergänzungsmitteln vereint. Globuli bedeuten im lateinischen nichts anderes als Kügelchen, die mit einer bestimmten Potenz einhergehen. Der Begründer der Homöopathie war übrigens der Apotheker, Arzt und Chemiker Samuel Hahnemann (1755-1843) der damit die Selbstheilungskräfte aktivierte und Ähnliches mit Ähnlichem heilte. Heute gehen die Globuli ihren Weg und sind für viele Bereiche „nebenwirkungsfrei" einsetzbar. Aber auch hier sollten Sie auf das Zusammenspiel der Verträglichkeit und Wirksamkeit achten.

So werden hCG als Tropfen oder in Form von Globuli angeboten. Diese bestehen aus Xylitol oder Milchzucker und aus Haushaltszucker. Die homöopathischen Arzneimittel, die auf dem Ähnlichkeitsprinzip beruhen und den Organismus zur Selbstheilung anregen. Damit dienen sie auch der Stoffwechselkur und regen den Metabolismus zur Arbeit an. Um Ihnen eine reine Qualität und keine Nebenwirkungen zu verschaffen, werden diese ausgeschaltet und dieses Verfahren heißt Dynamisieren und Potenzieren. Dazu ein Auszug aus den Verdünnungsgraden: Je nach Verdünnungsgrad unterscheidet man verschiedene **Potenzen**. C-Potenzen sind im Verhältnis 1:100 verdünnt und mit zehn Schüttelschlägen hergestellt. D-Potenzen sind im Verhältnis 1:10 verdünnt und ebenfalls mit zehn Schüttelschlägen hergestellt. Die darauffolgende Zahl gibt die Anzahl der durchgeführten Potenzierungsschritte an. So sind Globuli der Klasse C3 zum Beispiel im Verhältnis 1:1 000 000 verdünnt.

Globuli sind heute in aller Munde und helfen auch Ihnen beim Abnehmen, bei Krankheiten und schenken Ihnen mehr Wohlbefinden. Das erreichen Sie mit einem bestimmten Wirkungsgrad und darum werden die hCG Globuli optimal bei einer Stoffwechselkur eingesetzt. Diese entstammt auch in einer abgewandten Form der hCG-Diät. Bei dieser ist die Einnahme der Globuli sogar vorgeschrieben, um eine bessere Wirkung zu erzielen. Die drei Buchstaben bedeuten in der Langfassung humanes Cloriongonadotropin, was die

Informationen des Schwangerschaftshormons darstellt. Eigentlich spielt es bei der Versorgung des ungeborenen Kindes und der Mutter eine wesentliche Rolle. Es sorgt dafür, dass man während einer nicht ausreichenden Ernährung, seine Fettdepots abbaut. Damit ist die Versorgung weiterhin gegeben und das Hormon hat eine ganz besondere Wirkung und einen sehr ansprechenden Nebeneffekt, denn es ist ebenso appetitzügelnd. Damit werden die lästigen Fettpolster abgebaut und die Stoffwechselkur vorangetrieben. Des Weiteren bleiben die Heißhungerattacken wie auch der Jo-Jo-Effekt aus. Ebenso soll diese Form des Abnehmens sehr nachhaltig und effektiv sein, denn es werden so schnell keine Fettdepots mehr aufgebaut. Vorausgesetzt, Sie essen normal und übertreiben es nicht. Dabei geht es um die Anregung des Stoffwechsels was dazu führt, die Fettpolster endgültig und dauerhaft loszuwerden. Dies entsteht durch eine eingeschränkte Kalorienzufuhr von maximal 700 Kalorien am Tag. Damit der Blutzuckerspiegel konstant bleibt, wird ein wenig Sport betrieben, sehr eiweißreich gegessen und die Kohlenhydratzufuhr stark eingeschränkt.

Auch und gerade mit dieser Stoffwechselkur erreichen Sie ihr Ziel und Sie werden mit Nahrungsergänzungsmittel bestens versorgt. Mangelerscheinungen sollen nicht sein und keine Defizite bei der Nährstoffversorgung auftreten. Nur dann kann eine Stoffwechselkur auch sinnvoll sein. Doch wie kam es zu den hCG Globuli? Der britische Endokrinologe Albert Simeons machte Beobachtungen bei schwangeren indischen Frauen, die eine sehr kalorienarme Ernährung vorwiesen. So untersuchte der Endokrinologe den Zusammenhang zwischen dem Abbau von Fettgewebe und hCG dem Schwangerschaftshormon. Schnell stellte Simeons fest, dass mehr Fett als Muskelmasse abgebaut wird, wenn eine Injektion von hCG verabreicht wird. Ebenso ist eine fettreduzierte wie auch kohlenhydratarme und kalorienreduzierte Kost Pflicht. Ein gutes Zusammenwirken präsentierte sich ihm, dass das Fett nach und nach schmelzen ließ. Heute ist eine hCG-Injektion nicht nur stark umstritten, sondern teilweise verboten. Doch mit dem hCG in Form von Globuli, kann das Schwangerschaftshormon laut Hersteller bedenkenlos eingenommen werden. Die hCG Globuli stellen eine wichtige und optimale Ergänzung bei einer Stoffwechselkur dar. Selbst von Therapeuten und Ernährungsberatern werden die weißen kleinen Kügelchen empfohlen. Sie vereinfachen den Abnehmmodus und regen rein natürlich den Stoffwechsel an. Im Zusammenhang mit hCG kommt auch Gonadotropin C30 bestens zum Einsatz. Es stellt wiederum ein Sexualhormon des hCG dar und gehört der Gruppe der Gonadotropine an. Demzufolge können auch Sie die Vorteile von Gonadotropin genießen, dazu ein interessanter Auszug:

- es verhindert ein Absacken des Blutzuckerspiegels
- es kommt nicht zu Heißhungerattacken
- **Appetitzügelung**
- es sorgt für eine **Stimmungsaufhellung**
- es kommt nicht zu depressiven Verstimmungen und Abgeschlagenheit
- die Elastizität der Haut wird unterstützt – erschlafftem Gewebe und Cellulite wird so vorgebeugt

Um die Wirkung auch anschaulich zu gewähren, wird das Hormon hCG so lange verdünnt und verrieben, bis die gewünschte Hochpotenz C30 entsteht. Dann ist das Hormon hCG im Verhältnis 1:1060 enthalten und so chemisch nicht mehr nachweisbar. Dennoch greifen die Globulis in Ihren Hormonhaushalt ein, machen Sie von diesem Gebrauch. Auch wenn sie nicht schädlich und strukturbedingt in den Organismus eingreifen, um den leidigen Fettpolstern den Kampf anzusagen. In einer Studie wurde aber aufgezeigt, dass die hCG Globuli durch ihren erwünschten Erfolg glänzen und keine hormonbedingten Nebenwirkungen auftraten. Möchten Sie auf Nummer sichergehen, ist ein Arztbesuch anzuraten, auch wenn die hCG Globuli frei verkäuflich sind. Nun sollen Männer und Frauen gleichermaßen von den hCG Globuli profitieren, auch das ist mit einem Arzt abzuklären, da es sich im Wesentlichen um ein Schwangerschaftshormon handelt. Ansonsten dient hCG der Stoffwechselkur und sorgt für die gewisse Nachhaltigkeit, wenn es um den Abbau der Fettpolster geht. Diese sollen für immer und ewig verschwinden, vorausgesetzt, Sie stellen Ihre Ernährungsweise mit um. Nehmen Sie daher die Globuli anstatt der Tropfen ein, diese enthalten wiederum Alkohol und können nicht von jedem bedenkenlos eingenommen werden. Der Stoffwechsel ist eine Art Baukastensystem und kann auch in der Form mit hCG bestens unterstützt und angekurbelt werden. Kinder, Schwangere und Stillende sollten von den hCG Globuli dennoch Abstand halten und auch die Einnahme stellt einige Regeln auf, dazu ein kleiner ansprechender Auszug:

- Nehmen Sie die Globuli immer in einigem zeitlichen Abstand zu anderen Medikamenten ein.
- Vor und nach der Einnahme der Globuli sollten Sie weder essen, trinken noch die Zähne putzen – Nehme Sie die Globuli am besten 30 Minuten vor Ihren Mahlzeiten ein.

- In jenem Zeitraum, in dem Sie eine Kur mit homöopathischen Arzneimitteln machen, sollten Sie auf Alkohol, Nikotin, Schwarztee und Kaffee verzichten.
- Achten Sie darauf, die Globuli einige Minuten im Mund zu lassen und nicht sofort zu schlucken.

Globuli sind heute in aller Munde und werden bei Mensch und Tier erfolgreich und gleichermaßen eingesetzt. Gerade der Stoffwechsel wird durch die Einnahme der hCG Globuli kontinuierlich angeregt und aktiviert. Somit entstehen keine Höhen und Tiefen bei der Stoffwechselkur und eine Gleichmäßigkeit tritt ein. Ein gesundes und wirkungsvolles Abnehmen ist daher garantiert. Globuli unterstützen und regend den Organismus an, seine Arbeit wieder aufzunehmen, sie greifen aber nicht in diesen ein. Sie erzielen bessere und langanhaltende Ergebnisse. Auch der Hypothalamus wird umprogrammiert und die Selbstheilungskräfte aktiviert. Daher kann es sinnvoll sein den Stoffwechsel mit hCG Globuli zu beschleunigen, denn Ihr Körper spricht auf diese Form der Homöopathie bestens an. Vergessen Sie aber nicht, ihn mit einer gesunden Lebensweise und positiven Lebenseinstellung zu unterstützen. Dann wirkt sich eine Stoffwechselkur ganz besonders gut auf Sie aus.

Die meisten von uns wurden schon mal mit dem Thema „Abnehmen" konfrontiert und wissen wie schwer es ist abzunehmen und das Gewicht dann auch zu halten. Beziehen Sie aber ganz bewusst den Stoffwechsel mit ein, beschäftigen Sie sich nicht nur mit dem Abnehmen, sondern gehen auf Ihren Köper ein, denn dieses ausgeklügelte Geflecht und Struktursystem möchte gerne mit einbezogen werden. Pillen, Shakes und andere Annehmprodukte, gaukeln Ihrem Körper nur etwas vor. Mit einer Stoffwechselkur, gehen Sie das Problem im Detail an und Sie nehmen rein natürlich und gesund ab.

In diesem Kapitel erwartet Sie eine Reise durch die menschliche Verdauung und das Stoffwechselgeschehen. Das ist spannender als gedacht, denn jede zugeführte Nahrung passiert über kurz oder lang den Darm und einige Kohlenhydrate machen einen keinen Ausflug in die Darmflora. Danach treten diese den Blutkreislauf an und so geht es um das Hormon Insulin, den Blutzuckerspiegel und die Aufnahme von Kohlenhydraten in die Zellen. Dort werden Sie letztendlich abgebaut. Es geht um die Kohlenhydrate, die uns geläufig sind und wir wissen auch wo sie vorkommen. Doch was passiert mit den Kohlenhydraten, die den Darm auf ihrer letzten Reise passieren? Im Wesentlichen geht es bei den Kohlenhydraten um Fruchtzucker der Fruktose und Traubenzucker der Glucose. Die natürlichen Nahrungsmittel wie Hülsenfrüchte, Kartoffeln und Getreide liefern uns die Stärke daraus. Nun spielt neben der Stärke auch der Zucker, die Saccharose, eine epochale Rolle. Dieser Zweifachzucker besteht aus einem Teil Furchtzucker und einem Teil Traubenzucker.

Schauen wir uns nun unser Verdauungssystem an, beginnen wir neben dem Stoffwechsel in den Verdauungskanal zu blicken. Im Mund wird die Nahrung zerkleinert und dann heruntergeschluckt und rutscht nach und nach in die Speiseröhre und landet schließlich und endlich im Magen. Für einige Zeit wird die Nahrung dort festgehalten und gesammelt. Das zunehmende Sättigungsgefühl wird durch das ausdehnen des Magens erzeugt. Im Anschluss wird der Nahrungsbrei in kleine Portionen in den Dünndarm transportiert und mit Verdauungssäften angereichert. Diese enthalten Enzyme die wiederum chemische Reaktionen auslösen. Die Aufgabe der Verdauungsenzyme besteht darin, die Nährstoffe in Grundbausteine zu zerlegen. Nur so können sie im Nachgang von den Zellen der Darmwand aufgenommen werden. Da die Stärke aus langen Traubenzuckerketten bestehen, können diese von den Enzymen schrittweise aufgespalten werden. So bleibt nur noch ein einfacher Traubenzucker übrig. Das passiert auch mit dem Zucker, der in einfachen Fruchtzucker und Traubenzucker zerlegt wird. Wie Sie sehen, ist unser Verdauungstrakt komplexer als gedacht und so kann es auch passieren, dass Kohlenhydrate nicht vollständig verdaut werden können. Das passiert gerade bei einer Milchzuckerunverträglichkeit der sogenannten Lactoseintoleranz. Dieser ist ein besonderer Zweifachzucker, der mit einem ganz besonderen Enzym der Lactase ausgespalten wird. Bei einigen Menschen fehlt jedoch dieses Enzym und der Milchzucker bleibt im Verdauungssystem intakt. Wiederum kann er nicht von den Darmzellen aufgenommen werden. Demzufolge wandert es dann unverdaut den Dünndarm entlang bis er im Dickdarm ankommt. Erst im Dickdarm kann der Milchzucker abgebaut werden. In diesem lebt ein großer Teil der Darmbakterien, die kein großes Problem mit dem Abbau von Milchzucker haben. Auch stellt der Dickdarm seine eigenen Bakterien her. Doch nun kommt der große Nachteil daran, denn es werden unangenehme Nebenprodukte gebildet die mit Beschwerden wie Bauchschmerzen und Blähungen einhergehen. Im Prinzip ist das ein normaler Prozess und die Lactoseintoleranz auch keine Krankheit, sondern auf der ganzen Welt vertreten. Die Milch spielt bei uns wie bei den Säugetieren nur in der Entstehung eine wichtige Rolle. Als Säugling sind wir auf diese Nahrungsquelle angewiesen, im weiteren Verlauf spielt die Milch keine Rolle mehr. Und gerade deshalb wird die Bildung von Lactase sehr früh wieder eingestellt, da sie im körperlichen Geschehen nicht mehr vorgesehen ist. Nun musste sich der Körper wieder rein genetisch anpassen, da im Laufe der Zeit der Konsum von Kuhmilch zunahm. Das betrifft gerade den europäischen Raum, denn die Milch macht's, wie es in der Werbung heißt. Infolgedessen muss der Körper in das Erwachsenenalter hinein wieder die Lactase herstellen. Trotzdem kann die Milchunverträglichkeit in jedem Alter auftreten und auch Sie sollten dann auf Frischmilch verzichten. Greifen Sie lieber zu Joghurt oder Käse, dort ist der Milchzucker zum größten Teil schon abgebaut.

Die Gesundheit liegt somit im Darm und ist eng mit dem Stoffwechsel verbunden und die Darmflora ist ein wichtiger Teil davon. Sie sorgt für unsere Gesundheit und unser Wohlergehen. Wussten Sie, dass wir zehnmal mehr Bakterien im Darm aufweisen, als wir eigene Zellen im Körper haben? So sind etliche Forscher der Meinung, man könnte die Darmflora als ein eigenes Stoffwechselorgan betrachten. Sie übernimmt lebenswichtige Aufgaben im Körper und hält uns zudem fit. Ist der Darm träge und faul, sind es wir auch. Daher muss das Stoffwechselsystem kontinuierlich angetrieben werden. Schädliche Keime haben es z.B. sehr schwer sich auszubreiten, ist die Darmflora gesund und stark. Das wirkt sich auch auf unser Befinden und Immunsystem aus und somit ist der Darm unser größtes Immunorgan. Er ist eng mit unserem Stoffwechsel, dem Immunsystem und unserer Gesundheit verbunden. Gerade die Darmbakterien trainieren das Immunsystem und bringen dem Darm bei, wer Freund und Feind ist und diese auch zu unterscheiden.

Der Darm ist somit nicht nur ein schnödes Verdauungsorgan, die Darmflora gibt z.B. eine Vielzahl von Botenstoffen in das Blut und so kann er sich mit dem ganzen Körper unterhalten. Diese Botenstoffe beeinflussen den ganzen Stoffwechsel, das Gehirn wie auch das Fettgewebe. Über seine gesamte Wirkungsweise kann man nach dem heutigen Stand nur spekulieren, denn der Darm wurde lange Zeit nur als Ausscheidungsorgan betrachtet. In Tierversuchen wurde aber festgestellt, dass alleinig über die Manipulation der Darmflora die Intelligenz, das soziale Verhalten und das Körpergewicht der Tiere beeinflusst wurde. So weiß man heute schon, unser Darm ist das zweite Gehirn und sollte nicht außeracht gelassen werden. Gerade, wenn es um das Abnehmen und den Stoffwechsel geht. Nicht nur die überflüssigen Pfunde stehen im Fokus des Geschehens, der Darm und der Stoffwechsel sollten im Vordergrund stehen. Nur dann macht das Abnehmen auch wirklich Sinn, wenn wir verstehen worum es im Eigentlichen geht. Nun aber zurück zu den Kohlenhydraten die erfolgreich in den oberen Etagen des Darms zu Einfachzucker zerlegt wurden. Damit können sie von den Zellen der Darmwand problemlos aufgenommen werden.

Jetzt kommt der Blutzuckerspiegel mit ins Spiel. Feinste Blutgefäße ummanteln den ganzen Darm und diese transportieren die Nährstoffe ab und landen dann in der Leber. Das geschieht durch die sogenannte Portalvene, die in diesen gesammelt werden. Wie bekannt, ist die Leber unser zentrales Stoffwechselorgan und zugleich ein sehr wichtiger Nährstoffspeicher. Wohl dosiert werden die Nährstoffe aus der Verdauung in die Blutbahn abgegeben und die Leber kann noch viel mehr. Sie zieht den größten Teil des Traubenzuckers aus dem Verkehr und so wird dieser als Glykogen abgespeichert. Auch diese Vorgehensweise beeinflusst unser Stoffwechselgeschehen. Demzufolge wird der Traubenzucker wieder zu langen Ketten umgebaut, wie es bei der Stärke der Fall ist. So kann er später und bei Gebrauch schneller wieder aufgespalten werden. Der Rest des Traubenzuckers gelangt in den allgemeinen Blutkreislauf und erhöht somit den Blutzuckerspiegel. Der Traubenzucker, die Glucose, wird übrigens als Blutzucker bezeichnet und kann im Nachgang von jeder Zelle im Körper aufgenommen und als Energie genutzt werden. Der Fruchtzucker wiederum, wird nur in der Leber abgebaut, denn die Leber besitzt als einziges Organ den entsprechenden Transporter (GLUT 5) dafür. Nur so kann die Energiequelle genutzt und vom Körper aufgenommen werden.

Man sollte zudem nicht vergessen, dass der Fruchtzucker weiter zu Energie abgebaut wird, wie auch das Fett und der Traubenzucker umgewandelt werden.

Die zugeführte Nahrung wird demzufolge in ihre Bestandteile aufgelöst, umgewandelt und teilweise tritt sie als Energie hervor. Der Blutzuckerspiegel steigt dann an, je schneller die Kohlenhydrate im Darm verdaut werden. Die Verdauung wird optimal durch unsere natürlichen Grundnahrungsmittel verlangsamt, wie Hülsenfrüchte und Vollkorngetreide. So können die Verdauungsenzyme den Traubenzucker erst nach und nach freisetzen und haben so einiges zu knabbern. Folglich steigt der Blutzuckerspiegel nur langsam und gleichmäßig an. Ist der Blutzucker zu hoch, werden auch keine Fettzellen abgebaut. Daher können Zucker und Weißmehl sehr schnell verdaut werden, da sie wenig bis gar keine Ballaststoffe enthalten. Gesüßte Getränke sind voll mit Kohlenhydraten und rutschen quasi ungebremst in den Magen und überfluten den Darm regelrecht. Der Anstieg des Blutzuckerspiegels ist somit garantiert und ein Abnehmen fast unmöglich. Demzufolge kommt auch der Stoffwechsel ins Wanken, da er seine Aufgaben nicht mehr leisten kann.

Somit ist der Stoffwechsel mehr als nur ein Wort, sondern ein einzigartiges System, das den ganzen Körper beherrscht. Dennoch nehmen viele Faktoren einen positiven und negativen Verlauf und das kann dem Stoffwechsel schaden. Jeder von uns hat eine unterschiedlich und einzigartig zusammengesetzte Darmflora, die sich infolgedessen sehr verschieden auf die Verdauung auswirkt. Die einen haben einen gut funktionierenden Verdauungsapparat, die anderen wiederum nicht. Die einen leiden an Durchfall andere an einer Verstopfung. Doch der Darm benötigt sein ausgewogenes Gleichgewicht und das fängt mit einem aktiven Stoffwechsel und einer gesunden Ernährung an. An Bewegung sollte es auch nicht fehlen, denn so läuft man dem Darmkrebs davon. Ebenso unterscheiden wir uns sehr stark in unserem Lebensstil, der Genetik wie der Darmflora auch, hören Sie daher gut in sich rein. Der Darm spricht teilweise zu Ihnen und macht sich durch Krankheiten und das Wohlbefinden bemerkbar. So kann man die Menschen nicht über einen Kamm scheren, denn jeder von uns verstoffwechselt anders. Viele Diäten sind aber nur auf das Abnehmen bezogen und lassen den gesamten Organismus außen vor. Eine Stoffwechselkur dagegen bezieht den ganzen Körper mit ein. So wurde auch das Thema Verdauung im Einzelnen aufgegriffen, da es eng mit dem Stoffwechsel verbunden ist, aber nicht mit ihm gleichzusetzen ist.

Nehmen wir uns das Insulin, auch als Speicherhormon bekannt, einmal vor. Hormone sind Botenstoffe und sagen den Zellen was zu tun ist. Um Botschaften zu übermitteln, docken die Hormone an den Zellen an. Nun kommt das Insulin ist Spiel und wird durch die Aufnahme von Nahrung ausgeschüttet und erzeugt bei den Zellen einen Türöffnereffekt. Denn diese öffnen die „Tore" um Nähstoffe aus dem Blut aufzunehmen. Vor verschlossenen Türen würde dann der Traubenzucker ohne Insulin stehen und könnte nicht in das Innere der Zellen gelangen. Auch wenn sich diese Vorgänge umständlich anhören, es sind wichtige Lebensmaßnahmen und der Blutzuckerspiegel muss demzufolge vom Körper reguliert sein. Es gibt nun mal Zellen die auf die Energiequelle „Traubenzucker" angewiesen sind. Und so sollte der Traubenzucker im Blut niemals ausgehen, sonst sinkt der Blutzuckerspiegel zu stark ab und man gelangt unweigerlich in den Unterzucker und erleidet einen Schock. Doch bei gesunden Menschen kommt dieser Zustand eher selten vor. Das Insulin, welches lebenswichtig ist, wird wiederum in der Bauchspeicheldrüse hergestellt welche keine Drüse an sich ist, sondern eher ein Organ darstellt. So misst die Bauchspeicheldrüse ständig den Blutzuckerspiegel und bemerkt Defizite sehr schnell. Sofort wird genügend Insulin bereitgestellt und die Zellen beginnen den Traubenzucker aufzunehmen. Jedes dieser körpereignen Details hängt im Wesentlichen mit dem Stoffwechsel zusammen und beeinflusst ihn negativ wie positiv.

Im menschlichen Körper umfasst der Stoffwechsel alle chemischen Reaktionen, die der Aufrechterhaltung des Lebens dienen. Die Hormone sind die Botenstoffe darin, die von den hormonbildenden Zellen im Körper ausgeschüttet werden. Diese werden anschließend über das Blut transportiert. Ebenso sind im Stoffwechselsystem die Enzyme unentbehrlich und beschleunigen und steuern einen Großteil aller biochemischen Vorgänge im Körper. So öffnen z.B. die Hormonschlüssel die Zellmembrane und dienen ebenfalls als Signalstoffe und vermitteln zwischen den Geweben und Organen. Dies nennt man auch Stoff- oder Informationsaustausch und der Stoffwechsel als Gesamtes wird als der Regulator bezeichnet.

Demzufolge finden ständig Vermittlungsprozesse im Körper statt. So können schon kleinste Enzymdefekte den Stoffwechsel und die Hormone in ihrer Tätigkeit stören. Durch diesen Effekt kommen die verzahnten Prozesse ins Stocken und die Steuerung läuft aus dem Ruder. Gleichzeitig werden angehäufte Abbau- und Abfallprodukte nicht mehr ausgesondert und vergiften die Zellen und die Energiebereitstellung liegt lahm. Infolgedessen läuft der Körper im Sparflammenmodus und kann etliche Funktionen wie auch die Stoffwechselprozesse nicht mehr ausführen. Etwas 3.000 angeborene und verschiedene Fehlfunktionen des Stoffwechsels sind dabei bekannt und nicht zu unterschätzen. Einige Fehlfunktionen enden sogar tödlich, so schwer können die Folgen sein.

Da die Hormone die Körpertemperatur, den Kreislauf, unser Verhalten, den Stoffwechsel und noch viele mehr wie auch den Wasser- und Salzhaushalt regulieren, sind alle Hormone lebenswichtig und stimmen wie ein Zahnrad überein. Es ist erstaunlich, dass unser Körper weiß, welche Hormone er bilden muss, um das Gleichgewicht im Körper aufrechtzuerhalten. Bestimmte Regelkreise leiten die Hormone und bilden diese auch, nur so können wir Menschen auch bestehen. Sie beeinflussen den Stoffwechsel maßgeblich und so schüttet der Hypothalamus im Gehirn das **Gonadotropin-Releasing Hormon** (Gn-RH) aus, das mit dem Blut zur Hirnanhangsdrüse (Hypophyse) gelangt und bewirkt dort bei der Frau die Bildung des **luteinisierendem Hormon** (LH) und **Follikel-stimulierendem Hormon** (FSH). FSH und LH wird mit dem Blutstrom zu den Eierstöcken transportiert und löst im weiblichen Körper die Produktion von

Geschlechtshormonen (**Östrogene** und **Gestagene**) aus. Ebenfalls werden wir alle von außen gesteuert und das fängt beim Stress und der körperlichen Anstrengung an. Auch hier haben die Hormone Ihre Hände mit im Spiel. Denn sind wir im Stress, nehmen wir nicht mehr ab, der Stoffwechsel fährt sich automatisch herunter und mehr an Adrenalin und Kortison werden gebildet und dem Körper zugeführt. Auch das schränkt das Stoffwechselgeschehen ein.

Bei Übergewicht kann hin und wieder die Schilddrüse an den zu vielen Kilos schuld sein und macht das Abnehmen fast unmöglich. Aber auch der innere Schweinehund der uns auf die Couch ruft, statt zum Sport zu gehen, oder die Pralinen bei Stress tun ihr Übriges. Ebenso bestimmt der Stoffwechsel den Zeiger der Waage sehr einflussreich und kann hinter dem Übergewicht und der Schilddrüsenunterfunktion stehen. Die wichtigsten Hormone bilden die Schilddrüse und die Trijodthyronin (T3) und Tetrajodthyronin (T4) regulieren das gesamte Stoffwechselgeschehen. So sind bei einer Schilddrüsenunterfunktion alle Stoffwechselvorgänge verlangsamt, demzufolge der Energiebedarf verringert und so macht die Schilddrüsenunterfunktion zugleich den Stoffwechsel schlapp. Der Grundumsatz in den Zellen sinkt und ein Hormonmangel tritt ein. Das Gewicht steigt an und die Leistungsfähigkeit sinkt, aber auch der Magen-Darm-Trakt, das Herz-Kreislauf-System wie auch das Nervensystem sind stark eingeschränkt.

Die Schilddrüsenunterfunktion ist ein schleichender Prozess und viele Betroffene wundern sich, warum sie immer mehr an Gewicht zulegen, obwohl die Essgewohnheiten nicht verändert wurden. Dem nicht genug, kommt es vermehrt zu Flüssigkeitseinlagerung im Körper. Letztendlich wird auch die Verdauung verlangsamt, der Stoffwechsel arbeitet im Sparflammenmodus und zu guter Letzt nimmt das Hungergefühl rasant zu. Ist dies der Fall, sollte ein Arzt für eine Diagnostik aufgesucht werden. Um Abzunehmen, der Antriebslosigkeit zu entfliehen und die innere Unruhe zu bewältigen, ist es ratsam den Stoffwechsel zu beschleunigen, nur ist dieser eng mit den „Launen" und Defiziten der Schilddrüse verbunden. Folglich braucht es die Hilfe eines Arztes, der die Schilddrüse auf den Normalwert einstellt und so auch das Stoffwechselgeschehen wieder in Gang bring. Das kleine Organ am Kehlkopf in Schmetterlingsform, ist übrigens der Dirigent unseres Körpers und muss wieder in Balance gebracht werden, um dann den Hormonhaushalt ordnungsgemäß zu regulieren.

Der Stoffwechsel ist somit kein eigenständiges System, sondern mit etlichen Hormonen und Organen verbunden und verbandelt. Daher sind auch zwei Maßnahmen beim Abnehmen besonders wichtig und von Bedeutung und eines benötigen Sie auch, Geduld und Spucke, um die überflüssigen Pfunde wieder loszuwerden.

Maßnahme 1:

Ein voller Magen signalisiert ein Sättigungsgefühl, essen Sie somit ein kalorienarmes Essen, das mit Gemüse und zuckerarmen Obstsorten einhergeht. Denn 80 % basieren auf das Volumen und nicht den zugeführten Kaloriengehalt.

Maßnahme 2:

Reduzieren Sie den Zucker wo es nur geht, verdeckten Zucker in Knäckebrot oder Naturjogurt essen wir eh schon mit. Gerade die Zuckerwerte beeinflussen den Insulinbedarf und bei der Stoffwechselunterfunktion ist der Stoffwechsel leider auf Sparflamme gesetzt. Die Regelprozesse der Schilddrüse verhindern sein Zutun. Nehmen Sie dann noch vermehrt Zucker auf, kommt Ihr Stoffwechselt regelrecht aus dem Tritt. Das wiederum kann den Allgemeinzustand verschlechtern und ebenso Ihr Gewicht erhöhen. Wie immer ist auch hier Sport angesagt, denn das tut der angeschlagenen Schilddrüse gut, Sie bringen den Stoffwechsel wieder auf Trab und erhöhen den Energieverbrauch der Muskeln im Ruhezustand. Zudem werden die Hormondrüsen besser durchblutet und die Schilddrüsenfunktion wieder aktiviert und angeregt. Bedenken Sie, um den Stoffwechsel anzuregen, muss auch die Schilddrüse einwandfrei funktionieren, dann purzeln auch die Pfunde.

Alkohol und Abnehmen passen einfach nicht zusammen, daher sollten Sie auf alle alkoholischen Getränke verzichten, denn die meisten davon sind wahre Kalorienbomben und werden auch nicht umsonst als flüssige Nahrung bezeichnet. Nicht nur das, der Alkohol hat den fiesen Nachteil Hunger auf deftiges Essen zu machen und bremst zugleich den Fettabbau. So entpuppt sich der Alkohol als Kalorienfalle und wie schnell ist man ihm auch verfallen. Ein Bierchen hier, ein Wein da und beim Sektempfang langt man so richtig zu. Der Alkohol spricht für die Geselligkeit und doch fördert er zugleich das Übergewicht.

Ebenso kann Alkohol auch abhängig machen, dafür spricht die Alkoholikerfigur. Dünne Beine und ein dicker Bierbrauch sprechen dann für sich. Der Alkohol bremst den Stoffwechsel so schön aus und nagelt die überflüssigen Pfunde fest an die gewohnten Problemzonen. Leider ist der Alkohol kein Fallschirm und kein Rettungsboot, sondern das Schiff mit dem Du untergehst, wie Herbert Grönemeyer im Jahr 1984 mit seinem Lied ausdrückte. In Maßen erlaubt, in Mengen jedoch raubt der Alkohol einem auch den Verstand. Wer sinnvoll abnehmen möchte, sollte den Alkohol beiseitelassen, da dieser den fiesen Heißhunger antreibt, da das Appetitzentrum angeregt wird. So werden auch die Essensgerüche viel intensiver wahrgenommen und die Gelüste auf Deftiges nehmen zu.

Des Weiteren wird die Produktion der Magensäure angeregt und das kurbelt den Hunger zusätzlich an und legt den Stoffwechsel lahm. Die Verdauung verlangsamt sich und die zugeführten Kalorien landen zielstrebig in den Fettdepots. Demzufolge essen Sie mehr und der Alkohol an sich ist auch mit reichlich Kalorien bedacht. Man kann sagen, der Alkohol ist das flüssige Stück Brot, denn in einem Glas Bier stecken genauso viele Kalorien wie in einer Scheibe Brot. Da der Alkohol den Stoffwechsel stark beeinträchtigt, legt er auch das Abnehmen lahm. Dazu ein kleines Beispiel: Der Abend ist gesellig, die Stimmung super. Ben trinkt über den Abend zwei Hefeweizen (430 Kilokalorien), einen Caipirinha (320 Kilokalorien) und ein 200-Mililiter-Glas Rotwein (140 Kilokalorien). Er hat so 890 Kilokalorien konsumiert. Das entspricht einer Pizza Salami, einem Döner oder fast zwei Tafeln Schokolade. Leider sehen das viele von uns nicht so und machen sich beim Alkoholkonsum nicht viele Gedanken. Auch wenn Alkohol flüssig ist, macht Alkohol dick, löst ein Hungergefühl aus und stoppt den Abnehmprozess. Trinken Sie lieber an und ab einmal und das auch Ihrer Gesundheit zu liebe. Denn die Abbauprodukte von Alkohol, darunter Acetaldehyd, fördern unter anderem Krebsarten wie Darmkrebs, Speiseröhrenkrebs und Leberkrebs. Entzündungen im Körper werden ebenfalls gefördert und auch das Risiko für Schlaganfall, Bluthochdruck und Herzinfarkt steigt je nach Menge rasant an. Hier ein Auszug an Orientierungswerten: Als Orientierungswert rät die Deutsche Hauptstelle für Suchtfragen (DHS) Männern, nicht mehr als höchstens zwei Gläser Alkohol pro Tag zu trinken, Frauen nicht mehr als ein Glas. Und: Man sollte mindestens zwei alkoholfreie Tage pro Woche einlegen.

Nun ist aber der schnelle Stoffwechsel der Schlüssel zum Erfolg und daher gehen Sie den Stoffwechsel-Bremsen einfach aus dem Weg. Ein gut funktionierender Metabolismus verhilft die überschüssigen Pfunde viel schneller zu verlieren. Bedenken Sie auch, es gibt die guten wie die schlechten Futterverwerter, auch diese Parameter kommen beim Abnehmen noch hinzu. Was bedeutet, die guten Futterverwerter essen was sie wollen und werden nicht dick. Die schlechten Futterverwerter hingegen werden beim Zuschauen schon dick. Dem nicht genug, bestimmt das Geschlecht, Alter und die Ernährung wie effektiv die Stoffwechselprozesse im eigentlichen sind.

So bringen alleine schon unregelmäßige Mahlzeiten, den Stoffwechsel ganz schön durcheinander. Essen sie demzufolge sehr unregelmäßig, verlangsamen Sie Ihren Stoffwechsel geradezu. Ihr Körper ist stets auf eine regelmäßige Nährstoffzufuhr angewiesen und auch nur so können die ganzen Stoffwechselprozesse am Laufen gehalten werden. Auch muss die Kalorienzufuhr in sich stimmig sein, denn bei zu wenig zugeführten Kalorien, schaltet der Stoffwechsel in den Sparmodus. Legen Sie zu große Pausen während dem Essen ein, werden ebenfalls die Stoffwechselfunktionen reduziert und Sie fühlen sich zudem müde und schlapp. Demzufolge wurden einige Stoffwechselaktivitäten gehemmt und genau die würden jede Menge an Energie verfeuern.

Sie können jederzeit Mahlzeiten ausfallen lassen, doch essen Sie dann aber viel Eiweiß, um die Defizite gut auszugleichen. Hungern Sie nicht, das törnt eher den Heißhunger und die Fressattacken an. Sie kurbeln Ihren Stoffwechsel am besten mit Sport an und lassen Sie den Alkohol einfach Alkohol sein, denn er fördert zudem den Alterungsprozess und lässt etliche Gehirnzellen absterben.

Essen hält Leib und Seele zusammen und wenn es das richtige Essen ist, dann kurbelt es Ihren Stoffwechsel an und so kommen Sie auch der Fettverbrennung entgegen. Dafür wurden 19 Lebensmittel zusammengestellt, die Ihren Stoffwechsel in einen Höhenflug gleiten lassen und somit auch das Abnehmen vereinfachen.

Dazu ein sehr ansprechender Auszug dazu:

Apfel
Er ist ein vitaminreicher Alleskönner. Besonders basenbildend ist der Apfel mit Schale. In getrockneter Form neutralisiert er, wie die meisten Dörrobstsorten, im Körper gebildete Säuren. Dörrobst sollte aber immer ungeschwefelt sein.

Avocado
Die Frucht enthält nicht nur gesunde Fette, Proteine und viele Mineralstoffe, sondern auch lösliche und unlösliche Ballaststoffe, die den Cholesterinspiegel senken.

Blaubeeren
Sie sind nicht nur sehr kalorienarm, sondern enthalten enorm viele gesunde Pflanzenstoffe, die sogar Tumorzellen ausbremsen. Tipp: Als Kaltschale sind sie herrlich erfrischend.

Blumenkohl
Dieser ballast- und mineralstoffreiche Kohl sollte immer bissfest gegart werden, um Vitaminverluste zu vermeiden. Roh gerieben im Salat ist er ein kohlenhydratarmer Ersatz z. B. für Couscous. Oder angekocht als Blumenkohl-Püree (BluPü).

Chilischoten
Scharfes Essen schmeckt nicht nur, sondern bringt auch den Stoffwechsel auf Touren. Würzen Sie darum gerne öfter mal mit einer Prise Chili nach oder verwenden Sie etwas Cayennepfeffer.

Grüner Tee
Die enthaltenen Antioxidantien senken den Blutzuckerspiegel und regen

gleichzeitig den Stoffwechsel an. Vor allem in der entkoffeinierten Variante ist diese Teesorte daher ein effektives Abnehmmittel.

Erdbeeren

Gegen den Süßhunger am Nachmittag hilft eine Handvoll reifer Früchte. Diese enthalten auch am meisten Vitamin C.

Erdmandeln

Dieser Neuling ist eigentlich eine Wurzelknolle. Es gibt sie im Ganzen oder als Flocken. Super als Snack oder im Müsli. Die vielen Ballaststoffe der Erdmandel regen den Stoffwechsel an und machen lange satt.

Frischer Spinat

Spinat enthält viele Ballaststoffe, macht dadurch lange satt und belebt gleichzeitig Ihren Stoffwechsel. Starten sie zum Beispiel gesund und schlank in den Tag, indem Sie ein bisschen Spinat in Ihren Frühstückssmoothie mischen.

Kaffee

Die leckeren Bohnen zügeln den Appetit und regt Ihren Körper dazu an mehr an Energie zu verbrennen. Ohne Milch und Zucker ist Kaffee außerdem ein kalorienarmes Getränk.

Kartoffeln

Das tolle an dieser schlanken Knolle ist die vielseitige Zubereitung. Sie unterstützt den Körper dabei zu entsäuern und ist somit im Gegensatz zu Nudeln und Reis die beste Beilage.

Kokosöl

Es enthält sogenannte mittelkettige Triglyceride. Das sind ganz besondere Fette. Sie werden von Ihrem Körper in Ketone umgewandelt, die Ihrem Körper Energie liefern, aber nicht als Fettdepots auf die Hüften wandern. Ihr Stoffwechsel wird so auf ganz gesunde Weise angekurbelt.

Linsen

Dadurch, dass sie reich an Proteinen sind, machen Linsen auch schon in kleinen Portionen lange satt. Außerdem senken sie das Cholesterinlevel.

Mandeln

Gegen das Nachmittagstief helfen bereits ein paar Mandeln. Dieser gesunde

Snack liefert viele wertvolle Fette und bildet im Gegensatz zu den meisten anderen Nüssen keine Säuren.

Süßkartoffeln

Vergessen Sie mal die Kohlenhydrate, denn Süßkartoffeln sind zusammen mit frischem Gemüse ideale Basenspender. Unser Tipp: Als Ofenkartoffel mit einem Avocadodip schmecken sie himmlisch lecker.

Tomaten

Vor allem mitten in der Sommersaison haben die Tomaten nicht nur den meisten Geschmack, sondern auch viele gesunde und schlank machende Inhaltsstoffe.

Wildlachs

Die Omega-3-Fettsäuren im Lachs unterstützen das Herz-Kreislauf-System und wirken außerdem entzündungshemmend.

Zimt

Das Gewürz kann den Blutzuckerspiegel senken und sorgt dafür, dass das Insulin in Ihrem Körper besser wirken kann. Dies ist eine wichtige Voraussetzung dafür, dass Sie überhaupt an Fett verlieren können.

Zuckerschoten

Nutzen Sie die kurze Saison, in denen die zarten Schoten aus unserer Region kommen. Auch roh schmecken sie fein geschnitten im Salat. Übrigens: Getrocknete Erbsen sind Säurebildner.

Nehmen sie zudem folgende basenbildende Lebensmittel zu sich, hier ein kleiner Auszug dazu:

- Kräuter & Gewürze z. B. Basilikum, Petersilie, Gartenkresse, Schnittlauch und Pfeffer
- Gemüse z. B. Auberginen, Blumenkohl, Karotten, Feldsalat, Chicorée, Meerrettich, Kartoffeln, Spinat und Gemüsesäfte
- Obst z. B. Ananas, Äpfel, Bananen, Erdbeeren, Mangos, Kiwis, Birnen, Orangen und Zitronen
- Nüsse z. B. Haselnüsse und Esskastanien
- Getränke z. B. dunkles Bier, Hafermilch, Molke, Fruchtsäfte, Kaffee, Mineralwasser und Kräutertee
- Süßes z. B. Fruchteis und Honig

- Keimlinge & Samen z. B. Sonnenblumenkerne, Dinkelkeimlinge, Radieschen- und Rettichsprossen

Etliche Nahrungsmittel regen den Stoffwechsel an und Sie sollten genau diese wählen, um Ihren Stoffwechsel effektvoll zu aktivieren.

Den Stoffwechsel mit Akupunktur aktivieren

Die Akupunktur soll knapp 3000 Jahre alt sein und wurden erstmals in der Ära der Shang-Dynastie, die Behandlungsmethoden der chinesischen Medizin entdeckt wie auch aufgezeichnet. Ebenfalls reichen die Daten bis ca. 1000 v.Chr. zurück. Das ganzheitliche Konzept in dem unsere Gesundheit und unser Wohlbefinden nichts anderes ist als der Zustand der Harmonie mit sich selbst, der Natur und der sozialen Umwelt. So hat die Akupunktur eine sehr lange Entwicklung und Tradition hinter sich. Früher noch wurden Krankheiten und Beschwerden als böse Dämonen bezeichnet und mit Schwert und Fackeln vertrieben. Diese Zeiten sind in Europa längst vorbei und die Akupunktur hat ihren festen Platz bei uns. Früher noch wurde das Erwärmen der Nadeln mithilfe von glimmenden Kräutern in Kombination mit der Akupunktur betrieben. Heute laufen diese Prozesse durch Einmalnadeln deutlich hygienischer ab. So fand die Akupunktur auch bei der Stoffwechselaktivierung und dem Abnehmen ihren Platz und dient schon lange nicht mehr dem Dämonenglauben und Schamanenkult. Die traditionelle chinesische Medizin hat bei uns Einzug gehalten und stellt keinen Humbug dar. Ganz im Gegenteil, sie bezieht nicht nur das Symptom und den Schmerz mit ein, sie heilt immer ganzheitlich.

Vielleicht sind auch Sie von den vielen Crash-Diäten geplagt und kennen die Hochglanzpackungen der Abnehmprodukte in- und auswendig und sind es leid, mehr Kilos als zuvor aufzuweisen. Denn eines haben Sie nicht miteinbezogen, den Stoffwechsel und seine Wirkung auf das Körpergeschehen. Das Abnehmen mit Nadelstichen ist demzufolge eine sinnvolle Alternative und nicht von chemischen Nebenwirkungen gekrönt. Laut einer WHO Studie, die Weltgesundheitsorganisation, leiden auch immer mehr junge Menschen an Übergewicht und die Hälfte aller Deutschen ist bereits übergewichtig. Die Wohlstandskrankheit geht um sich und chronische Krankheiten schleichen sich ein. Wir nennen Sie dann schlicht und ergreifend die Zivilisationskrankheiten. Diabetes, die Hypertonie, ein zu hohes Cholesterin und Herz-Kreislauf-Erkrankungen sind heute gang und gäbe in den Arztpraxen.

Um langfristig abzunehmen, benötigen Sie zur Stoffwechselaktivierung auch das gewisse Durchhaltevermögen und mit der Akupunktur steht Ihnen ein traditioneller Helfer zur Seite. Eine sehr gesundheitsschonende Alternative, die beim Abnehmen hilft und die mithilfe von hauchdünnen Nadeln an bestimmten

Akupunkturpunkten vollzogen wird. Wunder verspricht die Methode nicht, aber den gewissen und gewünschten Erfolg. So erreichen Sie ein Wohlfühlgewicht und nehmen Abstand vom Schlankheitswahn. Natürlich kann die Akupunktur nur unterstützend helfen, anregen und den Stoffwechsel und Abnehmprozess aktivieren. Ein wenig Zutun ist wie bei jeder Methode erforderlich.

Eine gesunde Ernährung, Sport und gute Laune im Paket helfen beim Abnehmen ungemein. Nun zurück zum Wohlfühlgewicht und damit ist Ihr Körper gemeint und nicht die Modelmaße. Ein Wohlfühlgewicht ist altersabhängig, körperentsprechend und ganz auf Sie bezogen. Sind Sie zu dünn, wirken Sie nicht nur krank, der Körper hat auch Krankheiten und Defiziten nichts entgegenzusetzen. Daher kann zu dünn auch krankmachen und irgendwelchen Traummaßen hinterherzulaufen, hat noch keinen glücklich gemacht.

Sicher können Sie die Nadel selbst setzen, da es Bücher und Anleitungen für die Meridiane gibt. Dennoch ist es zu empfehlen einen Profi in diesem Bereich aufzusuchen. Sie können aber zur Selbstbehandlung die Akupressur wählen und in einem kleinen Auszug geht es darum, was bei der Akupressur zu beachten ist, wenn es um das Thema Wohlfühlgewicht geht:

- Drücken Sie für die Massage anfangs sanft mit einem Finger auf den jeweiligen Punkt und lassen Sie den Druck langsam stärker werden. Sie können dazu entweder den Finger verwenden, mit dem Sie am besten zum Akupressurpunkt kommen, oder den jeweils empfohlenen. Dies finden Sie ausführlich im Internet und können sich so auf die Akupressur gleich einstimmen.

- Wahrscheinlich werden Sie dann bemerken, dass die betreffende Stelle etwas druckempfindlicher ist als das Gewebe ringsum. Das ist meist ein Hinweis, dass Sie den Akupunturpunkt gefunden haben.

- Verlassen Sie sich bei der Dauer und der Stärke der Massage bitte auf Ihr Gefühl. Die Akupressur wirkt sich bei jedem Menschen unterschiedlich aus. Daher gibt es kein einheitliches Rezept, das für alle gültig ist.

- Wenn ein Akupunktur-Punkt schmerzt, wird das in der Traditionell Chinesischen Medizin (TCM) als Hinweis gesehen, dass es hier ein Ungleichgewicht gibt. Massiere Sie in dem Fall sanft, bis der Schmerz wieder etwas nachlässt – Aber bitte nicht übertreiben: Aufmerksam und mit Gefühl massieren.

- Sie können die Akupunktur-Punkte so oft drücken, wie es Ihnen angenehm ist. Gönnen Sie sich täglich zwei Minuten, um die Akupressur-Punkte zu massieren. Vielleicht möchten Sie die Dauer mit der Zeit steigern, aber bitte ganz nach Ihrem Gefühl.
- Sie können die Punkte jeweils abwechselnd links und rechts oder gleichzeitig massieren.
- Natürlich können Sie die Punkte auch von jemand anderen massieren lassen. Dafür gelten die gleichen Richtlinien.

Nun zurück zur Akupunktur und worauf Sie bei einer TCM-Ärztin oder Arzt achten müssen. Dazu ein interessanter Auszug, der gerade den Laien und Neulingen weiterhilft.

Woran erkennen Sie, ob Sie eine gute Ärztin oder einen guten Arzt vor sich haben?
Eine gute TCM-Ärztin wird sich Zeit nehmen, um mit Ihnen zu sprechen, zu verstehen, was Sie beschäftigt, welche Ängste Sie womöglich haben und was sich Sie wünschen. Sie wird Ihnen die Abläufe erklären, sodass Sie gut vorbereitet sind.

Ist die Akupunktur schmerzhaft?
Normalerweise schmerzt die Akupunktur nicht, kann aber ein wenig unangenehm sein. Ist dieser Prozess nichts für Sie, dann gehen Sie in Qigong.

Worauf können Sie achten?
Oft wird empfohlen, hungrig zur Akupunktur zu kommen, damit die Punkte besser zu finden sind. Fragen Sie dazu am besten direkt beim TCM-Arzt Ihres Vertrauens nach. Auf jeden Fall können Sie sofort überprüfen, ob das Hungergefühl weggeht oder weniger wird. Damit Sie am meisten von der Akupunktur bei der TCM-Ärztin profitieren, nehmen Sie wenn möglich ausreichend Zeit mit, damit Sie entspannt ankommen und danach etwas ausruhen können. So verstärken Sie die Wirkung der Akupunktur.

Die Akupunktur regt den Organismus nicht nur zur Selbstheilung an, sie fördert auch die Gewichtsreduktion, das aber nur, wenn man die richtigen Meridiane anspricht und das kann nur ein Profi gewährleisten. Auch wenn die Akupunkturnadel günstig erscheinen, Sie würden Sie mit Sicherheit nicht richtig ansetzen und keinen Erfolg damit erzielen. Ebenfalls kann eine Massage im

Anschluss das Stoffwechselgeschehen rein positiv beeinflussen. Lassen Sie sich ganz auf Ihr Wohlfühlgefühl ein, um den Stoffwechsel anzuregen. Übrigens, die Akupunktur findet inzwischen immer mehr Interessenten in Wissenschaft und Forschung. An vielen medizinischen Fakultäten wird bereits intensive Akupunkturforschung betrieben. Vielleicht wird sie schon in naher Zukunft vermehrt für das Abnehmen und den Stoffwechsel eingesetzt. Dennoch ist es mit der Akupunktur und der Akupressur alleine noch nicht getan, diese beiden sehr wirkungsvollen Methoden spornen den Organismus nur an. Sie sagen ihm was zu tun ist und geben ihm den Anreiz dazu. Ähnlich wie bei der Homöopathie bietet die Akupunktur ihre unterstützende Hilfe an. Diese Anregung aktiviert dann den Stoffwechsel, der die Fettverbrennung in Gang setzt. Entspannen Sie sich, schlafen Sie ausreichend und vermeiden Sie Stress und schenken Sie Ihren Körper mehr Bewegung, er wird dankbar dafür sein.

Die Wirkung der Punkte laut TCM

Mit der Akupunktur, der Akupressur und durch Qigong, können Sie Ihren Körper sehr positiv beeinflussen. Hier ein Auszug dazu:

- Sie werden schneller satt
- Sie bleiben länger satt
- Heißhungeranfälle weniger werden (oder verschwinden)
- Ihr Stoffwechsel wird angeregt
- Ihre Fettverbrennung wird beschleunigt
- Giftstoffe werden aus dem Körper abtransportiert
- Sie haben Appetit auf das, was Ihr Körper gerade braucht
- Sie fühlen sich ruhiger, ausgeglichener, entspannter und gleichzeitig energievoller

Die traditionelle chinesische Medizin bezieht daher alle Punkte mit ein und so können Sie täglich Ihr Wohlfühlgewicht anstreben und das mit der Akupressur. Dazu bietet sich ein Auszug der guten Möglichkeiten an:

„Vermittelnder Hügel"

Lage: Sie finden den Punkt in einer deutlich spürbaren Vertiefung über dem Sprunggelenk, leicht vor und unterhalb der Spitze des Innenknöchels.

Akupressur: Massieren Sie den Punkt ganz leicht mit dem Zeigefinger. Sie können ihn abwechselnd auf beiden Beinen massieren oder auch gleichzeitig.

Wirkung lauf TCM: kann helfen, das Wohlfühlgewicht zu erreichen
Die Behandlung des Punktes wird außerdem empfohlen bei:

- Übergewicht
- allgemeiner Bindegewebsschwäche
- Krampfadern
- Schwellungen der Füße und Unterschenkel
- Bauchschmerzen
- depressiver Verstimmung

Die Massage des Punktes wirkt kräftigend und stärkend.

„Die Quelle am Fuß des Yin_Hügels "
Lage: An der Innenseite des Unterschenkels unterhalb des Knies.

„Die Quelle am Fuße des Yin-Hügels" (chinesisch: „Yin Ling Quan")

Akupressur: Diesen Punkt können Sie deutlich stärker mit dem Daumen massieren. Abwechselnd links und rechts oder gleichzeitig massieren.

Wirkung lauf TCM: wirkt sich positiv auf die Verdauung aus
Die Behandlung des Punktes wird zusätzlich empfohlen bei:

- Verdauungsproblemen
- Regelschmerzen
- Ödemen
- Darmkoliken

Die Massage des Punktes wirkt beruhigend und entspannend.

„Wehklage des Bauches"
Lage: Der Punkt befindet sich unterhalb des Knorpels der 9. Rippe.

Milz 16 „Wehklage des Bauches" (chinesisch: „Fu Ai")

Akupressur: Massieren Sie den Punkt zuerst ganz leicht mit dem Daumen und erhöhen langsam aber deutlich den Druck, während Sie mehrmals bewusst ein- und ausatmen.

Wirkung lauf TCM: regt die Verdauung an

Die Behandlung des Punktes wird empfohlen bei:

- unvollständiger Verdauung
- Verstopfung
- Blähungen
- Leber- und Gallenbeschwerden

Die Massage des Punktes entspannt den Oberbauch.

Milz 21 – „Große Umhüllung "

Lage: Sie finden den Punkt unterhalb der Achselhöhle im 6. Zwischenrippenraum.

„Große Umhüllung" (chinesisch: „Da Bao")

Akupressur: Atmen Sie tief ein und drücken gleichzeitig sanft mit Daumen oder Mittelfinger auf diesen Punkt.

Wirkung lauf TCM: kann helfen bei Verdauungsstörungen

Die Behandlung des Punktes wird außerdem empfohlen bei:

- Verdauungsproblemen
- allgemeiner Schwäche
- geschwollenen Achseln
- Magenbeschwerden
- Spannungsgefühl im Oberbauch

Die Massage des Punktes vertieft die Atmung.

Drei Meilen am Fuß"

Lage: Sie finden den Punkt vier Fingerbreit unterhalb der Kniescheibe eine Daumenbreite seitlich der Schienbeinkante. Um ihn zu finden, legen Sie Ihre Hand (Zeigefinger bis kleiner Finger) unter die gegenüberliegende Kniescheibe. Der Punkt befindet sich dann unterhalb des kleinen Fingers auf der Außenseite des Beins.

„Große Umhüllung" (chinesisch: „Da Bao")

Akupressur: Atmen Sie tief ein und drücken gleichzeitig sanft mit Daumen oder Mittelfinger auf diesen Punkt.

Wirkung lauf TCM: kann helfen bei Verdauungsstörungen
Die Behandlung des Punktes wird außerdem empfohlen bei:

- Verdauungsproblemen
- allgemeiner Schwäche
- geschwollenen Achseln
- Magenbeschwerden
- Spannungsgefühl im Oberbauch

Die Massage des Punktes vertieft die Atmung.
Wählen Sie die für Sie angenehmste Methode aus und unterstützen Sie Ihren Stoffwechsel in jeglicher Form, denn er ist für etliche Regelprozesse verantwortlich und fördert sogleich den Abnehmprozess. TCM die traditionelle chinesische Medizin ist auf viele Bereiche ausgelegt, wagen Sie sich ruhig an die alten Methoden heran. Tun Sie es den Chinesen gleich und versuchen Sie deren fernöstliche Küche, Sie werden begeistert sein. Viele Speisen sind nicht nur süßsauer und scharf, sie sind zudem sehr kalorienbewusst.

Zitronen sind gelb, sauer und gesund, das ist praktisch ihr Markenzeichen und sie stellen eine Vitamin C Bombe dar. Knallgelb und fruchtig präsentiert Sie sich im Obstregal und macht sofort gute Laune. Sie ist erfrischend, vitaminreich und regt zugleich den Stoffwechsel an. Die Zitrusfrucht in der mehr steckt als man denkt. Häufig verwenden wir sie in der Erkältungszeit, wenn der Hals kratzt und die Nase läuft. Dann bringt sie uns schnell wieder auf die Beine. Nicht nur das fleischige Innenleben ist interessant, ihre Schale ist voll mit ätherischen Ölen. Die fitte Südfrucht, die uns Power und Energie schenkt und uns rundum mit ihren Vitaminen versorgt. Daher ein wenig Wissenswertes über die Zitrone, die uns mehr schenkt als den sauren Geschmack. Die Zitrone ist ein Alleskönner in puncto Gesundheit und wird für ihren hohen Anteil an Vitamin C geschätzt, ganze 53 Milligramm pro 100 Gramm bei schlanken 35 Kilokalorien. Damit pusht sie das Immunsystem auf und beugt Infektionen und Erkältungen vor, da das Vitamin C vor Viren und Bakterien schützt.

So schützt die Südfrucht die Körperzellen, hilft bei der Wundheilung und beim Abnehmen, sorgt für straffe Haut, mindert Verdauungsprobleme und ist nach einer durchfeierten Nacht die optimale Waffe gegen Kater, weil sie den Körper entgiftet. Ebenso regt die Zitrone unser Stoffwechselsystem an und ist auch geschmacklich ein Allroundtalent: Die enthaltene Citronensäure peppt Gerichte in der warmen und kalten Küche auf. Selbst die geraspelte Zitronenschale punktet. Dank ihrer ätherischen Öle würzt sie Dressings, Fisch oder Gebäck so richtig auf. Die Zitrone ist für den Pepp in den Gerichten, Speisen und Getränken verantwortlich.

Die wertvollen Inhaltstoffe der Zitrone:

Durchschnittliche Nährwerte	pro 100 g
Kalorien	35
Fett	0,6 g
Kohlenhydrate	3 g
Ballaststoffe	4 g
Wasser	90 g
Kalium	150 mg
Calcium	10 mg
Magnesium	28 mg
Phosphat	16 mg
Eisen	0,5 mg
Zink	0,1 mg
Vitamin C	50 mg
Folsäure	6 µg

Nicht nur viele gesundheitliche Vorteile werden der Zitrone nachgesagt, sie hilft auch die lästigen Pfunde loszuwerden. Die Liste ihrer positiven Eigenschaften ist lang, denn die Zitrone regt die Verdauung an, fördert den Gewichtsverlust, steigert das Energielevel und nimmt sich dem Stoffwechselgeschehen an. Demzufolge wird die Zitrone erfolgreich bei Diäten eingesetzt. Das Zitronenwasser erfrischt zugleich und hat viel Geschmack bei wenig Kalorien. Ein kalorienarmes Getränk erwartet Sie, das erfrischender nicht sein könnte und so manche pappsüße Softdrinks in den Schatten stellt. Mit der Zitrone kommt auch der Stoffwechsel wieder in Fahrt, das haben Studien aufgezeigt und belegt. So gehen die Forscher davon aus, dass eine gute Hydration die Funktion der Mitochondrien verbessert. Dabei handelt es sich um die „Kraftwerke unserer Zellen", also spezielle Zellorganelle, die dabei helfen, Energie für den Körper zu produzieren. Dies wiederum führt zu einer Anregung des Stoffwechsels, was in weiterer Folge zum Gewichtsverlust führen kann. Des Weiteren entsteht beim Trinken eine Thermogenese, denn der Körper wandelt das kalte Wasser wieder in Wärme um und genau bei diesem Stoffwechselprozess werden Kalorien verbrannt. Das Zitronenwasser weist den gleichen Effekt dabei auf.

Nun ein Auszug daraus warum Zitronen so gesund sind:

1. **Bodyguard** Mit 53 Milligramm **pro** Frucht liefert eine Zitrone etwa **die Hälfte unseres Tagesbedarfs an Vitamin C**. Damit ist sie ein Immunbooster und wirkt antibakteriell. Heißes Wasser mit Zitrone gilt als bewährtes Hausmittel gegen Erkältungen, insbesondere in Kombination mit Ingwer. Die Südfrucht ist reich an Magnesium, das ebenfalls die Abwehrkräfte und die Nerven stärkt.

2. **Beautyelixier** Vitamin C regt die Bildung von Kollagen im Körper an. Das hält Haut, Bänder und Sehnen geschmeidig, stärkt die Blutgefäße und sorgt für feste Zähne, Knochen, starke Nägel und Haare. Kollagen unterstützt die Wundheilung. Als starkes Antioxidans bekämpft das Vitamin außerdem freie Radikale, was unsere Zellen vor Hautalterung schützt und wichtig für das Bindegewebe ist.

3. **Fettkiller** Darüber hinaus ist die hohe Menge an Vitamin C in Zitronen wichtig für die Hormonproduktion, speziell für das Glückshormon Serotonin und den Neurotransmitter Noradrenalin, der Stoffwechsel und Fettverbrennung ankurbelt.

4. **Verteiler** Durch ihren hohen Säuregehalt helfen Zitronen dabei, fettige und schwere Speisen leichter zu verdauen. Das Pektin aus der Zitronenschale fungiert als Ballaststoff und unterstützt eine gesunde Darmflora.

5. **Detoxwunder** Der hohe Kaliumgehalt der Zitrone beeinflusst den Elektrolythaushalt unseres Körpers positiv. Kalium wirkt entwässernd und harntreibend, was Giftstoffe aus dem Körper spült und für die optimale Funktion von Nerven, Herz und Muskeln sorgt. Obwohl die Zitrone sauer schmeckt: Der Saft gehört zu den basischen Lebensmitteln und fördert die Verwertung von Eisenpräparaten – wichtig für Veganer und Vegetarier.

Sauer macht nicht nur lustig, Sie bekommen auch Ihr Fett weg. Mit Hilfe des Vitamin C (Ascorbinsäure) produziert der Körper das für eine optimale Fettverbrennung wichtige Hormon Noradrenalin. Dieser Botenstoff hilft dabei, das Fett aus den Fettzellen herauszulösen. So kann der Organismus einfacher auf gespeicherte Fette zur Energiegewinnung zurückgreifen. Die Zitrone, welche die Gewichtsreduktion aktiviert und dem Stoffwechsel schnell wieder auf die Beine hilft. Demnach sollte Sie bei keiner Stoffwechselkur fehlen.

Seit über 4000 Jahren wird Ingwer als Heil- und Würzpflanze verwendet und vermutlich stammt Ingwer aus Indonesien. Schon der chinesische Gelehrte Konfuzius erwähnte den Ingwer um 500 v. Chr. in seinen Schriften und hielt dies für die Nachwelt fest. So ist die exotische Knolle eine scharfe Angelegenheit, denn ihre aromatische Schärfe bringt zudem eine aphrodisierende und heilende Wirkung mit sich. Nicht nur das, die Schärfe regt auch den Stoffwechsel an. Seit Jahrtausenden wird Ingwer in Asien fast schon vergöttert und das hat der Ingwer seiner vielfältigen Wirkung zu verdanken. Die Powerpflanze wurde bereits systematisch erforscht und auch zum Abnehmen freigegeben. Ihr scharfes Innenleben mit magischer Kraft, verspricht so einiges und macht den überflüssigen Kilos Beine.

Durch die Aktivierung des Stoffwechsels setzen vermehrt gewichtsreduzierende Prozesse ein. Fühlen Sie sich nicht wohl, unterstützt Ingwer Ihren Körper auf ganz natürliche Art und Weise und das mit einem schmerzstillenden und entzündungshemmenden Effekt. Der Ingwer-Wurzelstock enthält einen zähflüssigen Balsam, das sogenannte Oleoresin. Dieser besteht aus ätherischen Ölen sowie den Scharfstoffen Gingerol und Shogaol, ein Gemisch mit magischer Wirkung, das selbst den Rheumapatienten zugutekommt und bei Muskelschmerzen und Erkältungen verordnet wird. Doch zurück zum Stoffwechselgeschehen, das der Ingwer so positiv beeinflusst. Mit Ingwer wird der Stoffwechsel regelrecht mobilisiert und das Verdauungssystem angeregt, denn Magen, Darm und Galle, werden gleichermaßen angesprochen. Das spornt auch den Stoffwechsel an. Die heilende Knolle in der so viel Gutes steckt und die Scharfstoffe, die der Fettverbrennung auf die Füße helfen. Zudem entschlackt Ingwer so wunderbar und weist eine appetithemmende Wirkung auf. So werden die Toxine und Schlacken ausgeleitet und der Appetit einfach eingedämmt. Das bewirken die scharfen Inhaltsstoffe in Ingwer. Auch das Immunsystem kommt beim Ingwer keineswegs zu kurz. So sorgt Ingwer fast schon für einen Rundumschutz und bringt ebenso den Kreislauf in Schwung. Seine guten Eigenschaften sind daher phänomenal. Planen Sie den Ingwer daher täglich in Ihre Ernährung mit ein. Sie können aber auch einen Ingwertee oder ein Ingwerwasser trinken, das erfrischt und regt den Stoffwechsel durch die Flüssigkeit noch mehr an. Die Fettverbrennung ist dann in vollem Gang.

Alleine schon wegen der appetithemmenden Wirkung sollten Sie auf Ingwer nicht verzichten. Das Superfood enthält Shogaole und Gingerole und regt durch seine scharfen Eigenschaften den Speichelfluss wie auch den Magensaft an, was wiederum den Stoffwechsel aktiviert und die Verdauung anregt. Ingwer enthält Magnesium, Vitamin C, Kalium, Kalzium, Eisen, Phosphor und Natrium. Der zitronig-scharfe Geschmack wertet zudem das Essen ganze nach Ingwernote auf. Auch in Getränken macht Ingwer eine gute Figur, ob als Ingwerwasser oder Ingwertee. Nur beim empfindlichen Magen ist Ingwer eher nicht zu empfehlen, wie bei Schwangeren und Patienten, die blutgerinnende Medikamente einnehmen. Wer an Gallensteinen leidet, sollte ebenfalls auf die Superknolle verzichten. Ansonsten ist Ingwer geradezu perfekt und in Kombination mit Zitrone genial. So erhalten Sie ein sehr ansprechendes Stoffwechselpaket, das die Pfunde purzeln lässt. Ingwer können Sie übrigens mit Wasser und wahlweise Orangensaft, Zitrone, Zimt und vielleicht mit etwas Honig oder einem anderen Süßungsmittel aufpeppen. Ob heiß oder kalt getrunken, gesund ist Ingwer allemal. Einige Abnehmwillige schwören auf Ingwer und nehmen ihn täglich zu sich. Probieren Sie den Ingwer pur oder mit Zitrone doch mal aus.

Unser Körper kann nur dann arbeiten, werden ihm alle Vitalstoffe in ausreichender Form zugeführt werden. Alle Stoffwechselvorgänge basieren auf Vitalstoffen und tritt ein Mangel ein, dann steht die Sparflamme an. Der Stoffwechsel schränkt seine Tätigkeit ein und wir setzen vermehrt Fettdepots an. Schon bald wird das körpereigene System lahmgelegt. Vielen von uns ist das nicht bewusst. Wir nehmen auf Teufel komm raus ab, nur damit die Waage weniger anzeigt. Mangelerscheinungen sind an der Tagesordnung und der Jo-Jo-Effekt lässt ebenfalls grüßen. Daher werden in einem Auszug die wichtigsten Stoffe zusammengestellt, um Ihren Stoffwechsel sinnvoll und effektiv zu unterstützen:

Coenzym Q10: Das Coenzym Q10 spielt eine lebensnotwendige Rolle bei der Energiegewinnung in den Zellen. Seine Konzentration ist in den Organen und Geweben, die am meisten Energie verbrauchen, besonders hoch. Das sind vor allem innere Organe wie Herz, Leber und Nieren, aber auch Muskeln. Mangelt es unseren Zellen daran, führt es zu Energielosigkeit und wir fühlen uns schlapp und antriebslos, die Fettverbrennung steht praktisch still. Eine ausreichende Versorgung mit Q10 kann sich außerdem positiv auf einen zu hohen Blutzuckerspiegel sowie hohen Blutdruck auswirken.

L-Carnitin: L-Carnitin transportiert Fettsäuren in unsere Zellen, wo sie in Energie umgewandelt werden und ist damit ebenso ein wichtiger Faktor der Fettverbrennung. Fehlt dem Körper L-Carnitin, kann es passieren, dass bei körperlicher Anstrengung wie bei Ausdauersport statt den Fettpolstern Muskeln abgebaut werden – der Super-GAU für jeden Abnehmwilligen! Gerade bei Diäten kann es aber schnell zu einem Mangel an L-Carnitin kommen.

Magnesium: Magnesium ist in unserem Körper an einer Vielzahl von Stoffwechselprozessen beteiligt. Bei einem Magnesiummangel verlangsamt sich der gesamte Prozess der Energiegewinnung – der Stoffwechsel gerät zusätzlich ins Stocken.

Vitamin D: Ein besonders wichtiger Punkt beim Abnehmen ist der gefürchtete Jo-Jo-Effekt. Vitamin D kann dagegen aktiv helfen, da es notwendig für die sogenannte Apoptose ist. Das ist der Vorgang, bei dem nicht mehr benötigte

Fettzellen abgebaut und aus dem Körper geschleust werden. Ohne diesen Vorgang füllen sich die Fettzellen nach einer Diät sofort wieder. Der Effekt ist besonders am Bauchumfang zu bemerken. Leider ist aber für den Großteil der westeuropäischen Bevölkerung ein Mangel an Vitamin D nachgewiesen. Eine natürliche Ergänzung daher besonders empfehlenswert.

Omega-3-Fettsäuren: Omega-3-Fettsäuren (ungesättigte Fettsäuren) gelten als die gesunden Gegenspieler zu den heute in der Ernährung dominierenden tierischen Fetten (gesättigte Fettsäuren). Während die gesättigten Fette den Fettstoffwechsel negativ beeinflussen und die Einlagerung in die Fettzellen zusätzlich stimulieren, fördern die ungesättigten Fettsäuren den Abbau der Fette und unterstützen uns beim Abnehmen. Neue Studien zeigen, dass emulgierte Omega-3-Fettsäuren in einem komplexen Vitalstoffprodukt und in Saftform besser aufgenommen werden als die Wirkstoffe aus Kapseln oder Tabletten.

Um den Mangelerscheinungen vorzubeugen empfiehlt die **Deutsche Gesellschaft für Gesundheitsvorsorge (DGG)** eine rein natürliche Ergänzung zur täglichen Ernährung, um jederzeit den Bedarf auch in belastenden Situationen (Ausdauersport, Diät, Stress) decken zu können und wirksam einer Mangelernährung vorzubeugen. Schon heute sprechen wir von einer Vitalmedizin die alle lebenswichtigen Mineralstoffe, Spurenelemente, Vitamine und sekundären Pflanzenstoffe enthält. Was nichts anderes bedeutet, als dass eine optimale Dosierung zu 100 % aus natürlichen Lebensmitteln besteht und gleichzeitig aber nur rund 15 kcal pro Essensmahlzeit liefert. Das bringt nicht nur den Stoffwechsel in Schwung, auch die Blutwerte werden konstant verbessert und optimiert und das innerhalb kurzer Zeit.

Dazu ein Auszug was Sie selbst tun können:
Ernährung:

- Trinken Sie mindestens zwei Liter Wasser oder ungesüßten Tee pro Tag. Damit der Stoffwechsel reibungslos verlaufen kann, brauchen die Zellen viel Flüssigkeit.
- Machen Sie keine Crash-Diäten, bei denen Sie fast keine Kalorien zu sich nehmen. Das bremst Ihren Stoffwechsel zusätzlich und befeuert den Jo-Jo-Effekt.
- Ernähren Sie sich leicht und abwechslungsreich. Meiden Sie „leere" Kalorien, wie sie in weißem Mehl oder raffiniertem Zucker zu finden

sind. Reduzieren Sie außerdem nach und nach den Anteil tierischer Produkte in Ihrer Ernährung und ersetzen Sie diese durch pflanzliche. Zweimal die Woche sollte aber Fisch auf Ihrem Speiseplan stehen.

- Meiden Sie Fertigprodukte und Fast Food. Die meisten enthalten Zusatzstoffe wie Konservierungsmittel oder Geschmacksverstärker, die den Appetit zusätzlich anregen und zu größeren Portionen verleiten.
- Die DGG rät zu min. fünf Portionen Obst und Gemüse am Tag, um den Bedarf an Vitalstoffen zu decken und den Fettstoffwechsel anzukurbeln.
- Viele Ärzte und Heilpraktiker empfehlen ein natürliches Vitalstoffkonzentrat, um den Stoffwechsel anzuregen und Mangelernährung (Coenzym Q10, Magnesium, Vitamin D, Omega-3-Fettsäuren) vorzubeugen.

Bewegung und Entspannung:

- Regelmäßiger Ausdauersport sowie Kraftsport bringt den Stoffwechsel in Schwung und fördert die Fettverbrennung.
- Sorgen Sie gezielt für Entspannung, wenn Sie gestresst sind. Im Stress neigen wir dazu zu viel zu essen und unser Körper lagert verstärkt Fett ein. Yoga, Autogenes Training oder ähnliche Methoden können Ihnen beim Entspannen helfen.
- Gehen Sie rechtzeitig zu Bett, am besten vor Mitternacht, damit sich Ihre Zellen ausreichend erholen können.

Lebensweise:

- Wiegen Sie sich höchstens 2x in der Woche, eine höhere Frequenz ist wegen der täglich unterschiedlichen Wassereinlagerungen wenig sinnvoll.
- Achten Sie beim Einkauf auf die Nährwertangaben auf den Packungen und dabei vor allem auf die den Salz-, Zucker- und Fettgehalt.
- Lassen Sie sich Zeit und genießen Sie Ihr Essen. Essen Sie langsam und kauen Sie gründlich und mit allen Sinnen Das Sättigungsgefühl tritt erst nach 15-20 Minuten ein!

Werden auch Sie ein Profi im Stoffwechselgeschehen und lassen Ihren Körper gerade beim Abnehmen nicht einfach so schalten und walten. Denn nur, wenn Sie den Metabolismus mit einbeziehen, dann nehmen Sie auch erfolgreich und auf Dauer ab. Dann Sie haben das Körpersystem verinnerlicht und verstanden.

Beschleunigen Sie Ihren Stoffwechsel auf ganz natürliche Art und Weise, wenn Diäten nicht mehr helfen und Sie sich von lästigen Pfunden befreien möchten. Ist Ihr Stoffwechsel auf Sparflamme, dann kurbeln Sie ihn mit den hilfreichen Tipps an und Sie fühlen sich wieder fit und vital. In dem Buch wurden etliche Themen, anatomische Vorgänge, Wissenswertes und auch Erstaunliches zusammengetragen. Hilfreich präsentiert sich Ihnen das Werk und steht Ihnen mit Rat und Tat zur Seite.

Gelangen Sie zu mehr Lebensqualität und beziehen demzufolge auch Ihren Stoffwechsel in Ihr Leben mit ein. So wird auch Ihr Abnehmwunsch wahr und Ihr Fettstoffwechsel läuft zur Hochform auf. Mit vielen Diäten landen Sie in der Sackgasse, mit einer Stoffwechselkur aber nicht. Lernen Sie die Vitalstofftherapie kennen, die zu einer nachthaltigen Gewichtsreduktion führt und mit einer hCG Diät verbunden ist, denn häufig treten die Stoffwechselprobleme durch einen Vitalstoffmangel auf. So werden mit Vitalstoffen alle lebensnotwendigen Vitamine, Spurenelemente, sekundären Pflanzenstoffe und Mineralstoffe mit aufgenommen. Das ist der Clou an der Sache und wird bei vielen anderen Diäten einfach übersehen. Nur wenn die Zellen mit Vitalstoffen versorgt werden, wird auch der Stoffwechsel optimal angeregt.

Lernen Sie Ihren Körper zu verstehen, denn nur so werden Sie auch gesund und natürlich abnehmen. Ohne einen aktiven Stoffwechsel und seine Funktion geht nichts im körperlichen Geschehen. Daher wurde auch das Gesamtbild „Körper" mit aufgezeigt. Abnehmen hat nicht nur mit weniger essen und einer guten Verdauung zu tun. Schenken Sie sich ein neues Lebensgefühl und halten Sie sich so jung, schlank und gesund.

INTERVALLFASTEN

Wie Sie durch intermittierendes Fasten den Stoffwechsel beschleunigen, effektiv abnehmen und schnell Fett verbrennen - ohne Diät, ohne Hungern und ohne Sport – in einfachen Schritten.

Schlank durch Essenspausen, ohne auf jeden Happen verzichten zu müssen? Ja diese Form der Diät gibt es. Es wird auch das Intermittierende Fasten genannt und bedeutet nichts anderes, als aussetzen oder unterbrechen. Der Rhythmus kann von jedem von uns individuell festgelegt werden. Sie essen größtenteils was Ihnen schmeckt. Was nicht heißt, dass Sie gleich eine Tortenschlacht veranstalten sollen. Meist scheitern Diäten an der Einseitigkeit und den vielen nervigen Vorgaben und Regeln. Und eines sei jetzt schon zu erwähnen, das Intervallfasten verringert Erkrankungen und steigert die Lebenserwartung. Wer kann zu diesen Vorteilen schon nein sagen?

Intervallfasten wie man so schön sagt, ist in aller Munde. Es lässt die Pfunde nur so purzeln. Doch nicht nur das, es beugt chronischen Erkrankungen vor und wirkt sich gerade bei Bluthochdruck positiv aus. Es ist für normale Menschen wie auch für Hochleistungssportler konzipiert. Demzufolge wird die normale Nahrungsaufnahme, mit dem stetigen Fasten gewechselt. Eine einfache Variante, die sich in vielen Methoden abzeichnet. So kann jeder für sich, individuell sein „Abnehm-Ritual" durchführen. Die populärsten und gängigsten Methoden sind dabei die 5:2 und 16:8 Diät. Aber dazu später mehr, dennoch möchte wir Sie nicht zu lange auf die Folter spannen.

Intervallfasten bietet sich in verschiedenen Formen an, so dass jeder die für sich geeignetste Methode finden kann. Alltagkompatibel und dem privaten wie beruflichen Leben gut angepasst. Dem nicht genug, ist es laut Forschern eine bewährte Medizin, wenn man die Methode 16:8 in Erwägung zieht. Herzkreislauferkrankungen, die Dickleibigkeit wie auch Diabetes TYP 2, haben dann keine große Chance mehr. 16 Stunden ohne Nahrung, genau darauf wäre unser Organismus bestens gepolt, stellte der Biologe Mark Mattson des National Institute of Aging in Baltimore fest. Somit macht das Intervallfasten durchaus Sinn. In der heutigen Zeit haben wir uns leider selbst so erzogen, dass wir beim ersten Magenknurren gleich zu etwas Essbaren greifen.

Ein Glas Wasser und das Schluck für Schluck, würde zur ersten Hungerbesänftigung durchaus ausreichen. Wer sich dem traditionellen Fasten annimmt, der reinigt Körper und Geist. So finden Sie für sich einen geeigneten Rhythmus und eine gute Struktur. Infolgedessen ist in den Essensphasen auch mal das Naschen erlaubt. Sie werden erstaunt sein, wie schnell sich Ihr Körper an die Umstellung gewöhnt und nicht immer nach Nahrung verlangt. Durch die reduzierte Energieaufnahme werden die Körperzellen weniger unter Stress gesetzt. Das wiederum deaktiviert die Fresszellen deaktiviert und daher können keine Fettpölsterchen mehr gebildet werden. Im Klartext heißt dies, Ihre zugeführte Nahrung setzt nicht mehr an. So kann der Darm ausspannen und die Organfunktionen sind nicht mit der ständigen Nahrungsaufnahme, Aufbereitung, wie auch dem Verdauen belastet. Nur so kehrt eine ganzheitliche Ruhe ein. Nehmen auch Sie mit der Intervalldiät einen neuen Kurs ein und beginnen Sie noch heute damit, Ihrem Körper etwas Gutes zu tun.

Sicher werden Sie sich fragen für wen das Intervallfasten denn geeignet ist. Sie können in jeder Altersklasse und mit jedem Gewicht starten. Aber auch Menschen, die einfach nur gesund leben möchten, sind mit dem Intervallfasten gut beraten. Ebenso Sportler und aktive Menschen an sich. Selbstverständlich dient sie auch den Berufstätigen unter uns. Denn wir werden widerstandsfähiger, robuster und kurbeln mit der Intervalldiät unsere gute Laune an. Durch die konsequente Ernährungsweise mit Zeitfenster, leben Sie förmlich auf und das ohne Leistungsdefizite. Ganz im Gegenteil, die Leistungsfähigkeit wird gesteigert und Ihr innerer Antrieb wird gefördert. Eine interessante Fastenmethode, die sogar das Krebswachstum reduzieren soll. Worauf warten Sie noch, fangen Sie noch heute mit Ihrem Vorhaben an.

Wer hat's erfunden?

Gut, diesmal waren es nicht die Schweizer, der Trend kommt aus den USA. Abnehmen und weniger essen liegt durchaus in unseren Genen und wirkt sich somit lebensverlängernd aus. Das hat auch eine Forschung der klinischen Studie am Institut Sozialmedizin, Epidemiologie und Gesundheitsökonomie der Charité in Berlin ergeben. Wer verhaltener und weniger isst, der lebt auch länger.

Was passiert in unserem Körper?

Beim Abnehmen spielen zwei Parameter eine nicht ganz unwichtige Rolle. Und zwar die Regulation von Hunger und Sattheit. Körpereigene Hormonsysteme, werden beim Fasten durch die Stoffwechselaktivität im Zaum gehalten. Somit entsteht beim Intervallfasten nach einer Eingewöhnungsphase kein ständiges Hungergefühl. Mit fortwährendem Essen beginnen wir chronisch zu übersteuern. Das leitet ein ständiges Hungergefühl ein. Der Blutzuckerspiegel kommt dann ins Wanken und es wird ständig Nachschub verlangt. So setzen die Fettpolster an und Zivilisationskrankheiten entstehen. Das Intervallfasten durchbricht diesen Teufelskreis und gibt dem Organismus eine Chance sich neu zu organisieren. Unser System wird wieder ins Lot gebracht und das Intervallfasten geht an den Treibstoff, die sogenannten Fettreserven heran. Dem nicht genug, bewirkt das Fasten noch etwas sehr Geniales, das Fett wie die Ketonkörper werden umgewandelt, was sich wiederum positiv auf unser Gehirn auswirkt.

Auch die Fettleber profitiert in hohem Maße davon, denn genau sie kann die Entwicklung von Diabetes fördern. Das Intervallfasten baut nach und nach das Fett in der Leber ab. Dies wurde auch in Studien bei Menschen nachgewiesen. Die Leber erholte sich und chronische Krankheiten traten zurück. Im Prinzip kommt das Intervallfasten jedem Organ zugute und dient zugleich als ganzheitliche Verjüngungskur. Es fördert den Reparaturmechanismus und aktiviert die Selbstheilungskräfte. Man kann sagen, es holt den Körper aus dem Schönheitsschlaf.

Nimmt man damit wirklich ab?

Unbestritten, ja. Sie können das Intervallfasten als Kurzzeitfasten ansehen, als Frühjahrskur, oder auch sehr zu empfehlen, es ein Leben lang beibehalten. Es geht hierbei nicht um das schnelle Abnehmen, sondern den langfristigen Erfolg. Bei diesem muss die Gesundheit nichts einbüßen, ganz im Gegenteil. Viele Menschen blühen wieder auf und wirken nicht nur schlanker, sondern auch fröhlicher und aktiver. Im Endeffekt überessen wir uns alle, da der Hunger immer im Kopf entsteht.

Das Gute am Intervallfasten ist, Sie können es von jetzt auf gleich beginnen und damit fangen vielleicht auch Sie heute schon an. Für etliche von uns, ist das Essen eine Sucht geworden. Wir stopfen in uns hinein, sind unglücklich, dick und faul. Also weit weg von schlank und gesund. Das Intervallfasten kann in verschiedenen Methoden ausgeführt werden und eine ist sicher auch für Sie dabei. Geben Sie Ihrem Körper eine Chance, sich neu zu definieren und gesünder alt zu werden. Seit Urzeiten ist es das Mittel der Wahl, um Energie zu tanken und nun können Sie an Ihrem Organismus diese Tradition fortführen. Ein ganzheitliches Konzept, das Therapeuten wie auch Ernährungswissenschaftler begrüßen. Denn wer zu dick ist, verkürzt sein Leben und kämpft täglich mit neuen Defiziten.

Es kommt auf die Methode an!
Die Methodik an der Sache ist einfach wie simpel. Sie entscheiden letztendlich, welche Variante in Ihren Tagesablauf passt. Sie fasten die vorgegebene Zeit und essen in der verbleibenden Zeit normal, und da können es auch mal Spiegeleier mit einer Extraportion Bacon sein. Sie müssen nicht verzichten, sondern genießen nach wie vor Ihr Lieblingsessen. Das Gute daran ist, Sie nehmen auch noch ab. Aber bitte wie immer, nicht übertreiben. Was sich noch viel besser anhört, sie können diesen Rhythmus Ihr ganzes Leben lang beibehalten. Keine nullachtfünfzehn Diät mit Jo-Jo-Effekt, sondern ein Gewinn für die Menschheit in unserer schnelllebigen Zeit. Es war und ist immer nervig Diät-Kochbücher zu studieren, dutzende Shakes anzurühren und Seminare über die Gewichtsreduktion zu besuchen. Das krempelt doch jedes Leben um. Mit dem Intervallfasten sind Sie ganz entspannt auf der sicheren Seite und das mit Freude und Genuss. Ein neuer Lebensstil zieht bei Ihnen ein, der viele andere Abnehmkuren in den Schatten stellt. So entscheiden Sie was auf den Tisch kommt und nicht die Abnehmindustrie. Eine gesunde Ernährung ist und bleibt das wichtigste Standbein für Ihre Gesundheit und stellt eine gute Lebensversicherung dar.

Sind Sie auf die vielen Varianten gespannt? Dann lesen Sie weiter und suchen sich Ihre Wunschmethode aus, denn einfacher geht Abnehmen nun wirklich nicht. Und da wir gerade beim Thema sind, langfristiger und nachhaltiger auch nicht. Sie stellen keinen neuen Ernährungsplan auf, Sie ändern nur Ihre Essenszeiten, mehr nicht. Genial einfach und einfach genial, kann man hier nur sagen und das Intervallfasten ist in Deutschland schon seit längerem beliebt.

16:8

Die gängigste Methode und am einfachsten umsetzbar. Sie essen 16 Stunden nichts, was sich im ersten Moment ziemlich viel anhört, und acht Stunden lang dürfen Sie essen. Nur bitte verwechseln Sie das nicht mit In-sich-Hineinstopfen, als gäbe es kein Morgen mehr. Am bestens essen Sie um 17.00 Uhr zu Abend und dann beginnen Sie den nächsten Tag mit einem ausgewogenen, etwas späterem Frühstück. Das sollte dann so um 09.00 Uhr sein und auch zu Mittag essen Sie ganz normal. Zwischen 17:00 Uhr und 9:00 Uhr fasten Sie, durch die Nacht überbrücken Sie ganz automatisch die lange Zeit. Diese Variante ist sehr gut für Bodybuilder und Fitnessfans geeignet, die Muskeln aufbauen wollen und Körperfett verlieren möchten. Genau diese Menschen achten dann auch darauf, was Sie essen und was nicht.

Dieser Lebensstil und Zeitplan macht Sinn und so können die Hormone im Körper auch nicht aus dem Gleichgewicht geraten. Zudem tritt ein schneller Gewöhnungseffekt ein, was die Essenszeiten betrifft. Der Hunger ist in der restlichen Zeit wie ausgeschalten. Nur bitte, geben Sie dem Konzept ein wenig Zeit, denn diese neue Lebensphase muss sich erst einspielen. Für Sportler beginnt ein Rundumkonzept mit optimalem Training und ausgewogenem Essensplan mit festem Zeitraster. So sollte auch der Proteinkonsum, also die Zugabe von Eiweiß, ziemlich hoch sein. Gerade die unverarbeiteten Nahrungsmittel (also keine Industrieprodukte und Fertigpulver) müssen einen Großteil beim Essen ausmachen.

Alle anderen, wie auch Unsportlichen müssen sich nicht kasteien, sollten aber dennoch nicht über die Stränge schlagen. Im Prinzip ist alles erlaubt, aber in Maßen und zwar nach dem „Essen-macht-Laune-Prinzip". Trinken ist auch in der 16 Stunden Fastenphase erlaubt und wichtig. Damit sind ungesüßte Säfte, Tees oder Wasser gemeint.

Vorteile:

Diese Variante ist für jeden von uns perfekt, für Sportler wie für Couchpotatos. Sie essen in den acht Stunden wann Sie wollen und meist auch was Sie wollen.

Sportler müssen dennoch Ihren Grundumsatz im Auge behalten und das Training mit den Essensphasen gut variieren.

Dazu eine Anregung wie Ihr Essensplan aussehen könnte:

- Von 17.00 bis 09.00 Uhr in der Fastenphase, sind Getränke wie Wasser und ungesüßter Tee und Kaffee erlaubt.
- 09.00 Uhr – Essen Sie ausreichend beim Frühstück, Eier und Speck sind erlaubt, Brot und Aufstrich auch.
- 12.00 Uhr – Das Mittagessen kann ein Schnitzel mit Pommes sein, oder worauf Sie gerade Lust haben. Auch ein süßer Nachtisch ist erlaubt.
- 16.45 Uhr – Beim „Abendessen" heißt es auch wieder, freie Speisenwahl.

In dieser Form führen Sie ebenso die anderen Varianten zeitlich angepasst und abwechslungsreich durch.

5:2

Eine klassische Variante für Berufstätige. Sie können an fünf Tagen in der Woche essen und an zwei Tagen nicht. Das müssen keine zwei zusammenhängenden Tage sein und so sind z.B. der Samstag wie der Freitag essensfrei. In dieser 24 Stunden-Fasten-Phase wird keinerlei Nahrung zu sich genommen, Getränke aber schon. Kranke, wie bspw. Diabetiker, sollten dennoch von dieser Methode Abstand halten, da dies eine Unterzuckerung hervorrufen kann. Für alle anderen ist diese Methode optimal und es nimmt nur zwei Tage in der Woche in Anspruch.

Kalorienfreie Getränke wie Kaffee, Kräutertee oder Wasser stehen zur freien Verfügung parat. Ansonsten fasten Sie von Abendessen zu Abendessen oder von Frühstück zu Frühstück. Zum Intervallfasten bieten sich zusätzlich regelmäßige Workouts an. So nehmen Sie nicht nur ab, sondern bauen gerade mit dem Widerstandstraining mehr Muskeln auf. Das geschieht durch Abnehmen alleine leider nicht und Sport ist ja bekanntlich der Schlüssel zum Erfolg.

Vorteile:

Sie müssen am Anfang nicht gleich auf Teufel komm raus 24 Stunden durchhalten. Erlangen Sie diesen Effekt lieber schrittweise und erhöhen kontinuierlich die Fastenphasen. Planen Sie Ihr Vorhaben so ein, dass Sie nicht mit Essenseinladungen konfrontiert werden. Der große Vorteil ist weiterhin, dass es in den Essensphasen keine „verbotene Nahrungsmittel" oder das lästige Kalorienzählen gibt. Sie können Essen, was Sie wollen. Aber nicht zu viel von allem, also alles in Maßen. Sicher ist diese Variante schwierig, geht aber irgendwann routiniert in Fleisch und Blut über. Es braucht eben ein Quantum an Selbstkontrolle. In der ersten Zeit kann es zu Unruhe, Müdigkeit, sowie einer gewissen Reizbarkeit kommen, das legt sich jedoch mit der Zeit. Wegen solcher Symptome sind Sie keineswegs krank, der Organismus muss sich nur erst einmal umstellen und das verlangt dem Körper einiges ab. Immerhin leben wir in einer Überflussgesellschaft und sind ständiges Essen leider gewohnt. Das Resultat zeigt die Waage dann klar und deutlich. Das Intervallfasten sorgt somit für ein geregeltes Essverhalten.

20:4

Wer Regeln mag, liegt hier goldrichtig und das mit hemmungsloser Hingabe. Bei dieser Variante essen sie 20 Stunden lang nichts und vier Stunden können Sie nach Herzenslust schlemmen. Damit wird der zirkadiane Rhythmus mit dem zugeführten Nährstoffkomplex synchronisiert. (Der zirkadiane Rhythmus ist die Fähigkeit eines Organismus, physiologische Vorgänge auf eine Periodenlänge von etwa 24 Stunden zu synchronisieren. Der wichtigste zirkadiane Rhythmus ist der Schlaf-Wach-Rhythmus). Das wiederum im Takt, damit sich Ihr Körper an das Essverhalten gewöhnt. Auch hier gilt es, trinken ist erlaubt und dies kann auch mit nährstoffreichen Gemüse-Smoothies geschehen. Das maximiert die Reaktion auf das Nervensystem und steigert die Energiefrequenz. Zudem wird die Fettverbrennung vermehrt angeregt. Viele von uns denken, man würde die Nahrung tagsüber zu sich nehmen. Nein, hier wird nachts gegessen und so kann auch der Körper besser regenerieren und der Stoffwechsel schön brav seine Arbeit verrichten. Somit nimmt der Organismus die Nährstoffe besser auf, entspannt, die Verdauung wird gefördert und die innere Ruhe kehrt ein. Demzufolge kann das Essen in der Nacht eine vermehrte Hormonproduktion herbeiführen und am Tag das Körperfett besser verbrannt werden. Etliche Abnehmwillige essen dann auch in einer definierten Reihenfolge, beginnen mit Gemüse, Proteinen und Fett. Kohlenhydrate werden nur dann zugeführt, wenn noch ein Hungergefühl auftritt.

Vorteile:

Diese Fastenmethode verlangt dem Körper so einiges ab und bedeutet Struktur pur. Doch das ist auch nur als Kur und nicht ein Leben lang empfehlenswert. Das erhöhte Energieniveau fördert den Fettabbau sehr gut und das Abnehmen gelingt leicht, wenn man sich an die Regeln hält. Einen Versuch ist es aber wert. Und wie immer, ausreichend trinken und hier sind auch Gemüse-Smoothies erlaubt.

Fat-Loss-Forever

Fitnessfans aufgepasst, hier kommt die 36 Stunden Fasten-Phase und einmal pro Woche gönnen Sie sich einen Cheat-Day. Hier können Sie dann nach Lust und Laune schlemmen. Legen Sie Ihre Fastentage, wenn möglich auf die Arbeitstage, so wird Ihre Konzentration auf die Arbeit gelegt und nicht auf die Frage, was könnte ich essen, denn Sie wissen ja, Hunger entsteht im Kopf. Für einen maximalen Fettabbau ist ein Trainingsplan deshalb ideal. Muskeln statt schwabbeligem Gewebe und mehr Power und Leistung obendrauf. Das maximiert wiederum die Ausdauer und Kraft und ein hoher Energielevel versteht sich hier wie von selbst. Diese Methode wird auch **„Eat Stop Eat"** genannt und kombiniert somit alles in einem Abnehmplan.

Vorteile:

Meistens nehmen wir recht planlos ab, was die Fastenphasen betrifft. Mit dieser Variante zieht jeder von uns einen größeren Nutzen daraus und ein strukturierter Zeitplan, steht bei sieben Tagen an Planung an. Auch wenn man es nicht für möglich hält, der Körper gewöhnt sich daran. Und wie immer, das Training ist ein Muss, um den Cheat Day wieder auszugleichen.

Einen Tag essen, einen Tag fasten

Wer sein Zielgewicht erreichen möchte und ein disziplinierter Zeitgenosse ist, der liegt mit dieser Methode goldrichtig. So essen Sie an einem Tag normal und an dem anderen Tag fast nichts. Smoothies und ein kleiner kalorienreduzierter Snack wie eine Handvoll Nüsse oder ein hartgekochtes Ei sind selbstverständlich auch erlaubt. So essen Sie nur ein Fünftel Ihrer sonst normalen Kalorienaufnahme. Trinken Sie, über den ganzen Tag verteilt, energiereiche Smoothies, um essenzielle Nährstoffe aufzunehmen, die dem Körper Kraft und Ausdauer schenken. Feste Nahrung sollten Sie an essensfreien Tag nur im Ausnahmefall zu sich nehmen.

Vorteile:

Hier dreht sich alles um den besagten Gewichtsverlust und so gelingt es dann relativ leicht, in einer Woche auch ein Kilo abzunehmen. Das ist das Hauptziel dieser Variante und auch so gedacht.

Bedenken Sie immer, unser Organismus benötigt Zeit für die Umstellung und das geht nicht von heute auf morgen. Teilweise ist es so, dass Männer schneller an Ihr Ziel kommen als Frauen. Das liegt an deren Hormonen, die es schwerer machen an Gewicht zu verlieren. So verabschieden sich die festgesetzten Fettzellen nicht einfach mal nur so. Ein Training ist daher sinnvoll und perfekt, wenn man seinem Körper zusätzlich etwas Gutes tun will. Am besten eignen sich daher die 16:8 und 5:2 Diäten, da sie so unglaublich alltagskompatibel sind. Die Fettdepots werden im Laufe der Zeit angezapft und schwinden nach und nach.

Noch einige Tipps was für Zwischendurch erlaubt ist:

- Hüttenkäse
- Apfel
- Brombeeren
- Heidelbeeren
- Erdbeeren
- Himbeeren
- hartgekochtes Ei
- Karotten-, Sellerie- und Gurkensticks

Kleine Helfer mit großer Wirkung, die das Hungergefühl gut eindämmen und nicht dickmachen, dafür aber satt.

Wichtige Regeln dazu:

- Wer krank ist, sollte bevor er mit dem Intervallfasten beginnt, einen Arzt aufsuchen, um festzustellen, welche Methode für ihn infrage kommt.
- Trinken Sie immer ausreichend, dennoch nicht übertrieben.
- Auch beim Intervallfasten geht das Abnehmen nicht ganz ohne Bewegung. Schlagen Sie auch während der Essensphasen nicht maßlos über die Stränge. Alles ist erlaubt, aber eben in Maßen. Sportler müssen zudem auf eine proteinreiche Ernährung achten, um Defizite auszugleichen und den Muskelaufbau zu fördern.
- Hören Sie stets auf Ihren Körper und das jeweilige Befinden. Es kann dauern bis sich der Organismus umstellt und den neuen Lebensstil auch akzeptiert. Der eiserne Wille wäre hier schon mal von Vorteil.

Sie können auch für sich eine neue Methode erfinden und diese zu Ihrer neuen und gesunden Lebensart definieren.

Hier die Methoden in der Zusammenfassung:

1. täglich 12 Stunden fasten

2. täglich 16 Stunden fasten

3. jede Woche zwei Tage lang fasten

4. jeden zweiten Tag fasten

5. Wöchentlich einen Tag fasten

6. Mahlzeiten ausfallen lassen

7. die Warrior Diät (The Warrior Diet)

Nachzulesen unter *https://www.zentrum-der-gesundheit.de › Infozentrum › Abnehmen › Fasten*

Der normale 7-Tage-Plan (ca.1200 kcal/Tag)

Der normale 7-Tage-Plan (ca. 1200 kcal/Tag)

	MORGENS	MITTAGS	ABENDS
1. TAG	Birnen-Kompott mit Schoko-Amaranth	Blumenkohl-Salat mit Garnelen	Paprika-Filets mit Couscous
2. TAG	Fastenzeit	Gratinierte Spirelli auf Chicorée	Blumenkohl-Salat mit Garnelen
3. TAG	Birnen-Kompott mit Schoko-Amaranth	Toast mit Senf-Eier-Salat	Gelbes Linsen-Gemüse-Curry
4. TAG	Müsli-Drink	Paprika-Filets mit Couscous	Fastenzeit
5. TAG	Müsli-Drink	Gelbes Linsen-Gemüse-Curry	Toast mit Senf-Eier-Salat
6. TAG	Fastenzeit	Rote Zwiebelsuppe mit Käse-Croûtons	Gratinierte Spirelli auf Chicorée
7. TAG	Masala-Omelett mit Pilzen	Rote Zwiebelsuppe mit Käse-Croûtons	Spitzkohl, Senfsoße und Rollmops

Der vegetarische 7-Tage-Plan (ca.1200 kcal/Tag)

Der vegetarische 7-Tage-Plan (ca. 1200 kcal/Tag)

	MORGENS	MITTAGS	ABENDS
1. TAG	Müsli-Drink	Röstkartoffelsalat mit Cottage Cheese	Toast mit Senf-Eier-Salat
2. TAG	Müsli-Drink	Röstkartoffelsalat mit Cottage Cheese	Fastenzeit
3. TAG	Masala-Omelett mit Pilzen	Toast mit Senf-Eier-Salat	Gelbes Linsen-Gemüse-Curry
4. TAG	Fastenzeit	One-Pot-Pasta mit Brokkoli	Toast mit Senf-Eier-Salat
5. TAG	Birnen-Kompott mit Schoko-Amaranth	Gelbes Linsen-Gemüse-Curry	Warme Gemüse-Antipasti mit Fetacreme
6. TAG	Birnen-Kompott mit Schoko-Amaranth	Pastinakenstampf, glasierte Pilze und Feldsalat	Fastenzeit
7. TAG	Masala-Omelett mit Pilzen	Warme Gemüse-Antipasti mit Fetacreme	One-Pot-Pasta mit Brokkoli

Demzufolge können Sie sich zwei Varianten nach Belieben aussuchen und diese unter Quelle: *https://www.brigitte.de* näher eruieren.

Jedes Fasten und jede Diät, ist zum Scheitern verurteilt, wenn Sie nicht mit Sinn und Verstand Ihren Plan verfolgen. Viele von uns fokussieren sich auf den schnellen Erfolg und setzen sich so unter Druck. Andere halten sich nicht an die Regeln. Wählen Sie als erstes die richtige Methode aus, nur so erreichen Sie Ihr Ziel. Jeder wird mal schwach, das ist kein Weltuntergang, wenn Sie sich mal nicht so strikt an Ihr Vorhaben halten. Immerhin soll das Intervallfasten vielleicht sogar Ihr ganzes Leben begleiten und da muss man sich gut arrangieren.

Richtige Methode wählen!
Das A und O um gesünder, fitter und schlanker zu werden.

Geduld aufbringen!
Nichts geschieht von heute auf morgen. Keine Gewichtsreduktion und auch nicht das Verinnerlichen der Methode. Leben Sie nach dem Motto *„Alles braucht seine Zeit".*

Sie essen zu viel!
Sicher muss man beim Intervallfasten nicht auf seine Lieblingsspeisen verzichten, aber alles in Maßen. Schön wäre es, wenn Sie das Intervallfasten auch gleich zu einer Essensumstellung verwenden würden. Obst, Gemüse, Fisch und Vollkorn ist eine gute Wahl. Kohlehydrate und Zucker machen auf Dauer dick und schaden im Laufe der Zeit Ihrer Gesundheit. Powerfood ist gut, denken Sie daran.

Sie essen zu wenig!
Auch das kann passieren. Keine gute Idee, denn der Körper fährt den Stoffwechsel herunter und dieser arbeitet dann auf Sparflamme und verbrennt keine Kalorien mehr. Schlussendlich hat der Organismus Angst, Sie würden sonst verhungern. Da sich kein Verbrennungsniveau mehr einstellt, nehmen Sie auch nicht mehr so schnell ab und der Jo-Jo-Effekt ist an der Macht.

Zu wenig Bewegung!
Gute 30 Minuten Bewegung am Tag sind optimal. Sie müssen nicht gleich zum Fitnessass mutieren. Oftmals bunkert der Körper in der Fastenzeit und so müssen Sie ihm die Fettdepots entlocken. Sport und wenn es nur im kleinen Rahmen ist, wie Schwimmen, mit dem Rad fahren oder joggen ist Gold wert.

Sie muten sich zu viel zu!

Ehrgeiz hin oder her, in der Ruhe liegt die Kraft. Es ist kein Wettbewerb, an dem Sie teilnehmen. Übertreiben Sie nicht, denn alles muss sich erst einmal einpendeln. Wer schnell abnimmt, kann auch schnell wieder zunehmen. Halten Sie sich das vor Augen.

Zu viel Stress, zu wenig Schlaf!

Schlaf ist nicht nur die beste Medizin, sondern fördert auch das Abnehmen. Es heißt ja nicht umsonst *„Schlank im Schlaf"*. Menschen die übermüdet und gestresst sind, haben Hunger und das killt jeden Abnehmplan. Gute acht Stunden Schlaf benötigt der Körper, um Reparaturprozesse einzuleiten, zu gesunden und sich zu erholen. Und gerade Stress macht dick. Sie lagern vermehrt Cortisol ein und genau dieses Hormon lässt den Blutzuckerspiegel ansteigen und fördert durch die aufgenommene Energie, die ungeliebten Fettpolster.

Nicht nur unsere Figur, auch unsere Gesundheit liegt uns am Herzen. Infolgedessen eine Kurzfassung, wie sich das Intervallfasten positiv auf die Gesundheit auswirken kann.

- entlastet das Herz
- schützt unsere Gefäße vor Arteriosklerose
- schützt vor Arthrose und Asthma
- regt die Funktion des Stoffwechsels sowie die der Gallenblase, Niere und Leber an
- entlastet den Darm
- regeneriert die Darmschleimhaut
- normalisiert den Blutzuckerspiegel und die Insulinsensitivität
- reguliert den Blutdruck
- beugt Alzheimer und Demenz vor
- verbessert zugleich die Gehirnfunktion
- verringert das Schlaganfallrisiko
- verbessert die Schlafqualität, dadurch werden die Leistungsfähigkeit und Konzentration gesteigert und wir wirken ausgeglichener
- schützt unsere Zellen vor freien Radikalen
- senkt das Krebsrisiko und dessen Entstehung
- regt unsere Glückshormone die Endorphine an
- sorgt für ein positives Körpergefühl
- wirkt sich positiv auf Körper und Geist aus

Wenn man bedenkt, dass wir zu viel und zu ungesund essen, dann sollte das Intervallfasten das Mittel der Wahl sein. Es bietet eine bessere Kontrolle über unser Essverhalten. Denn die Nahrungspausen wirken sich wiederum sehr positiv auf unseren Hormonhaushalt aus. So wird die Empfindungsfähigkeit gegenüber den Botenstoffen, bestens optimiert. Nun kommen wir noch schnell zum normalen und üblichen Fasten, das der Gesundheit nicht wirklich förderlich ist. Denn beim dauerhaften Hungern und Nahrungsverzicht, entstehen Stresshormone und ein Ungleichgewicht kommt zum Tragen. Das wirft gerade unsere Hormone ganz schön aus der Bahn. Bei der nächsten Nahrungsaufnahme rafft der Organismus so gut es geht und die Endorphine bleiben nun außen vor.

Aber gerade diese Hormone benötigt unser Körper, um Schmerzen zu minimieren und Energie zu spenden. Zudem machen sie glücklich und beruhigen unser Herz und sie können noch viel mehr. So ist unser Essverhalten ausschlaggebend um lange, gesund und glücklich zu leben.

Operationen

Unverhofft oder schon lange geplant, steht eine leichte oder schwere Operation an. Dabei muss unser Herz wahre Höchstleistungen vollbringen, um eine Narkose gut zu überstehen. Das intermittierende Fasten bewirkt ein besseres Verhältnis zur Herz- und Körpermasse. Das wurde in Perfusionsversuchen eindeutig bewiesen. Auch hier kommt das Intervallfasten positiv zum Tragen.

Diabetes

Diabetes TYP 2 ist nicht nur eine Zivilisationskrankheit, sie betrifft auch einen großen Teil der Bevölkerung. Zu verdanken haben wir es der bequemen Lebensweise und dem Verzehr von zu viel Zucker, Weizenmehl und Fett. Doch niemand ist dieser Situation ausgeliefert, man kann das Risiko durch das Intervallfasten, senken. Denn Vorbeugen ist besser als Heilen.

Alzheimer

Wir werden älter und somit auch körperlich und geistig gebrechlicher. Dem nicht genug, kommen Demenz und Alzheimer hinzu. Zwei Parameter, die mit der Zeit alles vergessen lassen und auch die eigene Persönlichkeit zerstören. Wer sich mit dem Intervallfasten auseinandersetzt, wird schnell merken, dass es auch in diesem Bereich gut entgegenwirkt. Zu bedenken sei aber, dass Alzheimer eine fortschreitende Krankheit ist und die Stadien nur aufgehalten werden können. Die frühere Lebensqualität, kann man nicht mehr erreichen. Doch man kann sich durch das Intervallfasten besser fühlen und wieder mehr am Leben teilnehmen, soweit der Grad der Erkrankung dies noch zulässt. Alzheimer entsteht durch eine Plaque im Gehirn und lässt die Synapsen auseinanderdriften. Bestimmte Essensformen wie viel Fisch, mageres Fleisch und Gemüse wie auch das Fasten, lassen die Prozesse langsamer vonstattengehen.

Kinderleukämie

Die lymphoblastische Leukämie kommt gerade bei Kindern vor. Es betrifft dabei die T-Zellen wie auch B-Zellen des Immunsystems. Die Folge können eine Anämie wie auch andere Effekte sein. Das Intervallfasten lässt durch den Zyklus der Essphasen, Ruhe in den Organismus einkehren, der sich dann voll und ganz auf seine Arbeit „konzentrieren" kann.

Krebs

Wer fastet, minimiert damit die Vermehrung von Krebszellen. Dies wurde in einem Mausmodell belegt. Fastende Mäuse hatten fast keinen Krebs mehr in ihrem Körper, nichtfastende Mäuse einen fortschreitenden Krebs. Sicher ist das Intervallfasten keine Allzweckwaffe, aber eine gute Wahl in der Gesundheitsfürsorge. Erstaunlicherweise wurde bei den Mäusen folgendes festgestellt: Die Krebszellen der fastenden Mäuse waren nicht nur weg, sondern bildeten sich zu aktiven, gesunden Zellen zurück. In dieser Studie kamen übrigens keine Medikamente zum Einsatz.

Herz-/Kreislauferkrankungen

Wir sind zu dick, essen zu fett, zu oft und die Bewegung geht auf null. Das Resultat sind Übergewicht, Bewegungseinschränkungen und letztendlich der Herzinfarkt. Wer intervallmäßig fastet, nimmt sich und seinen Körper in Schutz. Eine auf bestimme Zeiten reduzierte gesunde Ernährung wirkt sogar lebensverlängernd.

Arthrose

Arthrose kommt nicht nur im Alter und in den Wechseljahren vor. Es entsteht durch die Schlacke, den Stoffwechselrückständen, und sammelt sich im Laufe der Jahre im Bindegewebe an. So entsteht Arthrose wie auch Cellulite. Die leidtragenden Gelenke sind das Knie, die Hüften und die Lendenwirbel. Die Knorpelschicht wird abgerieben und die Dämmungseigenschaften sind dahin. Das wiederum verursacht Schmerzen und nimmt einen meist chronischen Verlauf an. Schmerzmittel und Entzündungshemmer sind dann an der Tagesordnung. Wer aber fastet, leitet eine gesunde Therapieform ein. Entzündungen werden dezimiert, indem sich durch das Intervallfasten der saure pH-Wert im Blut normalisiert. Zudem belastet das Übergewicht außerordentlich die Gelenke. Infolgedessen sollten Sie, gerade bei Arthrose, erst einmal an eine gesunde Ernährung wie auch an das Abnehmen denken. Des Weiteren bezuschussen die Krankenkassen Therapien und stehen mit Rat und Tat zur Seite. Übrigens, wer fastet, der aktiviert auch seine Selbstheilungskräfte, also achten Sie deshalb immer auf Ihr Idealgewicht.

Immunsystem

Ohne ein gutes und ausgewogenes Immunsystem geht leider nichts. Bedenkt man, dass wir dieses tagtäglich malträtieren, mit zu viel Nahrung und zu wenig Bewegung, sind die meisten Krankheiten doch hausgemacht. Das Intervallfasten regt den Stoffwechsel an und schenkt uns mehr Gesundheit und die daraus resultierenden Lebensjahre. Wussten Sie eigentlich, dass ständiges Essen, auch das Immunsystem aktiviert und dies eine wahre Höchstleistung vollbringen muss?

Darmgesundheit
Intervallfasten ist Wellness für den Darm und kurbelt gezielt die Fettverbrennung an. Es entlastet, regeneriert und entgiftet zugleich. Ebenso treten Blähungen, die Refluxkrankheit wie auch Sodbrennen und Allergien in den Hintergrund.

Das Gaspedal für den Fettstoffwechsel
Die Bauchspeicheldrüse schüttet bekanntlich Insulin aus, um den Blutzuckerspiegel zu senken und konstant zu halten. Wer sich viel von zuckerhaltigen Lebensmitteln und Kohlenhydraten ernährt, kann sein Gewichtsmanagement auf Dauer nicht halten. Ein Ungleichgewicht entsteht, denn solange das Insulin im Körper ist, so lange setzt keine Fettverbrennung ein. Wer fastet, entflieht diesem Teufelskreis und muss dann auch ein paar Regeln beachten und sich größtenteils von Zucker und Kohlenhydrate fernhalten. Naschen ist aber weiterhin erlaubt und macht glücklich.

Stoffwechsel
Ohne unseren Stoffwechsel geht nichts und in gewisser Weise hat er auch die Macht über uns. Es fehlt ihm aber mit der heutigen Ernährungsweise, die metabolische Flexibilität. Teilweise sind die Speisen zu verkocht, zu lange gegart oder es handelt sich um Fertigprodukte. Wo bitte bleibt da die Frische auf dem Tisch? Der Stoffwechsel kann mit dem Intervallfasten gut angeregt werden und auch mit bestimmten Lebensmitteln wieder ins Lot kommen, wie z.B. Pfeffer oder Chilischoten, die heizen ihm schön ein. So bilden sich vermehrt Verdauungsenzyme und das sorgt wiederum für eine bessere Stoffwechselflexibilität.

Wer den Stoffwechsel ankurbelt, der nimmt sich einem bestimmten und hoch gefährlichen Fett an, dem viszeralen Fett. Dieses ist für das menschliche Auge nicht sichtbar und ummantelt die Organe und das leider nicht in positiver Form. Denn es birgt die Gefahren des Schlaganfalls und Herzinfarkt. Genau hier setzt das Intervallfasten in Verbindung mit der Stoffwechselaktivierung an. Denn dieser Vorgang, kann das Lipidprofil senken und weniger kardiovaskuläre Erkrankungen treten zum Vorschein. So wirkt sich das Intervallfasten auf die

Herzgesundheit aus und senkt zugleich den Bluthochdruck. Ein wahrer Gewinn für die Menschheit, der sich lebensverlängernd auswirkt. Auch werden unsere Zellen vor DNA Schäden geschützt. Mit dem Stoffwechsel als guten Freund, gelingt das Abnehmen kinderleicht. Man muss sich nur aus der Reserve locken.

Viele Krankheiten wie der hohe Blutzuckerspiegel, das hohe Cholesterin, der Bluthochdruck und die Entlastung der Leber spielen eine bedeutende Rolle. Selbstverständlich auch das Abnehmen an sich. Wer sich einer Chemotherapie unterzieht, kann mit dem Intervallfasten die Nebenwirkungen reduzieren. Dazu sollte 24 bis 48 Stunden vorher nichts gegessen werden. Das schützt wiederum die gesunden Zellen, aber nicht die Krebszellen. Intervallfasten ist das neue Rezept bei chronischen Leiden und nicht nur zum Abnehmen gedacht.

Bedenken Sie, das Fasten keine neumodische Methode des Schönheitswahns ist. Es ist seit Urzeiten in unseren Genen gepolt und dem aktiven Stoffwechsel nur förderlich. Wir können seit Menschengedenken Hungerperioden überstehen und unsere Energiereserven mobilisieren. Der Vorteil des Intervallfastens ist, dass Sie keine Muskelmasse abbauen, aber die leidigen Fettpolster. Somit ist es für fast jeden von uns gedacht. Nur Schwangere sollten das Intervallfasten meiden, denn in dieser Zeit benötigt der Körper Reserven.

Es handelt sich um eine Autoimmunerkrankung, die zu einer chronischen Entzündung der Schilddrüsen führt und diese wird Hashimoto-Thyreoiditis genannt. Bemerkbar macht sich die Erkrankung durch Verstopfung, ständige Müdigkeit, Schwäche, Konzentrationsstörungen und vielen anderen Symptomen.

(Synonyme: **Hashimoto**-Thyroiditis, Struma lymphomatosa Hashimoto, (chronische) lymphozytäre Thyreoiditis, Ord-Thyreoiditis, Hashimoto-Krankheit). Leider tritt eine Gewichtszunahme trotz unveränderter Ernährungsgewohnheiten auf. Die meisten Diäten und Abnehmprogramme schlagen fehl, denn Menschen mit Hashimoto haben es besonders schwer. Ständig steigt ihr Gewicht, als das es fällt. Mit einer Autoimmunerkrankung zu leben, ist daher sehr schwer.

Das große Problem beim Abnehmen ist, den Blutzuckerspiegel stabil zu halten. Es entsteht ein ständiges auf und ab und die Blutzuckerbalance ist schnell dahin. Das kann wiederum zu Panikattacken und Angststörungen führen. Doch wie will man Abnehmen, wenn einem der eigene Körper im Weg steht. Lassen Sie sich doch mal vom Intervallfasten überraschen. Einen Versuch ist es in jedem Fall wert.

Intervallfasten hilft wieder auf die Beine
Wer dick ist, oder sagen wir es mal so, sich zu dick findet, ist auch psychisch angeschlagen. Aber nicht die ganze Welt schaut auf die Fettpölsterchen, das bildet man sich nur ein. Im Vordergrund sollte immer die Gesundheit stehen, was nicht immer nur mit der Schönheit zu tun hat. Gerade Menschen mit Hashimoto werden auch schnell krank. Das Intervallfasten hilft somit wieder auf die Beine. Und das hat folgenden Grund: Nach bereits gut acht Stunden sinken schon die Entzündungsparameter im Körper. Das bringt den Erfolg mit sich und kann sogar bei Rheuma schmerzfrei machen. Damit ist das Intervallfasten ein Segen. Daher sollten es Hashimoto-Patienten einfach mal versuchen und sich mit einer Methode auseinandersetzen. Es ist ja nicht Pflicht, diese beizubehalten. Einen positiven Effekt erreichen Sie allemal. Fasten entspricht unserer Physiologie, wir haben es nur schon lange verlernt. Bedenken Sie aber, dass die

Essensunterbrechung nicht länger als zwölf Stunden sein sollte. Und schlagen Sie die Methoden, wo einen ganzen Tag nichts gegessen wird, von vornherein aus.

Das Intervallfasten ist wie eine ganzheitliche Heilung und zeigt sich innerlich, wie auch äußerlich und eigentlich ist es für Hashimoto-Patienten perfekt. Der Körper muss sich neu überdenken, keine ständige Essenszufuhr, sondern Wellness pur. Da entspannen die Verdauung und der Darm und ebenso wird der Stoffwechsel angeregt. Trotzdem sollte ein Essen jeden Tag drin sein, um die Pulsatilla Ausschüttung des GNRH Hormons, das für die Eierstock- wie auch die Hodenfunktion verantwortlich ist, zu bewahren. Bei Männern ist sonst die Libido stark eingeschränkt und bei Frauen bleibt die Periode aus. Wer sich als Hashimoto-Patient für das Intervallfasten entschieden hat, hat seine Gründe dafür und die liegen nicht nur im Abnehmen. Sondern, wie anfangs erwähnt, reinigt sich der Organismus von selbst und die Selbstheilungskräfte werden aktiviert. Das kommt auch Ihnen nur zugute. Hashimoto-Patienten müssen mit vielen Beeinträchtigungen leben und so kann das Fasten ein wahrer Helfer sein. Sie müssen sich beim Essen nicht verbiegen, sondern nur auf Ihre Essenszeiten achten. Aber, Sie nehmen nicht so leicht ab, wie andere Menschen, ohne Autoimmunerkrankungen. Fett rafft der Körper immer, aber bei Hashimoto-Patienten umso mehr. Sicher liegt es auch an dem ständigen Hungergefühl und der schnellen Gewichtszunahme. Hier bahnt sich ein Teufelskreis an und das durch den Verlust der Schilddrüsenfunktion. So klein sie auch ist, das schmetterlingsförmige Gebilde, hat den Körper voll und ganz in der Hand und ist somit auch an diversen Stoffwechselvorgängen beteiligt. Wenn sie denn mal ordnungsgemäß ihre Arbeit aufnimmt, denn bei einer Autoimmunkrankheit, arbeitet sie nur noch kontraproduktiv.

Heißhungerattacken ade?
Heißhungerattacken kennt fast jeder von uns. Aber nicht, wenn Sie zum Alltag gehören. Hashimoto-Patienten unterliegen den Stresshormonen und dabei treten chronische Entzündungen auf. Beide kommen sich dann wohl oder übel in die Quere. Um alle Vorgänge normal am Laufen zu halten, setzt zugleich der Heißhunger ein. Der Körper baut Notreserven auf und die zeichnen sich langsam aber sicher ab. Die Hosen werden enger und die T-Shirts durch den vermehrten Bauchumfang kürzer. So sieht wahrlich kein Wohlfühlprogramm aus. Ganz im Gegenteil, die Betroffenen fühlen sich schlecht und nicht mehr wohl in ihrer Haut. Wer aber fastet, minimiert die Insulinsensitivität in den Zellen und nimmt mit der Zeit ab.

Haben Sie für sich eine Methode entdeckt, kann es gut zwei Wochen andauern, um eine Umstellung zu erreichen. Die Heißhungerattacken werden weniger und die Kilos auch. Das Gute daran, die körperliche Aktivität wird gesteigert und die ständige Müdigkeit lässt nach. Auch andere typische Hashimoto-Symptome wie Hautkrankheiten und Verstopfung sind wie weggeblasen. Nur müssen Sie jetzt am Ball bleiben und das Intervallfasten konsequent fortführen. Wenn es sein muss, auch ein Leben lang. So gab es Studien, dass sich gerade bei Hashimoto-Patienten das Eiweiß positiv auswirkte, denn das Frieren dezimierte sich. So sieht man, wie viel Fasten und die richtige Ernährung an Einfluss hat. Bei vielen gingen die Erschöpfungszustände bereits nach einer Woche zurück. Es geht nicht nur um die Gewichtsreduktion, es geht um wesentlich mehr.

Intervallfasten und Zuckertoleranzstörung

Die Zuckertoleranzstörung geht durch das kontinuierliche Intervallfasten stark zurück. So wird die Fettverwertung stark erhöht und deutlich gebessert, denn Fasten hat immer mit Heilen zu tun. Die Autoimmunerkrankung ist für den Körper daher eine starke Belastung. So auch bei der Nebennierenfehlfunktion, denn diese schüttet im Stadium 1 und 2 extrem viel Cortisol aus. Das wiederum erhöht den Stresslevel und der Organismus läuft fast schon gegen die Wand. Entscheiden Sie sich für das Intervallfasten, so bitte mit Bedacht. Es ist sicher kein Heiler, aber eine Heilung an sich. Gehen Sie immer nur soweit es Ihnen auch guttut.

Etliche Hashimoto-Patienten suchen nach jedem Strohhalm, nur um an Kilos zu verlieren. Sehen Sie aber auch bitte Ihre Gesundheit im Vordergrund. Das Intervallfasten achtet auf beides, wenn auch Sie es tun. Ansonsten bringt das Fasten einen großen Nutzen mit sich und reinigt Körper und Geist. Ihr gestresster Organismus wird es Ihnen danken.

Viele Diäten bestehen aus Verboten und strengen Regeln. Genau daran scheitern die Abnehmwilligen auch. Doch Abnehmen alleine macht nur Sinn, wenn wir unseren Körper und seine Eigenarten kennen und wer wir eigentlich sind. Wir stecken immer noch in den Genen der Steinzeitmenschen, was nicht heißt, dass Sie das Futter selbst jagen sollen. Denn dieser ging in der Früh erstmal zur Jagd und sicher nicht zum Kühlschrank. Mit viel Glück wurde er dann mit seiner Ausbeute belohnt. Was im Klartext heißt, erst bewegen dann essen. Heute fahren wir ganz gemütlich zum Supermarkt, schlendern durch diesen hindurch und essen nach Lust und Laune. Bewegt haben wir uns höchstens, da noch das Bier aus dem besagten Kühlschrank fehlt. Und dann kommt immer dieser fragende Satz „Warum bin ich nur so dick?" na, warum wohl. Wir haben gelernt mit wenig Aufwand viel zu beschaffen und das rund um die Uhr.

Wer denkt da ans Fasten, wenn essen doch so einfach ist. Doch Überfluss tut selten gut. Auch wenn wir immer älter werden, sicher nicht da wir so gesund und einfach leben. Das haben wir in hohem Maße der Pharmaindustrie zu verdanken. Doch ist es nicht einfach gesund zu essen, zu fasten und wiederum gesund alt zu werden? Anscheinend nicht, schaue man sich die Statistiken der Übergewichtigen an. Fast jeder zweite Deutsche ist zu dick. Wir sind aber an die Bewegung physiologisch angepasst und sollten genau diesen Prozess wie das Fasten auch beibehalten. Nicht immer ist das Frühstück die wichtigste Mahlzeit am Tag und nicht immer ist das stetige Essen gesund.

Der Genuss sollte bei keinem Essen fehlen, aber mit Maß und Ziel. Gewöhnen Sie sich an, erst Sport oder Arbeiten und dann etwas zu essen. Sie fühlen sich zugleich fitter, denn mit einem vollen Magen studiert es sich nicht gern. Auch unser Organismus ist ein Gewöhnungstier und kann durchaus noch dazulernen. Dummerweise trifft es Frauen beim Fasten besonders hart. Sie bekommen schneller wieder Hunger und das rein hormonbedingt. Doch das sollte „Frau" in keinem Fall abhalten und so hungern Sie eben nur 14 und nicht 16 Stunden wie „Mann" das tut. Verinnerlichen Sie diese Prozesse und sehen Sie das Essen wirklich als Belohnung an und nicht als selbstverständlich. Mehr Sport oder Bewegung und dann eine leckere Mahlzeit. Joggen Sie zum Bäcker, fahren Sie mit dem Fahrrad zum Einkaufen und laufen Sie die Treppe hoch. Kleine Dinge mit großer Wirkung und das kann nun wirklich fast jeder von uns bewerkstelligen.

Das Intervallfasten ist übrigens auch nicht auf das schnelle Verlieren der Kilos ausgelegt, sondern auf das stetige und langanhaltende.

Heißt Fasten null Kalorien?
Wenn man so will, ja! In der Zeit, in der Sie nicht essen, trinken Sie vermehrt dafür. Aber eben nur Getränke ohne Zucker und das kann jede Menge an Vielfalt sein. Kräutertees, Wasser, Kaffee oder grüne Smoothies. Alles ohne Zucker, damit der Körper nicht rafft. Denn sonst entsteht kein Abnehmeffekt.

Fasten, ist übrigens nicht das Gegenteil von Fressen
Wer fastet sollte die Essensphasen nicht als Fressensphasen sehen. Pizza, Pommes, Kuchen und Co. in Maßen und mit Genuss, aber nicht im Überfluss. Sicher ist es nach 16 Stunden fasten normal, dass sich ein Hungergefühl bemerkbar macht, aber bitte immer mit Bedacht essen. Man kann es nicht oft genug sagen. Essen Sie langsamer, das wiederum macht schneller satt. Unterstützt wird der Stoffwechsel durch Bewegung und wenn es nur ein paar Stretchingübungen zu Hause sind. Gassi gehen, wandern, eine Runde im Park drehen, machen im Kleinen schon viel aus. Denn bekannter Weise macht die Bewegung auch das Fasten leichter. Gehen Sie immer, bevor Sie essen, spazieren oder ganz moderat Joggen.

Intervallfasten als Jungbrunnen
Profitieren Sie vom Anti-Aging-Effekt, denn Intervallfasten reinigt Körper und Geist. Heute sind es die Ziele der Gesundheit und dem Wohlbefinden, etwas Gutes zu tun. Früher galt es mehr dem religiösen Zweck. Wer fastet nimmt sich ganz seinem Organismus an. Dabei entstehen unterschiedliche Stoffwechselprozesse und der Körper entgiftet und die Selbstheilungskräfte werden wieder angeregt.

Jeder kann sich seine Variante aussuchen und auch sofort loslegen, ohne ein Startpaket mit Shakes, Kochbüchern und strengen Regeln zu befolgen. Die beliebtesten Methoden sind nach wie vor das 16:8 und 5:2 Fasten. Dabei entlasten wir den Organismus und bauen toxische Stoffe ab. Es geht endlich an die eigenen Fettdepots und die machen es sich gerade am Bauch so bequem. Die Pfunde purzeln, doch was hat das Ganze mit dem Anti-Aging-Effekt zu tun? Wer fastet entschlackt und wer entschlackt baut Giftstoffe ab. Genau das verjüngt und lässt uns jünger und vitaler wirken. Kommt dann noch eine ausgewogene und gesunde Ernährung hinzu, verändert sich das Hautbild sehr positiv. Es wirkt frischer und reiner als zuvor. Des Weiteren ist der vorgegebene Rhythmus durch das Intervallfasten sehr effektiv. Denn so lernt der Organismus, sich an die neuen Fasten- wie auch Essensphasen zu gewöhnen und dann geht es relativ schnell an die Fettreserven.

Und so ist das Fasten eine der effektivsten Schönheitsoperationen für den Körper und das ohne Schönheitschirurgen. Hier hat die Schönheit also nicht ihren Preis. Der Körper setzt seine Reparaturprozesse ein, entsorgt Giftstoffe und heilt im Ganzen. Selbst rheumatische Beschwerden treten nach und nach zurück, wenn Sie auch auf Zucker verzichten. Eine Verjüngungskur, die jeder seinem Körper gönnen sollte. Man muss nicht an Übergewicht leiden, es kommt auf die ganzheitlichen Vorteile an. Viele Menschen fühlen sich sogleich vitaler, nicht mehr so müde und ausgelaugt und im Endeffekt auch leichter. Natürlich verlangt das Intervallfasten gerade am Anfang viel Disziplin und Struktur. Doch mit der Zeit geht das Fasten in Fleisch und Blut über. Ein Mehrwert der unserer Gesellschaft guttun würde. Halten wir die Augen offen und schauen uns bewusst um, haben viele von uns zu viel auf den Rippen. Ein nicht zu unterschätzender Teil ist einfach und schlichtweg zu dick.

Der Anti-Aging-Effekt spiegelt sich in vielerlei Hinsicht wider. Schöne Haut, glänzendes Haar, beweglicher und nicht mehr so steif und wir strahlen eine positive Energie aus. Intervallfasten kann man so einfach in den Alltag integrieren, das können Sie auch. Achten Sie aber immer auf Ihren Flüssigkeitsverbrauch und gleichen diesen aus. Sie werden schnell bemerken, dass auch anderen Ihre optische Veränderung auffällt. Frischer aussehen und gesund abnehmen alleine, ist schon ein Jungbrunnen an sich. Erst wenn der Darm entlastet wird, kommt auch der Körper zur Ruhe. Das macht ein vernünftiges Abnehmen aus und genau das strahlen Sie auch aus. Zudem wird die Durchblutung gesteigert und der Kreislauf angeregt. So leben auch Ihre Körperzellen wieder förmlich auf.

Früher ging man davon aus, mehrere kleine Mahlzeiten am Tag würden den Darm entlasten. Das mag richtig sein, nur abnehmen wird man sicher nicht. Ständig und laufend ist er in Bewegung und das ohne die nötigen Essenspausen. Wie soll man da Fettreserven abbauen und schlank und vital bleiben. Zudem kann sich durch die ständig zugeführte Nahrung, auch der Blutzuckerspiegel nicht mehr regulieren und dies kann wiederum zu Diabetes führen. Das Intervallfasten ist ein Jungbrunnen und eine lebensverlängernde Maßnahme. Suchen Sie sich daher Ihre Methode aus und nutzen diese ein Leben lang. Die

Vorteile sind auf Dauer überragend und auch bald zu sehen. Weiterhin verbreitet das Intervallfasten nach der Umstellungsphase gute Laune. Genau diese Variante liegt im Fokus der Zeit, gesund leben, abnehmen und glücklich sein.

Vorteile im Überblick:

- rosige anstatt fahler Haut
- jüngeres und gesundes Aussehen
- beweglicher
- glänzendes und gesundes Haar
- schlank und rank
- lebensverlängernd auf ganz natürliche Art und Weise

Sie werden sehen, diese Erfolge machen sich bezahlt. Ihr gesteigertes Wohlbefinden kommt zur Geltung und Ihre Leistungskraft ist wieder in vollem Gange. Meist fühlen sich Menschen die ständig essen, müde, faul und schlecht gelaunt. Das kann Ihnen mit dem Intervallfasten nicht mehr passieren. Hier gibt man sein Geld nicht für fragliche Abnehmprodukte aus, sondern investiert rein natürlich in seine Gesundheit. Daher fangen Sie noch heute damit an.

Diese Vorgänge finden in unserem Körper statt-
Gehirn:
- verbesserte kognitive Funktion
- erhöhte neurotrophische Faktoren
- erhöhte Stressbelastbarkeit
- verminderte Entzündung

Herz:
- verminderter Ruhepuls
- verminderter Blutdruck
- erhöhte Stressbelastbarkeit

Fettzellen:
- Lipolyse
- vermindertes Leptin
- erhöhtes Adiponektin
- verminderte Entzündung

Muskel:
- erhöhte Insulinsensitivität
- gesteigerte Effektivität
- verminderte Entzündung

Darm:
- verminderte Entzündung
- verminderte Energieaufnahme
- verminderte Zellproliferation

Leber:
- erhöhte Insulinsensitivität
- Produktion von Ketonkörpern
- verminderte IGF-1 Level

Blut:
- vermindertes Insulin, IGF-1 und Leptin
- vermehrte Ketonkörper, Adiponektin, Ghrelin

www.ernaehrung-im-fokus.de

Was bedeutet Ihnen eigentlich Lebensqualität? Das teure Auto, der neue Wohntrend und oder der nächste Urlaub? Fängt unsere Lebensqualität nicht vorrangig bei uns selbst an? Bei unserem Aussehen, der Gesundheit und wie wir uns letztendlich fühlen. Bin ich zufrieden mit mir und fühle ich mich auch gesund. Ernähre ich mich bewusst und passe ich in die Klamotten vor einem Jahr noch rein. Tausend Fragen auf die es eine Antwort gibt. Das Gesamtkonzept muss stimmen und das fängt immer bei unserer Gesundheit an, denn die kann man für nichts auf der Welt kaufen.

Wer fastet, leistet sich einen wahren Luxus und dieser ist Wellness für Körper und Geist.

Befolgen Sie daher das Wesentliche:

- schlafen Sie gute acht Stunden pro Nacht
- suchen Sie sich eine adäquate Methode beim Intervallfasten aus
- essen Sie gesund und ausgewogen
- trinken Sie gute zwei Liter am Tag, an ungesüßten Getränken
- nehmen Sie sich eine Auszeit vom Alltag und lassen die Seele baumeln
- Yoga, Pilates und die Mediation sind ein wichtiger Teilbereich
- treiben sie Sport und fördern so Ihr Bewegungsmanagement
- lachen Sie, auch wenn Ihnen mal nicht danach zumute ist

Wichtig dabei ist, jammern Sie nicht, sondern handeln Sie. Vom Jammern und Nichtstun wurde noch kein Problem auf der Welt gelöst. Und schlank macht es auch nicht.

Intervallfasten und Sport

Zwei so effektive Parameter, die sich die Hand geben können. Beide sorgen für eine gute Insulinsensitivität und Energieverwertung. Die Stoffwechselebene bleibt konstant und führt nicht immer zu den bekannten Aufs und Abs. Wir kennen es ja, kaum ein Kilo weniger, schleicht es sich heimlich wieder rauf. Das alleine macht bald jedes Vorhaben zunichte. Wir möchten ja schlanker und nicht ständig mit dem Jo-Jo-Effekt konfrontiert werden und so ist eine eingeschränkte Aufnahme von Kalorien gesundheitsfördernd. Sie müssen also weniger Kalorien zu sich nehmen, als es der Tagesbedarf verlangt. Essen sie daher viel Gemüse und Vollkornprodukte, mageres Fleisch und Fisch. Eiweiß pur, das wiederum beim Abnehmen hilft und die Muskelkraft fördert. Proteine sind einer der wichtigsten Bausteine in der Ernährungsphilosophie.

Um ein konstantes Gewicht beizubehalten ist Sport ein Muss. Wir reden nicht vom täglichen Gewichte stemmen, sondern von einer moderaten Bewegung. Genau das regt den Stoffwechsel zusätzlich an und nimmt sich der Körperstruktur an. Immerhin möchte man nach dem Abnehmen auch ästhetisch wirken. Beide Parameter verlängern das Leben und machen glücklich dazu. Mit Sport bauen Sie nicht nur Fett ab, sondern auch Stress. Ebenso wird Ihre Leistungskraft und Konzentration gesteigert und so bleiben wir auch im Alter noch geistig topfit.

Vorteile vom Intervallfasten und Sport:

- beweglicher und geschmeidiger in den Abläufen
- leistungsstark
- besser Konzentrationsfähigkeit
- die Kilo purzeln schneller
- Sie laufen dem Krebs und dem Alter davon
- das Immunsystem wird gestärkt
- der Körper wirkt straffer
- der Stoffwechsel wird kontinuierlich angeregt
- die Fettdepots schmelzen

Sie werden sich schon nach kurzer Zeit besser fühlen und zur Hochform auflaufen. Ebenso profitieren Körper und Geist gleichermaßen, denn in einem gesunden Körper, steckt auch ein gesunder Geist.

Welche Sportarten kommen infrage?

- Schwimmen
- Wandern
- Radfahren
- Joggen
- Nordic Walking
- Pilates
- Yoga

- Ausdauertraining

Gleichen Sie Ihr Sportprogramm immer Ihren körperlichen Bedingungen an. Sind Sie unsicher, lassen Sie sich von Ihrem Arzt oder einem Personal-Trainer beraten.

Krafttraining

Wer Krafttraining macht, benötigt mehr Proteine, um das Muskelwachstum zu unterstützen, die sogenannte Muskelsynthese. Das zugeführte Protein ermöglicht den Muskeln eine schnellere Erholung und sorgt für mehr Muskelmasse. Dieser Prozess findet 24 Stunden nach einer Trainingseinheit statt.

Welche Nahrungsmittel kommen hier zum Einsatz?

- Milchprodukte allgemein
- Eier
- Fleisch
- Proteinshakes aus Wheyproteinen
- Nahrungsergänzungsmittel

Rechnen Sie dabei ein Gramm Protein auf ein Kilogramm Körpergewicht. Möchte man die Muskelaufbaubemühungen nicht abrupt unterbinden, sollte 24 Stunden nach dem Training, kein Fasten eingeleitet werden. Das wäre dann eher kontraproduktiv. So muss das Intervallfasten mit dem Krafttraining eine Einheit bilden. Das sollten Sie in jedem Fall berücksichtigen. Immerhin möchten Sie Ihrem Körper etwas Gutes tun und nicht das Gegenteil bewirken.

Fasten- und Trainingsplan

Wir sind alles Individuen und so kommen beim selben Training, wie auch beim gleichen Fasten andere Ergebnisse heraus. Eines gleich vorweg, um genügend Proteine zu sich nehmen zu können, sollten Sie Ihr Intervallfasten so legen, dass Sie nach dem Training für gute zwei Tage vom Fasten Abstand nehmen. Nur so kommen Sie auch gesund und ohne Einbußen an Ihr Ziel. Ihr Körper ist während des Trainings und danach auf Nahrung angewiesen, um Kraftreserven aufzufüllen. Und vergessen Sie nicht, Ihren Organismus mit ausreichend Flüssigkeit zu versorgen.

Ein kleines Beispiel dazu:

Um 19.00 Uhr nehmen Sie die letzte Mahlzeit am Abend ein. Am nächsten Tag um 13.00 Uhr können Sie dann zum Mittagessen tendieren. Sie lassen quasi nur ein Frühstück aus, wenn Sie z.B. 18 Stunden lang fasten. Dieses Intervallfasten passt sich sogleich dem Krafttraining an. Da Sie erstens nicht in einen Hungermodus fallen und Ihr Sport keineswegs zu kurz kommt. Ungesüßte Getränke sollten immer greifbar sein, um keinen Flüssigkeitsverlust hervorzurufen.

Wussten Sie, dass schwarzer Tee oder Kaffee, das Fasten sogar beschleunigen und daher sehr empfehlenswert sind. Sie unterstützen und aktivieren die physiologischen Prozesse und entfachen zum Krafttraining den Abnehmprozess. Aber bitte Tee und Kaffee ungesüßt zu sich nehmen. Wer mehr trainiert, hat weniger Zeit über das Essen nachzudenken. Dennoch gehen Sie niemals über Ihre Belastungsgrenzen hinaus und denken Sie daran, ausreichend Proteine zuzuführen.

Planen ist die halbe Miete

Gerade das Krafttraining verlangt so einiges ab. Für den Menschen sind verzweigtkettige Aminosäuren lebensnotwendig und lassen sich optimal über die Nahrung aufnehmen und genau diese unterstützt auch den besagten Muskelaufbau. Zudem helfen sie beim Fasten und bewirken auch in dieser Phase keine Muskeln zu verlieren.

Ein Auszug daraus:

- Zwischen 5-15 Minuten vor dem Training: Einnahme von 10 g BCAA
- 12-13 Uhr: Training
- 13 Uhr: Post-Workout Mahlzeit (ist die größte Mahlzeit des Tages).
- 16 Uhr: zweite Mahlzeit
- 21 Uhr: letzte Mahlzeit bevor man mit dem Fasten beginnt

Wie ernähre ich mich beim Krafttraining und Fasten?

Kontinuierlich werden die Kalorien und Kohlenhydrate im Laufe des Tages reduziert. Dabei stellt die größere Mahlzeit, die Post-Workout-Mahlzeit dar. So werden dem Körper die meisten Kalorien wie auch Kohlenhydrate zugeführt. Um 21.00 Uhr dagegen, wird nur noch eine kleine Mahlzeit zu sich genommen.

Das Training am Morgen im Fastenzustand

Wer am frühen Morgen trainiert, hat den Tag für sich und kann besser planen. Ein Beispiel und Auszug wie das Training vonstattengehen soll:

- 5-15 Minuten vor dem Training: Einnahme von 10 g BCAA
- 6-7 Uhr: Training
- 8 Uhr: Einnahme von 10 g BCAA
- 10 Uhr: Einnahme von 10 g BCAA
- 12-13 Uhr: Das „eigentliche" Post-Workout Mahlzeit (größte Mahlzeit des Tages). Dies ist zeitgleich der Beginn des 8-stündigen Essensfensters.
- 20-21 Uhr: letzte Mahlzeit vor der Fastenphase

Demzufolge gibt es noch einen Auszug auf einer empfohlenen Methode dazu:

- 12-13 Uhr: Pre-Workout Mahlzeit mit ca. 20-25% der Tageskalorien
- 15-16 Uhr: Training. Dieses findet ein paar Stunden nach dem Pre-Workout Mahlzeit statt
- 16-17 Uhr: Post-Workout Mahlzeit (Das ist die größte Mahlzeit des Tages).
- 20-21 Uhr: letzte Mahlzeit bevor die Fastenphase beginnt

Und einen Auszug von zwei Mahlzeiten vor dem Training

- 12-13Uhr: Erste Mahlzeit mit 20-25 % des täglichen Kalorienbedarfs
- 16-17 Uhr: Pre-Workout Mahlzeit. Diese ist ungefähr gleich groß wie die erste Mahlzeit
- 18 Uhr: Training
- 20-21 Uhr: Post-Workout Mahlzeit (Das ist die größte Mahlzeit des Tages)

Welche Regeln muss ich beim Intervallfasten befolgen:

- An den Fastentagen keine Kalorien zu sich nehmen.
- Die meisten Kalorien nach dem Training zu sich nehmen.
- Sind trainingsfreie Tage geplant, so muss die größte Mahlzeit als erstes stattfinden.

- Der Körper kann sich nur an die Essfrequenz halten, wenn man ihm ein relativ genaues Essensfenster vorgibt.
- Die Kalorieneinnahme ist an Trainingstagen höher und an trainingsfreien Tagen wiederum geringer. So ist die Menge an Kalorien und Makros immer abhängig, von dem was Sie gerade tun.
- Nehmen Sie beim Intervallfasten wie auch beim Training folgende Nahrungsergänzungsmittel ein:
- Kalzium
- Lachsölkapseln
- Multivitamin
- Vitamin D

Menschen, die keinen Sport beim Abnehmen betreiben, sollten vorher ein Blutbild erstellen lassen, damit sie wissen auf welche Nährstoffe besonders geachtet werden muss. Selbstverständlich können dies auch Sportler tun, sie haben aber meist ein besseres Körpergefühl und wissen was sie zu sich nehmen müssen. Defizite sollten beim Intervallfasten nicht entstehen.

Training und mehr
Beginnen Sie Ihr Training mit wenigen Sätzen, dafür mit mehr Gewicht. Die Grundübungen sind Klimmzüge, Bankdrücken, Kreuzheben und Kniebeugen. Je nach körperlicher Verfassung, können Sie auch während der Fastenphase trainieren. Und immer auf die Zuführung der Proteine achten. Nur so entsteht eine ausgewogene Muskelsynthese. Das Intervallfasten ist hierbei ein guter Partner. Nicht nur der Abnehmeffekt steht im Vordergrund, sondern die Gesundheit. Schnell lernt man, was dem Körper guttut und was nicht. Viele Menschen hören beim Fasten mehr in sich rein und nehmen sich selbst besser wahr. Sportler profitieren davon, da sie ihren Körper besser optimieren und definieren können. Das Intervallfasten in eine Methode, die einem viel Spielraum lässt und das Leben nicht einengt, oder mit Regeln voll zementiert. Demzufolge ist der Weg frei für Neues und das in sportlicher und schlanker Form.

Fasten für den Muskelaufbau
Wer Krafttraining betreibt, für den stehen in erster Linie schön definierte Muskeln im Vordergrund. Erinnern wir uns an Menschen, die wenig essen, so nehmen diese nicht erst an den Fettpolstern ab. Der Körper verliert an Wasser und Muskeln. Das Intervallfasten ist aber nicht auf ständiges Hungern ausgelegt. Es fördert sogar die Ausschüttung des Wachstumshormones. So wurde auch die

These in Krafttrainingskreisen aufgestellt, dass man dem Körper alle drei Stunden Nahrung zuführen soll, da sich sonst die Muskeln verabschieden würden. Das einzige was sich vermehrt sind die Fettpolster, mehr aber nicht. Auch gerät der Organismus nicht in einen katabolen Zustand. Wer richtig fastet, der unterstützt das HGH, das sogenannte Wachstumshormon, und verhungern wird er dabei auch nicht. Es schützt vor Muskelabbau und lässt zusätzliche Muskelmasse entstehen. Ein gutes Training sei vorausgesetzt. Das gilt auch für die Knochenmasse, denn ohne ein robustes Knochengerüst, entsteht auch kein effektiver Muskelaufbau.

Wer nur einen Tag in der Woche fastet, tut mehr für sich als er denkt. Ein besseres Lebensgefühl bringt das Fasten allemal mit sich und ist der Gesundheit nur förderlich. Bringen Sie somit Ihr Krafttraining und das Intervallfasten sinnvoll unter einen Hut. Was bedeutet, richten Sie sich gerade am Anfang nach Ihrem Körpergefühl. Mit diesen beiden Parametern schlagen Sie etliche Zivilisationskrankheiten in die Flucht. Nur übertreiben sollte man beides nicht.

Intervallfasten für Anfänger
Wer an das Intervallfasten denkt, denkt erst einmal an eine große Veränderung. Doch nur, weil Gewohnheiten weichen müssen, ist es noch lange keine große Umstellung. Im Endeffekt nehmen Sie diesen Schritt gerne in Kauf und das Ihrer Gesundheit zuliebe. Denn seit langem fühlen Sie sich in Ihrer Haut nicht mehr wohl. Doch Intervallfasten, ist nicht nur schnell verinnerlicht, es zeigt Ihrem Körper neue Wege auf und es ist seit Menschengedenken die natürlichste Form des Abnehmens und Gesundens. Sie haben auch die Wahl zwischen dem Kurzzeitfasten oder dem Langzeitprojekt. Jedenfalls haben wir es alle im Blut, das Fasten, wir müssen nur endlich damit anfangen.

Intervallfasten und Muskelaufbau passt das wirklich zusammen?
Viele von Ihnen werden sich die Frage stellen, wie passt Muskelaufbau und Intervallfasten zusammen. Man kann sagen, sehr gut. Beim Bodybuilding hat es hohe Wellen geschlagen. Hier spielt nämlich der positiv beeinflusste Hormonspiegel eine große Rolle. Und das hat folgenden Grund:

Sie erhalten bis zu 500x mehr Wachstumshormone:
Das Intervallfasten führt im Prinzip zu einer stark erhöhten Ausschüttung der Wachstumshormone. Und die, wie der Name schon verrät, nehmen am Muskelwachstum teil und bauen Fett ab. Für Sie als Bodybuilder stellt sich eine Win-Win-Situation ein: Sie bauen Masse auf und die Muskeln treten zum

Vorschein. So legen Sie am Ende Ihres Trainings eine Fastenphase ein. In dieser Zeit sind die Wachstumshormone auf ihrem Maximum und haben diese, im wahrsten Sinne des Wortes erreicht. Danach können Sie dann essen und diese Post-Workout-Ernährung, ist das A und O für den kontinuierlichen Muskelaufbau.

Erhöhtes Testosteronlevel:
Testosteron ist DAS Muskelaufbau-Hormon schlechthin, wie aus Sportlerkreisen bekannt. Demnach sorgt das Intervallfasten dafür, dass dieser auch ansteigt, denn der Muskelaufbau und das Testosteron sind eng miteinander verbunden. Ein kleiner wissenschaftlicher Aspekt zur These: Das FSH (Follikelstimulierendes Hormon) wird mit dem LH Hormon durch das in der Hypophyse gebildete Hormon GnRH (Gonadoliberin – Gonadotropin-Releasing Hormon) wohlwollend angeregt. Für Männer bietet es ein perfektes Zusammenspiel und stimuliert das luteinisierende Hormon und zwar in den Hoden. Somit wird Testosteron gebildet, das wiederum zusammen mit dem follikelstimulierenden Hormon die Spermienproduktion auslöst. Doch auch die Frauen kommen nicht zu kurz, denn bei ihnen werden durch diese Hormone die Eierstöcke und der Zyklus reguliert. So kann das Intervallfasten den Testosteronspiegel anregen. Nur benötigt das Zeit und aus einem sehr übergewichtigen Mann, wird nicht innerhalb kurzer Zeit ein muskulöser Adonis werden. Dazu bedarf es an Sport und das im regelmäßigen Ausgleich zum Intervallfasten. Anders verhält sich dies bei normalgewichtigen Männern. Hier kann eine übliche Response hinsichtlich der LH-Erhöhung und Testosteronerhöhung erfolgen.

Einem Sportler kommt das Intervallfasten, hinsichtlich des Muskelaufbaus, mehr als zugute und der Testosteronhaushalt wird neu definiert. Daher sollte jeder für sich, das Intervallfasten gut abwägen. Denn es heißt nicht umsonst, keine Studie ohne Gegenstudie. Zudem kommt es auf die körperliche Verfassung und die Gegebenheiten an. Fasten ist in jedem Fall gesund, das beweist die wohl älteste Fastenmethode, Ramadan. Hier wurde eine Testosteronerhöhung festgestellt. Somit hat auch das Intervallfasten seine Verdienste und ändert die Sexualhormone im Positiven. Doch nur hier und da mal Fasten ist nicht im Sinne des Erfinders. Es muss eine Regelmäßigkeit bestehen, um auch mitreden zu können. So ist der Testosteronmangel wie auch das Übergewicht, ein leider schlechtes Zusammenspiel. Demzufolge heißt es, wer fastet, kurbelt seinen Testosteronspiegel wieder an. Daher haben auch Sie Einfluss darauf. Die Kalorienrestriktion muss demzufolge im Gleichgewicht stehen. Immer mehr

Sportler setzen auf das Intervallfasten, das nicht nur das Diabetes-Risiko senkt, sondern die Sexualhormone zum Höhenflug bringt. Aber das wie schon erwähnt, nicht von heute auf morgen. So bringen auch Sie Ihren Testosteronspiegel wieder in Schwung und das auf rein natürliche Art und Weise.

Die Vorteile kurz im Überblick - Gutes Gedächtnis und ein scharfer Geist

Mit Testosteron werden mehr Sex und Muskeln in Verbindung gebracht. Aber auch der Geist wird geschärft und das macht sich an einem guten Gedächtnis bemerkbar.

Schlanker sportlicher Körperbau

Mehr Testosteron erhöht die Stoffwechselrate und verbessert die Insulinsensitivität. Zudem wird die Bildung von Fettzellen verhindert.

Gesteigerte Libido

Tritt ein Testosteronmangel ein, so kommt es zu der erektilen Dysfunktion (ED) und einem Libidoverlust. Fasten Sie und treiben Sie Sport, macht sich das im positiven Sinne auf die Libido bemerkbar. Somit sollten der Sport und das Intervallfasten in der Ausgewogenheit sein.

Einige Tipps, damit Sie von Anfang an alles richtigmachen

Schlingen Sie nicht und essen Sie nicht nebenher!

Das kennen Sie doch sicher, der Fernseher läuft, der nächste Termin und der Hunger zwischendurch. Alles unter Dach und Fach bringen geht, wenn das Essen so nebenherläuft und man es im wahrsten Sinne des Wortes auch gleich hinunterschlingt. Wie viel war es noch, ach egal, Hauptsache man ist satt. Wir verlieren dann nach und nach die Selbstkontrolle und der Hunger ist an der Macht. Meist ist dieser durch Transfette, Aromen und Fastfood bestens erzogen. Ein Essensrhythmus bewahrt uns davor, dass wir nicht ständig Nahrung aufnehmen und meist auch noch in willkürlicher Form. Wir essen quasi, was uns vor die Nase kommt.

Wenn wir ganz ehrlich sind, auch immer. Frühstück, der Snack zwischendurch, das Mittagsessen, das Kaffeekränzchen, das leckere Abendmahl und nicht zu vergessen, der schmackhafte Fernsehabend bis spät in die Nacht. Wo bitte herrscht hier eine Disziplin und wann hat der Darm mal seinen Frieden? So züchten wir in rauen Mengen Fettpolster heran und genauso gerät auch der Blutzuckerspiegel komplett außer Kontrolle.

Essen Sie wertvolle Fette, verzichten Sie überwiegend auf Zucker und Kohlenhydrate und verwenden Sie Gemüse als Ihren ständigen Begleiter. Auch Weintrauben oder Bananen machen auf Dauer dick, denn sie wandeln sich durch den hohen Fruchtzuckergehalt in Kohlenhydrate um. Und bedenken Sie, bei drei Kilo reinem Gewichtsverlust, verlieren Sie rund 100 g Bauchfett. Essen Sie anstatt einer Weizenmehlsemmel ein Vollkornmüsli und trinken Sie keine gekauften Fruchtsäfte, die sind voll mit Zucker und mit null Vitaminen ausgestattet. Synthetische vielleicht, aber auch schon nicht mehr. Bleiben Sie beim Intervallfasten immer Ihrem Rhythmus treu. Nur so lernt Ihr Körper, wann das Hungergefühl eintreten soll und das dieses nicht willkürlich zum Vorschein kommt. Demnach ist die Disziplin stets an der Macht und nicht die Lust.

Einen Fasten-Partner suchen!

Sie müssen nicht gleich heiraten oder so. Es reicht, wenn zwei dieselben Interessen haben und sich anspornen. So macht das Intervallfasten auch gleich viel mehr Spaß und man kann sich gegenseitig so wunderbar unterstützen und auch seine Erfahrungen teilen. Die Motivation beim Intervallfasten ist alles und die sollte niemals verloren gehen. Ob Freunde, Eltern oder Geschwister, zusammen nimmt es sich durchaus leichter ab. Sie bleiben am Ball, halten Ihre Regeln ein und können auch mal Lust und Frust teilen. Generell kann man dann zu zweit oder in der Gruppe kochen oder Sport treiben und sich die Abnehmziele vor Augen halten. Auch die Ehepartner eignen sich dafür und so werden beide ein bisschen weniger auf der Waage haben.

Beschäftigung ist alles!

Mit am schlimmsten beim Abnehmen ist, wenn man denkt, man könnte eventuell Hunger haben. Die Gedanken und Sie kreisen um den Kühlschrank herum. Genau diese Langeweile macht dick, denn so rein zufällig stolpert man dann über Pralinenschachteln, Keksdosen und Co. Genau das bewirkt das Überessen und die Fettpolster haben gesiegt. Schlussendlich sind die auch schon seit langem in der Überzahl. Sie füttern sie auch noch für den sogenannten Vermehrungseffekt. Aber wie heißte es doch so schön „Ablenkung ist der halbe Hunger" und genau mit dieser Variante fangen Sie gleich mal an. Lenken Sie sich einfach ab, ob es nun das gute Buch sei, ein Wellnesstag, der Frisörtermin, ein Museumsbesuch, sei Ihnen überlassen, nur lassen Sie die Langeweile nicht an die Macht, wenn diese zu unkontrolliertem Essen führt. Hobbys sind immer ein Gewinn und machen glücklich, ohne das Gewicht zu malträtieren. Also ran an den Speck und nicht an die Chipstüten und Pommes Buden.

Lust auf Bewegung?

Sie kommen um den Sport nicht herum, auch wenn Sie sich noch so viel Mühe geben und Ihre Ausreden langsam aber sicher zur Neige gehen. Somit nehmen Sie Ihre Beine in die Hand und bewegen sich und schon fällt auch das Stresshormon ab, denn genau dieses hat uns voll im Griff. Das Teufelchen das sagt, iss nur Zucker, Fett und Salz, das wird dir guttun. Tut es aber nicht. Hände weg und raus in die Natur. Denn dort erhalten Sie auch noch Sauerstoff pur. Und Sport macht sogar satt und schenkt Ihnen eine Portion gute Laune.

Ausreichend trinken!

Bei jeder Diät und bei jedem Abnehmplan, ist das Trinken das A und O. Zum Frühstück ungesüßten Tee, mittags eine Apfelschorle, zwischendurch darf es ein Smoothie sein und am Nachmittag der zuckerfreie Kaffee. Kalorienfreie Getränke sollten dabei Tag und Nacht zur Verfügung stehen. Gerade, wenn der kleine Hunger kommt, ist ein stilles Glas Wasser schluckweise ideal. So gelingt das Intervallfasten leichter und Sie kämpfen gerade am Anfang nicht mit dem knurrenden Magen. Die Smoothies sind ein perfekter Ausgleich, um den Körper mit allen wichtigen Nährstoffkomplexen zu verwöhnen. Aber bitte, die Gemüsevariante wählen, denn auch viele Obstsorten wie Weintrauben und Bananen machen dick. Beeren im Smoothie sind dagegen erlaubt.

Zähne putzen nicht vergessen!

Das Zähneputzen neutralisiert und man hat den Geschmack vom letzten Essen nicht im Mund. Klingt vielleicht albern, ist es aber nicht. Viele Menschen schwören beim Intervallfasten darauf, dass das Zähneputzen das Hungergefühl eindämmt.

Nicht quälen!

Es geht beim Intervallfasten nicht darum, das Hungergefühl unbegrenzt und andauernd aushalten zu müssen. Nein, darum geht es wirklich nicht. Es geht vielmehr um Ihre Gesundheit, das Wohlbefinden, Ihren Körper an sich und um das Abnehmen. Gequält soll hier keiner werden. Und das Intervallfasten dreht an genau zwei Stellschrauben, an Ihrer Gesundheit und dem leidigen Thema abnehmen. Nicht mehr und nicht weniger.

Sind Sie einmal aus gesundheitlichen wie auch psychischen Gründen nicht in der Lage, brechen Sie das Intervallfasten für den Zeitraum ab. Das ist nicht weiter schlimm und Sie nehmen auch von heute auf morgen keine zwei Kilo zu. Intervallfasten ist flexibel und einfach zugleich und so sollten Sie es auch sehen.

Immer am Ball bleiben!

Jede Diät hat Ihre Erfolge wie auch Niederlagen und besteht aus Erfahrungen und Fortschritten. Fallen Sie deshalb nicht gleich in alte Verhaltensmuster zurück. Bleiben Sie auch mal bei einer Niederlage am Ball und sehen Sie das Intervallfasten als Ihr Lebensmotto an. Führen Sie am Anfang ein Tagebuch, was ja heute im Zeitalter des Computers wunderbar und einfach zu bewerkstelligen ist. Notieren Sie sich Ihre Daten, Fakten und das Anfangsgewicht sowie Ihr tägliches Essen.

Sie können zwischen den Varianten Kurzfasten oder dem lebenslangen Fasten wählen. Das ist ganz Ihnen überlassen. Effektvoller ist sicher das Intervallfasten auf Dauer, da es langfristig gesehen mehr Erfolg mit sich bringt. Sie schenken Ihrem Körper eine positive Veränderung und heben Ihre Stimmung an. Auch Ihre positive Energie und gute Laune kommt mehr und mehr zum Vorschein und dann macht es noch so wunderbar schlank. Man kann sagen, es ist die beste

Altersvorsorge, um lange gesund und vital zu bleiben und das bis ins hohe Alter. Wer sich bei der Essenszubereitung unsicher ist, dem können auch Fastenprofis und Ernährungsberater ein Stück weit weiterhelfen. So erreichen auch Sie auf Dauer gesehen Ihr Wohlfühlgefühl.

In der Kürze liegt die Würze!

Es ist sicher alles erlaubt zu essen, aber bitte, wie schon erwähnt, in Maßen. Lebensmittelverbote in dem Sinne gibt es nicht. Dennoch ist eine ausgewogene Ernährung ein Mehrwert beim Intervallfasten. Sie können sich, je nach Methode, Ihre Essenszeiten so einteilen wie Sie möchten. Ein gutes Prinzip, das auch mal abänderbar ist und wie Sie auch wissen, ungesüßte Getränke sind immer erlaubt. Ein Vorteil, um dem kleinen Hunger den Wind aus den Segeln zu nehmen. Zum guten Schluss, Sport ist nicht Mord, sondern hält fit und jung und macht den Fettpölsterchen gehörig Beine. Wenn Sie dann am Morgen noch ausgeschlafen aufwachen, haben Sie alles richtiggemacht.

Es ist ein lästiges Thema und stellt unseren mittleren Ring dar. Schwabbelig, unförmig und mal ehrlich, nicht schön anzusehen. Kaschieren hin oder her, die überschüssigen Pfunde müssen weg. Die Problemzone Nummer eins und das weltweit. Denn wo man hinsieht thront er, der Bauch. Aber genau dieser Bereich ist nicht so einfach zu knacken und es gibt noch ein viel schlimmeres Fett. Das viszerale Fett, das am Bauch die Organe ummantelt und genau das kann äußerst gefährlich werden.

Eiweißreiche und pflanzliche Nahrungsmittel machen hier schon mal den Anfang. Diese Ballaststoffe wie Vollkorn sind äußerst sättigend und liegen gerade beim Intervallfasten voll im Trend. Dazu ein ausgewogenes Krafttraining und das Bauchfett wird weniger. Nichts geht dabei von heute auf morgen, aber nach und nach. Genau das zählt im Endeffekt. Seien Sie auch nicht zu streng mit sich, denn auch die Gene können schuld am langsamen Fettabbau sein. Aber auch das falsche Essen kann für das Fettgewebe am Bauch verantwortlich sein.

Beginnen Sie jeden Morgen mit ein paar Sit-ups zu Ihrer ausgewählten Intervallfasten Methode. Sicher nimmt niemand punktuell ab, aber ganzheitlich und genau das betrifft den Bauch auch. Wir unterliegen einem Gesamt-Stoffwechselsystem, das sich nicht nur auf das Bauchfett bezieht. Daher betrachten Sie Ihren Körper als Einheit und konzentrieren Sie sich nicht nur auf das Bauchfett. Wenn die Speckröllchen noch so stören, viele von uns leiden unter dieser genetischen Problemzone und wenn es so einfach wäre sie loszuwerden, dann hätten wir doch alle einen flachen Bauch. Doch hinter jedem flachen Bauch steckt Disziplin und harte Arbeit. Die wenigsten sind mit einem flachen Bauch gesegnet und das meist auch nur in jungen Jahren.

Nun geht es dem Speck an den Kragen:
Das Intervallfasten setzt auch am Bauchfett an. Das liegt an den langen Fastenphasen und so wird das Fett am Bauch freigesetzt. Besonders ist hier ist die Methode 16:8 zu empfehlen. Wer an Bauchfett verliert, der schützt sich vor chronischen Erkrankungen und beugt diesen vor. Sind diese schon relevant, so kann man sie besser in Schach halten und durchaus minimieren. Dafür ist das Intervallfasten geradezu prädestiniert. Gerade bei der Körperfettreduktion ist Grüner Tee perfekt und ein optimaler Schlankmacher. Er wirkt sich, schluckweise

getrunken, appetithemmend und stoffwechselanregend aus. Essen Sie immer wie bereits erwähnt, eiweiß- und ballaststoffreich. Gemüse in allen Variationen ist erlaubt und Obst wie Beeren und Zitrusfrüchte optimal. Leider haben Bananen, Weintrauben und die Ananas mehr Zucker als gedacht. Dennoch ist es hin und wieder gesund und keineswegs verboten.

Ärzte warnen seit langem davor und das überschüssige Bauchfett birgt gesundheitsgefährdende Risiken wie Diabetes, einen hohen Cholesterinspiegel und letztendlich den Herzinfarkt und Schlaganfall. Hier geht es nicht nur um die Schönheit, sondern um Ihre Gesundheit und die sollte Ihnen ein weniger an Bauchfett wert sein. Ein kleiner Vorschlag, welche Lebensmittel geeignet sind, um sich in seiner Haut wieder pudelwohl zu fühlen.

Ein Auszug aus einem Essenplan, damit auch Sie beim Intervallfasten davon profitieren. Diese sind gesund, sättigend und eine Freude für den Darm.

Lebensmittel	Weshalb es geeignet ist
Spinat	Spinat ist ein oft unterschätztes Gemüse, welches zahlreiche vorteilhafte Eigenschaften hat. Spinat enthält sogenannte Thylakoide (Pflanzenstoffe), die Ihren Appetit unterdrücken und beim Abnehmen helfen. Außerdem ist das leckere Gemüse mit 14 Kcal pro 100 g extrem kalorienarm!
Rote Linsen	Diese vegane Power-Eiweißquelle hat es in sich! Die Hülsenfrüchte haben satte 25 g Eiweiß auf 100 g und dazu noch sättigende Ballaststoffe. Mit roten Linsen können Sie übrigens auch super eine vegane Bolognese oder ein veganes Chili zaubern.
Apfel	Schon mal von der Apfel Diät gehört? Äpfel haben eine sättigende Wirkung und können mit dem richtigen Timing optimal als Appetithemmer eingesetzt werden. Dadurch können Sie noch einfacher Ihr Bauchfett verlieren!

Spargel	Weniger Kalorien gehen kaum! Spargel besteht zu über 90 % aus Wasser und ist trotzdem vollgepackt mit gesunden Nährstoffen. Dieses Gemüse ist während jeder Diät empfehlenswert.
Ingwer	Die Ingwerwurzel ist nicht nur sinnvoll bei einem angeschlagenen Immunsystem – auch als Fatburner kann Ingwer herhalten! Die Schärfe lässt die Körpertemperatur ansteigen und die Fettpölsterchen können dahinschmelzen.

Trainieren Sie Ihren Bauch doch weg:

Natürlich ist das Konzept ganzheitlich ausgelegt, aber dennoch auf den Bauch fokussiert. Bedenken Sie bitte, der Bauchumfang ist einzig und allein von der Kalorienzufuhr abhängig. So müssen Sie nun ein Kaloriendefizit erreichen. Was wiederum heißt, essen in Maßen und Sport treiben. So wird das Bauchfett schneller ade sagen und Sie verlieren es durchaus bequemer. So können Sie auch einmal einen Burger zu sich nehmen, da Sie beim Sport mehr Kalorien verbrauchen. Und bitte, wenn Sie das Intervallfasten anfangen, messen Sie zu Anfang Ihren Bauchumfang. Dann haben Sie einen Stand wie sich die Sache so entwickelt. Mit Bauchmuskelübungen alleine, verliert man leider kein Bauchfett, das ist ein Irrglaube. Hier muss das Gesamtkonzept stimmen und mit dem Intervallfasten, sind Sie voll und ganz in der Spur.

Beginnen Sie mit einem Ganzköpertraining wie z.B. Burpees, Kniebeugen oder dem Ausfallschritt. Das lässt die Fettdepots schmelzen. Dazu eine kurze Erklärung warum das so ist:

- Bei einem Ganzkörpertraining werden viele Muskelgruppen aktiviert und auch deutlich mehr Kalorien verbrannt. Das können einfache Übungen nicht bieten.
- Um langfristig den Grundumsatz zu erhöhen, ist ein Krafttraining vonnöten, welches das Muskelwachstum in Schwung bringt. Sie erhöhen den Kalorienverbrauch dann auch in den sogenannten Ruhephasen.
- Beine verbrauchen viel Energie und dazu dienen der Ausfallsschritt wie auch die Kniebeugen.

Den eigenen Körper verstehen:

Meist fangen wir mit irgendwelchen Übungen oder Diäten an, ohne den menschlichen Körper überhaupt zu kennen. So sollte sich jeder von uns in die Thematik einlesen, was den Stoffwechsel und die damit verbundene Fettverbrennung betrifft. So finden Sie schnell heraus wie Muskeln z.B. den Grundumsatz beeinflussen und welche Stoffwechselprozesse im Körper stattfinden. Ärzte, Apotheker wie auch Ernährungsexperten, stehen hier mit Rat und Tat zur Seite. So erfährt man, warum Bauchfett entsteht, oder es gar nicht erst ansetzt und wie damit umzugehen ist. In grauer Vorzeit galt das Bauchfett als die Reserve schlechthin und war überlebenswichtig. Heute eher nicht und steht uns daher nur im Weg rum.

Bauchfett schwindet nur langsam:

Lassen Sie sich gerade im Frühling nicht zu sehr von den Zeitschriften inspirieren. „Ihr Bauchfett ist in drei Wochen Schnee von gestern". Das ist einfach nur Quatsch. Denn bei Abnahme von drei Kilo Körpergewicht nehmen Sie etwa 100 g Bauchfett ab. Nehmen Sie besser langsam mit dem Intervallfasten ab, schon ein halbes Kilo in der Woche ist genug. Sie möchten ja keinen Jo-Jo-Effekt züchten. Lassen Sie sich von diesen waghalsigen Meldungen nicht irritieren. Crash-Diäten verbrennen zwar kurzfristig, aber nur einen Sommerurlaub lang. Mit dem Intervallfasten gewöhnt sich der Körper daran und auch Ihr Bauchfett wird weniger und weniger. Aber niemals von jetzt auf gleich. Diese Märchen bieten nur bestimmte Illustrierte an. Wer abnehmen möchte, der benötigt einen langen Atem. Außerdem beginnt das Abnehmen immer im Kopf und niemals im Bauch.

Hunger ist Kopfsache:

Viele verwechseln das Intervallfasten mit einer Folter. Ich trinke Wasser und esse Möhrchen und zur Strafe rackere ich mich mit meinen letzten verbleibenden Energiezellen im Fitnessstudio ab. Erstmal findet der Hunger immer im Kopf statt, denn würden Sie nicht gerade an Ihn denken, hätten Sie ihn auch nicht. Und, das Intervallfasten lässt auch Ihnen mehr Freiheiten als man denkt. Sie können Ihr leckeres Omelette mit Schinken zum Frühstück essen und müssen allen anderen nicht beim Kauen zuschauen. Sie müssen Ihre Essphasen wie auch Fastenphasen einhalten, mehr nicht. Sicher wäre es sehr unproduktiv, wenn Sie in den Essphasen nur Unsinn verdrücken. Dann wäre die Intervalldiät wirklich für die Katz. Sie können Ihrem Gaumen immer etwas Gutes tun, aber in Maßen.

Doch wie entsteht der Hunger im Kopf werden Sie sich fragen? Beobachten Sie sich doch mal selbst. Meist entsteht Hunger durch unsere Augen. Wir sehen ein Plakat mit einer Pizza, lesen die Speisekarte und bekommen sogleich Hunger oder sehen im Schaufenster leckere Torten. Hunger hätten wir eigentlich nicht wirklich, aber diese Gelüste auf etwas Süßes oder Herzhaftes. Und schon sind wir einfach mal so überrollt. Wir hätten zuvor noch Stein und Bein geschworen, keinen Hunger zu haben, aber jetzt bekommt das Bauchfett gleich mal Nachschub.

Wie kann man diesem Hunger entfliehen?

- essen Sie zuckerfreien Kaugummi, das lindert das Hungergefühl
- trinken sie Sprudelwasser mit Zitrone oder Tee, selbstverständlich ungesüßt
- auch schwarzer Kaffee nimmt sich den Magennerven an und beruhigt diese besser als gedacht.
- lenken Sie sich ab, telefonieren Sie oder gehen Sie mit Ihrem Hund in den Park. Natürlich können Sie auch ohne Hunde spazieren gehen
- wenn der Hunger nicht mehr auszuhalten ist, dann trinken Sie einen leckeren Gemüse-Smoothie
- oder laufen Sie dem Hunger davon und gehen Sie joggen

Mit diesen kleinen Tricks bekämpfen Sie nicht nur den Hunger, sondern verhindern die Vermehrung der Fettdepots am Bauch. Bleiben Sie Ihrem Bauch zuliebe immer aktiv und unterstützen Ihr Ziel mit dem Intervallfasten.

Mit einem dicken Bauch macht keiner von uns eine gute Figur und gesundheitsgefährdend ist er auch. Leben Sie einfach nur gesund, nach Ihrem Fastenplan und mit ein wenig Sport, das wird Ihr Leben rein positiv verändern. Eine Größe M bei Frauen hört sich doch wesentlich besser an, als XXL, oder? So werden Sie auch optisch gefälliger und gesünder ist es obendrein.

Leben wir länger durch das Intervallfasten?

Die Antwort ist ja, denn wir achten mehr auf uns und stellen unsere Lebensweise um. Zudem bewirkt das Intervallfasten einen organischen Ruhemodus. Aber nicht nur das wie Dr. med. Martha Ritzmann-Widderich, Rottweil erklärt.

Sein Zitat zum Thema Verjüngung und Alterungsprozess:
Der Alterungsprozess, welcher bereits ab Mitte des 20. Lebensjahres beginnt, zeichnet sich durch verschiedene Veränderungen an allen Körpergeweben aus, welche zunächst zu einer Funktionseinschränkung und letztlich zur Zellzerstörung führen.

Im Einzelnen sind dies die Erschlaffung von Haut und Bindegewebe, Entmineralisierung der Knochen, Gefäßverkalkung mit reduzierter Durchblutung aller Organe und damit Minderversorgung mit Nährstoffen sowie unvollständiger Abbau und Reparatur von Zellschäden. Die Leistungsfähigkeit des Immunsystems reduziert sich, was sich in vermehrter Infektanfälligkeit und zunehmenden Krebserkrankungen zeigt. Des Weiteren lässt die Pumpleistung des Herzens nach. Die Muskelmasse nimmt ab zeitgleich mit einer Zunahme der Fettmasse, womit die allgemeine körperliche Leistungsfähigkeit allmählich nachlässt. Von psychisch-kognitiver Seite her treten Merkfähigkeitsstörungen, Stimmungsschwankungen, Schlafstörungen, Sexualstörungen und eine verminderte Stressanpassung auf.

Verantwortlich für Verschleißerscheinungen sind zum einen Änderungen im hormonellen Bereich und das bei Männern und Frauen. Hormonen wie DHEA, Wachstumshormon, Serotonin, Melatonin und den Geschlechtshormonen Östrogene, Gestagene und Androgene werden "verjüngende" Effekte zugeschrieben. Ausreichend produziert sorgen sie dafür, dass oben genannte Veränderungen nicht oder langsamer eintreten. Im Lauf des Lebens lässt die Produktion physiologischer Weise allmählich nach oder versiegt gänzlich.

Alterungsbeschleunigend wirken des Weiteren freie Radikale. Dies sind hochreaktive Substanzen, welche über Entzündungsreaktionen den allgemeinen Gewebeverschleiß fördern, ebenso wie AGE-Produkte, zellschädigende Verbindungen aus Zucker und Eiweiß. Hormone, welche Gewebsdegeneration fördern sind Adrenalin, Cortisol und Insulin, vor allem bei vermehrter

Ausschüttung über einen längeren Zeitraum. In Abhängigkeit von der Lebensweise lässt sich die Produktion der genannten Stoffe steuern. Vor allem die Nahrungsmenge und -zusammensetzung entscheidet über die Bildung alterungsfördernder oder alterungsverzögernder Substanzen.

Verschleißfördernde Erkrankungen sind Diabetes mellitus, Bluthochdruck, Hyperlipidämie (vor allem gemeinsam als metabolisches Syndrom), Fehlernährung, Dauerstress und Bewegungsmangel. Ein guter wissenschaftlicher Beweis, der aufzeigt, dass wir mit dem Intervallfasten keineswegs falsch liegen und es seit langem im Trend liegt und nicht umsonst in aller Munde ist.

So können wir sehr wohl Alterungsprozesse verlangsamen und das nicht nur durch die Schönheitschirurgie. Sicher sind einige Strukturen wie auch Parameter genetisch definiert, aber nicht alle. Doch vieles davon hängt mit der Ernährung zusammen. Die kann durchaus alt und dick machen, denn wer kontinuierlich isst, der gönnt sich und seinem Körper niemals Ruhe. Gerade Fastenphasen verlangsamen den Alterungsprozess und auch verschleißfördernde Substanzen werden nur noch in geringen Maßen produziert. Allein das sollte uns schon einen Anstoß zum Intervallfasten geben.

Welche positiven Wirkungen treten auf?
Ach, da wären eine ganze Menge, vom schlanker werden mal ganz abgesehen. Die Ökonomisierung der Herzleistung, die dem Herzen zugutekommt. Die Senkung der Blutzuckerwerte wie auch des Cholesterins und Bluthochdruck sind wichtige Aspekte. Aber auch Entzündungsparameter gehen zurück - (TNFa, IL-6, NFkB). Zudem haben wir eine bessere Effektabwehr und hungern den Krebs förmlich aus. Auch unsere Stresshormone schwinden und werden wohlwollend durch die Glückshormone ersetzt. Das wiederum verbessert die besagte Schlafqualität, denn wer zu wenig schläft wird dick. Mit dem Intervallfasten erhalten Sie Vorzüge, die kaum eine andere Diät bewirken kann.

Unsere Haut ist unser Schutzmantel und ummantelt uns mit ihrer Sorgfalt. Doch auch sie leidet und das mehr denn je. Sie ist den Umwelteinflüssen schutzlos ausgeliefert und wird von innen heraus nicht gerade verwöhnt. Nikotin, Alkohol, Weißbrot, Süßigkeiten, aber auch Stress machen der Haut schwer zu schaffen. Wer sich dem Intervallfasten annimmt, nimmt nicht nur ab, sondern reinigt auch die Haut von innen heraus. Alleine eine Ernährungsumstellung macht viel aus und wie immer ausreichend trinken. Das hilft dem Hautbild sehr, elastisch zu bleiben und frischer zu wirken. Denn auch Ihrer Haut sieht man Ihre Lebensweise an. Immerhin ist sie unsere Visitenkarte und verrät mehr als man denkt. Schnell bemerkt man, dass sich gerade eine Fehlernährung auf die Haut niederschlägt. Eine vermehrte Talkproduktion entsteht und das wiederum ist das Resultat einer sehr kalorienreichen Ernährung.

Das Intervallfasten ist wie eine innerliche Reinigung und wer mit einem schlechten Hautbild zu kämpfen hat, sollte zu mehr Gemüse, Fisch, Geflügel und stillem Wasser greifen. Stillen Sie dabei Ihren Süßhunger mit Obst wie Beeren. Diese enthalten deutlich weniger Zucker. Sicher kann es auch ein Löffel Honig sein. Wer fastet, reinigt und wer reinigt, der scheidet in hohem Maße Giftstoffe aus. So kann das Intervallfasten auch bei Akne oder Schuppenflechte helfen. Das kommt gerade den Akne-Patienten zugute. Forscher fanden heraus, das Nahrungsmittel mit einem hohen glykämischen Index, wie Weißmehl und Zucker Akne in hohem Maße hervorrufen. Somit machen diese Lebensmittel nicht nur dick, sondern rufen auch ein schlechtes Hautbild hervor.

Sind auch Sie von einer unreinen Haut betroffen, beginnen Sie mit der Intervalldiät und hungern Sie Pickel, Mitesser, wie auch die Akne aus. Ein Reinigungseffekt ohne Chemie, dafür aber mit einem wirkungsvollen Ergebnis. Die Haut wirkt jünger, frischer, rosiger und zarter. Wenn das kein Grund ist, rein natürlich das Übel zu bekämpfen. Denn wir wissen ja, Hautsache ist Hauptsache, und das auch beim Intervallfasten.

Viele Menschen sehen beim Intervallfasten erstmal den Fokus beim Abnehmen. Klar, dafür ist es auch vorrangig da. Doch es geht letztendlich um viel mehr. Es bewirkt das Ausscheiden von Giftstoffen und schenkt uns mehr Lebensenergie. Es baut uns psychisch wie auch physisch wieder auf und ist eine gute

Altersvorsorge. Für Menschen, die viel unter Stress stehen, ist diese Methode des Fastens einfach perfekt, da man genau dieses Stresshormon in ein Glückshormon umwandelt. Es sortiert somit das Schlechte aus dem Körper aus und leider haben wir genau davon viel zu bieten. Wie Keime, Viren, Pilzinfektionen die durch eine falsche Ernährungsweise entstehen. Eben viele Schadstoffe, die wie auch Schwermetalle, aus unserem Körper geschwemmt werden und unseren Organismus wieder gesunden lassen. Nur so entsteht ein wirkungsvoller wie auch gesunder Effekt beim ganzheitlichen Abnehmen, der auch dem größten Organ, unserer Haut zugutekommt und es beugt Krankheiten vor, das so geniale Intervallfasten.

Um zu wissen, ob beide Komponenten wirklich gut zusammenpassen, sollte man erfahren, um was es sich im Eigentlichen handelt. Auch, wenn die Komponente die beste und effektivste „Diätform" ist. Daher geben sich das Intervallfasten, wie auch das Low Carb optimal die Hand.

Was ist Low Carb?

Es kommt aus dem Englischen und steht für geringe Kohlenhydrate, was auch ganz logisch klingt. Eine geringe Kohlenhydratzufuhr, die einer kohlenhydratarmen Ernährung unterliegt. Demzufolge werden mehr gesunde Fette und Proteine zu sich genommen. Damit wird im Laufe der Zeit eine Gewichtsreduktion herbeigeführt. Vergessen Sie dabei nicht, dass jeder Körper anders darauf reagiert und eine Gewichtsabnahme, nicht von heute auf morgen stattfinden kann. Ebenso muss eine tägliche Energiezufuhr durch Vitamine, Mineralstoffe, Ballaststoffe und Spurenelemente gegeben sein. Demzufolge alles, was der Organismus benötigt, damit er seine Funktionen aufrechterhalten kann. Denn es ist nicht im Sinne einer „Diät" Defizite und Mangelerscheinungen aufzubauen. Das macht auf Dauer krank.

Somit werden die Regeln zu Low Carb aufgezeigt:

Low Carb Do's

- zuckerarme Obstsorten wie Beeren aller Art, Papaya, Mandarinen, Orangen, Aprikosen, Papaya, Kokosobst
- 100g Kohlenhydrate am Tag sind erlaubt
- kohlenhydratarmes Gemüse, das können Zucchini, Spargel, Tomaten oder Gurken sein
- Nüsse und Samen
- zuckerfreie Saucen
- Würzmittel oder auch Zuckeralternativen wie Xylit, Stevia oder Erythrit
- Eier, Hüttenkäse, Fleisch und Fisch sind hochwertiges tierisches Eiweiß
- Öle und Fette und das kann kaltgepresstes Oliven-, Avocado- oder Kokosöl sein
- Milchprodukte von der Kuh, Schaf, Ziege, z.B. Mozzarella, Quark und Buttermilch

- Getränke ohne Zucker und Zusatzstoffe, wie ungesüßter Tee und Wasser ohne Zusatzstoffe

Low Carb Dont's

- zuckerhaltige Getränke (Fruchtsäfte und Softdrinks)
- Süßigkeiten aller Art
- Backwaren aller Art
- kohlenhydrathaltige Lebensmittel in großen Mengen, das können Kartoffeln, Nudeln, Reis, Brot und Getreide sein
- kohlenhydratreiche Obstsorten wie Rosinen, Bananen, oder auch Weintrauben
- Teigwaren aus Weizenmehl und komplexe Kohlenhydrate wie Haferflocken oder Vollkornprodukte. Letztere sind in kleinen Mengen erlaubt
- kohlenhydratreiche Frühstücksflocken
- Zucker jeglicher Art wie Honig, Glukose-Fruktose-Sirup und der übliche Haushaltszucker

Nun kommt es auf Ihre Essgewohnheiten an, ob Sie die beiden Methoden kombinieren möchten, oder nicht. Beide Komponenten durchzuhalten, erfordert gerade am Anfang viel Disziplin. Das sollten Sie sich im Vorfeld gut überlegen, nicht dass Sie mit Ihrem Vorhaben auf der Strecke bleiben. Dennoch kommen Sie mit dieser gut ausgewogenen Ernährungsform gesund und schlank ans Ziel. Denn starke Ergebnisse sind dabei an der Tagesordnung.

Die Kombination macht es möglich. Erstmal müssen Sie sich auf eine Methode beim Intervallfasten einschießen. Verwenden Sie eine, die Sie gut integrieren können und die Ihnen nicht im Weg steht, denn es kann sein, dass Sie diese Methode ein Leben lang beibehalten. Und sie geht schnell in Fleisch und Blut über. Der Organismus arbeitet in allen körpereigenen Vorgängen nach einem Ablaufschema. Warum dann nicht auch hier. Ob der Schlaf- Wachrhythmus, Hunger oder Durst, so können auch die Essenszeiten bestens reguliert werden.

Behalten Sie gerade beim Intervallfasten Ihre Methode bei, das gibt eine gute Struktur. Der Körper hat sich daran gewöhnt und verlangt nicht so einfach zwischendurch. Das bewahrt vor süßen Snacks und Fastfood-Attacken.

Nehmen Sie Ihren gesunden Menschenverstand zur Hand und Sie können auch mal über die Stränge schlagen. Seien Sie nicht enttäuscht von sich, das ist völlig normal. Nur eben nur hin und wieder, sonst helfen auf Dauer beide Komponenten nicht. Den größten Teil der Ernährung sollten gesunde Nahrungsmittel ausmachen. Dann sind Sie auf der sicheren Seite.

Intervallfasten und Low Carb sind keine Gegenspieler und daher sehr gut kompatibel. Sicher geht es bei einer Ernährungsumstellung immer um das Verzichten. Nennen wir es doch einfach weglassen, Sie lassen das Schlechte weg und profitieren vom Guten. Das macht fit, vital, gesund und letztendlich auch schlank. Genauso sollte unsere Ernährung auch sein. Das würde all den Zivilisationskrankheiten vorbeugen und chronische Krankheiten, wie auch die Fettsucht, verhindern. Nicht jedem schmeckt alles, aber arrangieren Sie sich damit und vor allen Dingen, kombinieren Sie gut. Bringen Sie Abwechslung in die Küche hinein. Ein Hähnchenbrustfilet mit Käse überbacken, klingt genauso lecker wie Bacon mit Ei oder ein Steak mit Kräuterbutter. Zudem können Sie problemlos variieren und auch mal einen veganen oder auch vegetarischen Tag einlegen. So ist die Low Carb Ernährung ausgelegt. Das Intervallfasten wiederum, mehr auf die festgelegten Essenszeiten bedacht. Ein geniales Zusammenspiel, das Ihnen den gewissen Mehrwert bringt. Auch, wenn Essen Leib und Seele zusammenhält, sollte es niemals zu überladen wirken und ständig greifbar sein. Dann kommen auch Sie Ihren Traummaßen Stück für Stück näher.

Müssen Sie beide Varianten auf ewig durchhalten? Nein, das müssen Sie nicht. Obwohl es nachhaltiger und einfacher ist. Vielleicht entschließen Sie sich im Laufe der Zeit, nur noch für eine Variante und auch das ist kein Beinbruch. Legen Sie ruhig mal, wie schon erwähnt einen Schlemmertag ein, auch das darf mal sein. Verlangen Sie sich aber zu viel damit ab, dann verbannen Sie alle Süßigkeiten und Co. eben die, die Ihnen gefährlich werden könnten.

Und wie immer, auch das Versagen ist kein Weltuntergang. Es sollte Ihnen eher die kleinen Fehler aufzeigen, aus denen Sie im Nachgang Ihre Schlüsse ziehen. Im Prinzip ist die Kombination eine sehr gute Idee und zur Nachahmung empfohlen. Was macht die Low Carb Diät eigentlich so erfolgreich? Es wird wenig bis gar kein Zucker zu sich genommen und auf die üblich schlechten Kohlehydrate verzichtet. Somit verlangt der Körper nicht ständig Nachschub. Der Insulinspiegel bleibt unten, was auch der Gesundheit nur zugutekommt und dann kommt das Intervallfasten ins Spiel. Durch die geregelten Essenszeiten muss der Körper nicht andauernd verdauen. Ein guter Lerneffekt aus vergangenen Zeiten. Denn früher noch, war das Essen nicht immer vorrätig. Teilweise mussten die Menschen erstmal auf Jagd gehen, um Beute zu machen. In dieser Zeit hatte die Verdauung wirklich Glück, denn sie wurde nicht ständig malträtiert. Der Organismus kommt tatsächlich zur Ruhe, da er nicht immer mit dem Verdauen beschäftigt ist und die Wachstumshormone bleiben länger bestehen. Im Wesentlichen kostet gerade das Verdauen viel Kraft und sollte sich der Hunger dennoch mal bemerkbar machen, dann kann er mit etwas Grüntee unterdrückt werden. Ein Maß an Bewegung macht sich dann an die Fettpölsterchen ran. Bedenken Sie auch, dass vieles eine reine Kopfsache ist und manches wieder erlernt werden muss. Eines aber sicher nicht, das ständige und auch falsche Essen, denn das macht auf Dauer nur dick.

Das gesunde Abnehmen sollte daher auch Ihnen am Herzen liegen. Der große Vorteil an beiden Varianten, Sie können auswärts essen. Es werden keine lästigen Punkte oder Kalorien gezählt. Sie müssen sich nur ein wenig an das Low Carb Grundprinzip halten. So steht auch einem leckeren Grillabend nichts im Weg.

Bestimmen Sie Ihr Kaloriendefizit
Es ist das Geheimnis aller Diäten und gar nicht so schwer. Sie nehmen quasi weniger Kalorien zu sich, als Sie verbrennen. So kann Ihr Körper Gewicht verlieren und mehr Fett verbrennen. Eigentlich eine simple und einfache Theorie. Nur der Alltag sieht bei vielen von uns ganz anders aus. Wir essen in einer Tour. Das Frühstück, ein kurzer Snack zwischendurch, das Mittagessen, eine Kleinigkeit am Nachmittag zum Kaffee und abends zum guten Abschluss, deftiges Essen. Die Krönung stellen dann die Chips, Flips und Schokolade beim Fernsehen dar. Das hört sich nach Mästen pur an und das Tag für Tag. Low Carb ist da die leichte Variante und Intervallfasten der Wegweiser dazu.

Das Grundprinzip der Kalorien am Tag:

- **Mann:** 2100 bis 2500 kcal
- **Frau:** 1400 bis 1800 kcal

Was nicht heißt, dass Sie die Kalorien ständig zählen müssen, sondern dies soll ein Anhaltspunkt sein und diese schwanken zwischen Größe, Alter und Bewegung. Beim Low Carb wie auch beim Intervallfasten, sollte sich daher nach der zweiten Woche etwas tun.

Beide „Diätformen" sind schon erfolgreich, aber zusammen sind Sie unschlagbar. Wenn auch nicht gerade einfach, aber diese beiden Varianten sind ein gut eingespieltes Team, wenn man sie lässt. Denn Sie schlagen zwei Fliegen mit einer Klappe. Zum einen erhält Ihr Körper eine gesunde und leichte Kost. Zum anderen, nur zu bestimmten Zeiten. Hört sich vielleicht schwierig an, ist es aber nicht. Doch im Grunde genommen ist es das i-Tüpfelchen und es stellt einen Boost für die Gewichtsabnahme dar. Beide Varianten kurbeln zugleich den Stoffwechsel an und so schmelzen die Fettpölsterchen artig dahin. Wer sich am Riemen hält, der unterliegt auch nicht dem Jo-Jo-Effekt. Der Kohlenhydratspeicher erfährt eine schnellere Leerung und so geraten Sie auch schneller in die Ketose. Der Körper kann keine Fettreserven mehr bilden und es wird mehr Fett verbrannt. Studien belegen sogar, dass die Kombination aus beidem den Körperfettanteil am stärksten senkt. Ein positiver Effekt dabei, Sie verlieren weniger Muskulatur, denn die geht beim Abnehmen häufig als erstes verloren.

Die Vorteile einer ketogenen Ernährung

- den Blutdruck ausgleichen und Bluthochdruck senken
- das Umkehren von Diabetes Typ 2
- weniger Zucker kann Migräne heilen
- eine bessere Kontrolle von Epilepsie und Reduktion der Medikamente steht an
- ein besseres Hautbild entsteht und Entzündungen und Pickel werden reduziert
- Magenschmerzen & Übelkeit nehmen ab
- Herzrasen wird verringert
- schnelleres Abnehmen und Körperfettreduktion
- Steigerung der geistigen und körperlichen Leistungsfähigkeit
- hält den Blutzuckerspiegel konstant und beugt den ungeliebten Heißhungerattacken vor
- bessere Konzentrationsfähigkeit durch "Ketolyse" (Fähigkeit Ketonkörper für die Energiegewinnung zu nutzen)

Die Vorteile des Intervallfastens-

Reduziert:

- Insomnie (Ein- und Durchschlafstörungen)

- Tagesschläfrigkeit
- Leistungseinschränkungen
- Alterungsprozess
- Herz-Kreislauferkrankungen
- Krebs und Alzheimer
- Übergewicht
- Konzentrationsstörungen
- Kopfschmerzen am Morgen
- Dyspnoe (Atemnot) unter Belastung oder gar in Ruhe

Verbessert:

- Kondition
- Regeneration
- mehr Power beim Training
- Wachstum neuer Nervenzellen
- Hirnfunktion & unser Gedächtnis
- Erholung der Gene und Körperzellen
- Blutzuckerwerte
- Insulinresistenz
- stoppt Diabetes Typ 2

Doch was ist bei der Kombination von Low Carb und Intervallfasten zu beachten?

8. Stellen Sie in jedem Fall sicher, dass Sie genügend essen. Intermittierendes Fasten hilft, weniger während des Tages zu essen. Dennoch müssen Sie nahrhafte ketogene Nahrungsmittel zu sich nehmen. Das verhindert die Mangelerscheinungen und vermeidet die metabolischen Probleme. So hängt auch das tägliche Kalorienziel vom Diätziel ab und selbstverständlich von Ihrem täglichen Grundumsatz. Als Formel hier ein Auszug dazu: Für den Grundumsatz gilt 26 Kalorien pro Kilo Körpergewicht. (Beispiel: 1700 kcal Ziel > 113 g Fett, 149 g Eiweiß, 21 g Kohlenhydrate). Sollte Ihnen das zu kompliziert sein, essen Sie wie bei der Low Carb Diät vorgegeben. Wenig Kohlenhydrate, keinen Zucker und nehmen nur gesunde Fette zu sich.

9. Achten Sie stets auf genügend Flüssigkeit und Salz, denn beides bietet ein wichtiges Zusammenspiel, um den Körper in Form zu halten.

10. Stellen Sie sicher, dass Sie auch wirklich ausreichend mit Nährstoffen versorgt werden.

11. Seien Sie sich bewusst, es geht nicht von heute auf morgen. Der Körper wird eine zweiwöchige Umstellungszeit hin zur Ketose benötigen.

12. Achten Sie auf eine gute Nährstoffverteilung: Hier ein Auszug aus der Kombi-Diät. 60 % der Kalorien sollten aus Fett, 35 % aus Proteinen und 5 % aus Kohlenhydraten stammen.

- **5 Rezepte Frühstück**
- **5 Rezepte Mittagessen**
- **5 Rezepte Abendessen**
- **5 Rezepte Dessert**

| Dauer: 20 Minuten | Portionen: 2 | Schwierigkeit: Sehr einfach |

Zutaten:

- 1 TL Olivenöl
- 2 Eier
- 4 EL Milch
- 250g Mangold
- Salz und Pfeffer
- 1 rote Zwiebel
- Thymian
- 30g Gouda
- 1 rote Paprika

So wird es gemacht:

1. Zwiebel schälen, waschen und in feine Ringe schneiden. Paprika waschen, längs halbieren, entkernen und fein hacken. Mangold waschen und klein schneiden.
2. Eier, Salz, Pfeffer, Milch, gehackten Thymian in eine Schüssel geben und miteinander vermengen.
3. Öl in einer Pfanne erhitzen und Zwiebel, Paprika und Mangold darin andünsten. Eier darüber gießen. Gouda fein reiben und drüberstreuen. Rührei für 3 Minuten stocken lassen.

Nährwerte pro 1 Portion:
Brennwert: 210 Kalorien/Eiweiß: 9g/Kohlenhydrate: 6g/Fett: 17g

Dauer: 20 Minuten   **Portionen: 2**   **Schwierigkeit: Sehr einfach**

Zutaten:

- 2 EL Olivenöl
- 100g rote Paprika
- 100g Auberginen
- 4 Eier
- 1 Prise Paprikapulver
- 1 EL Koriander, gehackt
- 2 EL Naturjoghurt
- 4 Fladenbrote
- Salz und Pfeffer

So wird es gemacht:

1. Aubergine waschen, schälen und fein würfeln. Paprika waschen, längs halbieren, entkernen und fein hacken. Öl in einer Pfanne erhitzen und Paprika und Auberginen hineingeben und andünsten. Mit Salz und Pfeffer würzen. Für 7 Minuten köcheln lassen.
2. Eier mit Paprikapulver, Salz und Pfeffer verquirlen. Über die Paprikamischung gießen und solange stocken lassen, bis die Eiermasse fest geworden ist.
3. Koriander waschen und fein hacken. Übers Bauernfrühstück streuen und mit Joghurt und Fladenbroten servieren.

Nährwerte pro 1 Portion:
Brennwert: 300 Kalorien/Eiweiß: 9g/Kohlenhydrate: 10g/Fett: 23g

Dauer: 20 Minuten   **Portionen: 2**   **Schwierigkeit: Sehr einfach**

Zutaten:

- 2 Ei
- 4 TL Öl
- Salz und Pfeffer
- 2 Möhren
- 2 Frühlingszwiebeln
- 6 Stiele Petersilie
- 200g Magerquark
- 4 Scheiben Kochschinken

So wird es gemacht:

1. Ei mit 1 TL Öl verquirlen und mit Salz und Pfeffer würzen. Das restliche Öl in einer Pfanne erhitzen. Eiermasse in die Pfanne gießen und über die Pfanne verteilen. Von beiden Seiten 1 Minute anbraten. Auf einen Teller geben und abkühlen lassen.
2. Anschließend die Möhren waschen, schälen und raspeln. Frühlingszwiebel waschen, schälen und in feine Ringe schneiden. Petersilie waschen, abtropfen lassen, abzupfen und fein hacken. Alles mit dem Quark vermischen und mit Salz und Pfeffer abschmecken.
3. Den Schinken über das Omelette legen und mit dem Quark bestreichen. Omelette aufrollen und kühl verzehren.

Nährwerte pro 1 Portion:
Brennwert: 280 Kalorien/Eiweiß: 9g/Kohlenhydrate: 17g/Fett: 17g

Dauer: 20 Minuten   **Portionen: 2**   **Schwierigkeit: Sehr einfach**

Zutaten:

- 2 Tomaten
- ½ rote Paprika
- 1 EL Olivenöl
- 4 Eier
- ½ Bund Basilikum
- ¼ Frühlingszwiebel
- 1 EL Chilisauce
- 50ml Milch
- 1 EL Oliven, entkernt und gehackt
- 2 TL Parmesan, gerieben
- Salz und Pfeffer

So wird es gemacht:

1. Tomaten waschen, Strunk entfernen und fein würfeln. Frühlingszwiebel waschen, schälen und in feine Ringe schneiden. Paprika waschen, längs halbieren, entkernen und fein hacken. Basilikum waschen, abtropfen lassen und fein hacken.
2. Eier, Milch, Salz, Pfeffer und Chilisauce in einer Schüssel miteinander verquirlen.
3. Öl in einer Pfanne erhitzen Paprika, Zwiebel und Oliven darin anschwitzen. Eiermasse darüber gießen und unter Rühren stocken lassen. Tomatenwürfel und Basilikum dazugeben und mit geriebenem Parmesan bestreuen.

Nährwerte pro 1 Portion:
Brennwert: 140 Kalorien/Eiweiß: 16g/Kohlenhydrate: 9g/Fett: 8g

Dauer: 100 Minuten   Portionen: 10 Brötchen   Schwierigkeit: Mittel

Zutaten:

- 170g Leinsamen, gemahlen
- 150g Gluten
- 60g Mandelmehl
- 50g Kürbiskerne
- 20g Sonnenblumenkerne, grob gehackt
- 10g Trockenhefe
- 2 TL Salz
- 1 TL Brotgewürz
- 330ml lauwarmes Wasser
- Sesam, zum Bestreuen

So wird es gemacht:

1. Ofen auf 180 Grad vorheizen.
2. Leinsamen, Gluten, Hefe, Mandelmehl, Salz und Brotgewürz in einer Schüssel miteinander vermengen. Lauwarmes Wasser dazugeben und zu einer festen Masse kneten. Kürbis- und Sonnenblumenkerne dazugeben und wieder gut durchkneten.
3. Backblech mit Backpapier auslegen. Aus dem Teig 10 gleichgroße Brötchen formen und auf dem Blech platzieren. Brötchen mit Sesam bestreuen und anschließend zugedeckt 40 Minuten ruhenlassen.
4. Brötchen für 30 Minuten im Ofen backen.

Nährwerte pro 1 Portion:
Brennwert: 190 Kalorien/Eiweiß: 9g/Kohlenhydrate: 6g/Fett: 13g

Dauer: 30 Minuten   **Portionen: 2**   **Schwierigkeit: Anspruchsvoll**

Zutaten:

- 400g Kürbis
- 250g Gurke
- 3 Schalotten
- ½ Bund Dill
- 3 EL Rapsöl
- 100ml Brühe
- Salz und Pfeffer
- 2 TL Honig
- 400g Lachsfilet mit Haut
- 4 TL Sesam
- 4 EL Röstzwiebeln
- 1 EL Sesamöl

So wird es gemacht:

1. Kürbis waschen, entkernen und sehr fein würfeln. Gurke schälen, vierteln, entkernen und in halbe Scheiben schneiden. Schalotten schälen und fein hacken. Dill waschen, abtropfen lassen und fein hacken.
2. 2 EL Öl in einem Topf erhitzen und Gemüse darin andünsten. Mit der Brühe ablöschen. Mit Salz, Pfeffer und Honig würzen. Für 15 Minuten zugedeckt garen lassen.
3. 1 EL Öl in einer Pfanne erhitzen und den Fisch von beiden Seiten durchbraten.
4. Sesam ohne Öl goldbraun anrösten. Dill und Sesamöl unter das Gemüse mischen. Fisch mit dem Kürbis-Gurken-Gemüse anrichten. Zwiebel-Sesam-Mischung auf den Fisch häufen.

Nährwerte pro 1 Portion:
Brennwert: 250 Kalorien/Eiweiß: 30g/Kohlenhydrate: 10g/Fett: 10g

Dauer: 30 Minuten   **Portionen: 2**   **Schwierigkeit: Mittel**

Zutaten:

- 250g Kirschtomaten
- 1 EL Rotweinessig
- 1 Kilo Mangold
- 2 Zwiebeln
- 4 Knoblauchzehen
- 2 EL Olivenöl
- 4 Eier
- Salz und Pfeffer

So wird es gemacht:

1. Tomaten waschen, halbieren mit Essig vermischen und beiseitestellen.
2. Mangoldstiele rausschneiden, Blätter in eine Schüssel mit kaltem Wasser geben, gründlich abwaschen, abtropfen lassen und grob hacken. Stiele waschen, trocknen und in schmale Streifen schneiden. Zwiebeln schälen, waschen und fein würfeln. Knoblauch schälen, waschen und fein würfeln.
3. Olivenöl in einer Pfanne erhitzen. Stiele mit Zwiebeln für 10 Minuten andünsten. Hitze reduzieren, Knoblauch dazugeben und alles für eine Minute umrühren. Anschließend Blätter dazugeben und mit Salz und Pfeffer würzen.
4. Auf mittlere Hitze reduzieren und mit der Rückseite eines Löffels vier Kuhlen in das Gemüse drücken. Dort jeweils 1 Ei hineingleiten lassen. Die Pfanne abdecken und die Eier nun rund 4 Minuten stocken lassen. Essigtomaten darüber geben und sofort servieren.

Nährwerte pro 1 Portion:

Brennwert: 180 Kalorien/Eiweiß: 9g/Kohlenhydrate: 15g/Fett: 7g

Mittagessen 3. Rote Bete Risotto mit Ziegenkäse

Dauer: 30 Minuten   **Portionen: 2**   **Schwierigkeit: Anspruchsvoll**

Zutaten:

- 2 rote Bete
- 1 rote Zwiebel
- 300ml Gemüsebrühe
- 1 EL Olivenöl
- 1 Knoblauchzehe
- 120ml Weißwein
- 160g roher Reis
- 1 EL Butter
- 60g Ziegenkäse
- 1 rote Zwiebel
- 2 Knoblauchzehen
- 1 rote Paprika
- 1 gelbe Paprika
- 1 TL Harissa
- ½ TL Rosenpaprika
- 300g Tomaten, in Stücken und aus der Dose
- 1 Handvoll Petersilie
- 1 TL Salz
- 4 Eier

So wird es gemacht:

1. Rote Bete waschen, in einen Topf legen, mit Wasser bedecken und aufkochen, bis das Gemüse weich ist. 350 ml des Kochwassers aufbewahren. Zwiebel schälen und würfeln. Rote Bete schälen und in ein Zentimeter große Würfel schneiden.
2. Die Hälfte davon pürieren, die andere Hälfte zum Untermischen aufbewahren. Restwasser mit der Brühe in einem Topf oder der Mikrowelle erwärmen. Olivenöl in einem mittelgroßen Topf erhitzen.
3. Knoblauch schälen und dazu pressen, Zwiebel rein und glasig dünsten. Mit Weißwein ablöschen und einkochen lassen, bis er fast verdunstet ist. Nun

den Reis dazugeben und unter Rühren braten, bis er knistert. Eine Kelle Brühe hinzugeben und rühren, bis der Reis die Flüssigkeit vollständig aufgenommen hat, dann die nächste Kelle dazugeben und einkochen lassen.

4. Nach 10 Minuten die restlichen Rote-Bete-Würfel zufügen und die übrige Brühe 7 bis 8 Minuten einkochen lassen, bis die Flüssigkeit aufgenommen wurde und der Reis bissfest ist. Hitze reduzieren, mit Salz und Pfeffer würzen und schnell die kalte Butter sowie das Gemüsepüree einrühren. Mit drei Scheiben Ziegenkäse und Thymian servieren.

Nährwerte pro 1 Portion:
Brennwert: 210 Kalorien/Eiweiß: 9g/Kohlenhydrate: 6g/Fett: 17g

Dauer: 130 Minuten	Portionen: 2	Schwierigkeit: Anspruchsvoll

Zutaten:

- 40g Leinsamen, geschrotet
- 50g Mandelmehl
- 50g Kichererbsenmehl
- 90ml lauwarmes Wasser
- 7g Trockenhefe
- 1 TL Salz
- 15ml Olivenöl
- ¼ Dose Tomaten
- 1 TL Oregano
- 1 EL Joghurt
- Salz und Pfeffer
- 1 Scheibe Kochschinken
- 3 Scheiben Salami
- 1 Kugel Mozzarella
- 1 Frühlingszwiebel
- Basilikum
- 2 Tomaten

So wird es gemacht:

1. Trockenhefe im lauwarmen Wasser auflösen.
2. Leinsamen, Mandelmehl, Kichererbsenmehl, Olivenöl und aufgelöste Trockenhefe in einer Schüssel miteinander verquirlen. Zu einem Teig verarbeiten. 60 Minuten zugedeckt ruhenlassen.
3. In der Zwischenzeit Tomaten waschen, Strunk entfernen und hacken. Gehackte Tomaten, Salz, Pfeffer und Oregano in eine Schüssel geben und gut miteinander vermengen. Einen EL Joghurt hinzugeben und alles gut vermischen.
4. Den Ofen auf 180 Grad vorheizen. Ein Backblech mit Backpapier auslegen.
5. Teig vierteln und jedes Stück auf einer glatten Oberfläche zwischen zwei Blättern Backpapier mit einem Nudelholz ausrollen. Den Teig vorsichtig vom Backpapier lösen und auf das Backblech legen. Die Ränder leicht einrollen.

Alles für ca. 15 Minuten backen. In der Zwischenzeit den Schinken in kleine Stücke schneiden, Tomaten waschen und in Scheiben schneiden, Frühlingszwiebel in feine Ringe schneiden. Mozzarella kurz abwaschen und in kleine feine Scheiben schneiden.

6. Salami und Basilikum bereitstellen. Backblech(e) aus dem Ofen nehmen und jedes Pizza-Baguette gleichmäßig mit Tomatensoße bestreichen. Den Mozzarella etwas mit der Hand zerrupfen und auch auf dem Pizza-Baguette verteilen. Dann nach Wunsch belegen. Zum Beispiel mit Schinken und/oder Salami und frischen Tomaten. Frühlingszwiebeln erst nach dem Backen auf den Baguettes verteilen.

7. Die belegten Baguettes für weitere 10 bis 15 Minuten backen. Den Ofen, wenn vorhanden, auf Grillfunktion stellen, oder auf Oberhitze ändern und das Backblech auf hohe Position einschieben. Immer im Auge behalten. Sobald der Schinken und/oder der Mozzarella anfängt leicht braun zu werden, alles aus dem Ofen nehmen und leicht abkühlen lassen. Mit Pfeffer, Basilikum und Frühlingszwiebel garnieren und dann servieren.

Nährwerte pro 1 Portion:
Brennwert: 210 Kalorien/Eiweiß: 19g/Kohlenhydrate: 16g/Fett: 10g

Dauer: 50 Minuten	Portionen: 2	Schwierigkeit: Mittel

Zutaten:

- 1 Kopf Brokkoli
- 150g Frischkäse
- 200g Magerquark
- 40 Tomaten, getrocknet
- 40g Gouda, gerieben
- ½ Bund Petersilie
- 1 Knoblauchzehe
- Salz und Pfeffer
- 20ml Kokosöl
- 60ml Milch
- 200g Mandeln, gemahlen
- 20g Mandelmehl
- 1 TL Backpulver
- 1 Eiklar
- heller Sesam

So wird es gemacht:

1. Ofen auf 200 Grad vorheizen. Backblech mit Backpapier auslegen.
2. Brokkoli waschen und in Röschen aufteilen. In einem Topf voller Salzwasser für 5 Minuten aufkochen. Abgießen und mit kaltem Wasser abschrecken. Anschließend klein würfeln.
3. Den halben Bund Petersilie zusammen mit den getrockneten Tomaten fein hacken. Knoblauch kleinwürfeln. Knoblauch, Tomaten und Petersilie mit dem Gouda und Frischkäse vermengen und mit Salz und Pfeffer würzen. Anschließend den Brokkoli dazu geben und nochmals gut vermischen.
4. Für den Teig Magerquark, Kokosöl, Milch und etwas Salz vermischen. Die gemahlenen Mandeln, Mandelmehl und Backpulver dazu geben und ordentlich verkneten bis eine zusammenhängende Teigmasse entsteht. Sollte das Ergebnis noch nicht zufriedenstellend sein, dann einfach noch

mehr Mandeln oder auch etwas zusätzliches Dinkelmehl hinzugeben. Den Teig dann ca. 20 Minuten ruhen lassen.

5. Den Teig auf einer bemehlten Arbeitsfläche und zu einem Rechteck ausrollen und in sechs gleich große Stücke zerteilen (ca. 20x20 cm). Die Füllung auf eine Hälfte der Stücke geben. Den Rand mit etwas Eiweiß bestreichen. Nun die andere Hälfte des Teiges über die Füllung schlagen und die Ränder dabei zusammendrücken. Danach ab aufs Backblech. Quarktaschen mit Eiweiß bepinseln/bestreichen und noch den hellen Sesam darüber verteilen. Anschließend für ca. 25 Minuten goldbraun knusprig backen.

Nährwerte pro 1 Portion:
Brennwert: 320 Kalorien/Eiweiß: 19g/Kohlenhydrate: 6g/Fett: 30g

Dauer: 40 Minuten   **Portionen: 2**   **Schwierigkeit: Mittel**

Zutaten:

- 200g Kürbis
- 200g Rucola
- 150g Feldsalat
- Thymian
- Zitrone
- 2 EL Olivenöl
- ½ Orange
- Muskat
- Chili
- 100ml Orangensaft
- 80ml Kokosöl
- 1 TL Senf
- 1 TL Agavendicksaft
- Salz und Pfeffer

So wird es gemacht:

1. Den Backofen auf 140 Grad vorheizen.
2. Kürbis in dünne Streifen schneiden. Backblech mit Backpapier auslegen und Kürbisstreifen darauf verteilen.
3. Chili, Muskat und Olivenöl miteinander vermischen, salzen und pfeffern. Kürbis mit dieser Mischung bestreichen und die Thymianstücke auf den Kürbis legen und für 15 Minuten in den Ofen geben.
4. In der Zwischenzeit die Schale der Zitrone mithilfe einer Reibe fein reiben. Orange halbieren und filetieren. Rucola und Feldsalat auf allen Tellern mit der Zitronenschale und der Orange verteilen. Kürbis aus dem Ofen nehmen und oben auf dem Salat servieren.
5. Orangensaft, süßer Senf, Agavendicksaft und Kokosöl miteinander verrühren und als Dressing über Kürbis und Salat geben und genießen.

Nährwerte pro 1 Portion:
Brennwert: 210 Kalorien/Eiweiß: 9g/Kohlenhydrate: 6g/Fett: 17g

Dauer: 20 Minuten   **Portionen: 2**   **Schwierigkeit: Mittel**

Zutaten:

- 4 Putenschnitzel
- 2 Scheiben Serrano-Schinken
- Salz und Pfeffer
- 4 Knoblauchzehen
- 20g Hartkäse
- 200ml Milch
- 1 Spritzer Zitronensaft
- 400g Brokkoli
- 1 ½ EL Olivenöl
- 1 TL Saucenbinder
- Muskatnuss

So wird es gemacht:

1. Schnitzel nebeneinander in einen Gefrierbeutel legen und mit einem Topfboden flachklopfen. Schinkenscheiben quer halbieren. Schnitzel mit wenig Salz und Pfeffer würzen. Mit jeweils einer Scheibe Schinken und einem Salbeiblatt belegen und mit Zahnstochern feststecken.

2. Knoblauchzehe andrücken. Käse fein reiben. Milch mit Knoblauch aufkochen, bei milder Hitze 5 Min. kochen. Knoblauch entfernen. Käse in die Sauce rühren. Sauce mit Salz, Pfeffer und Zitronensaft würzen.

3. Brokkoli putzen und in Röschen teilen. Brokkolistrunk schälen, längs halbieren und in Scheiben schneiden. 1/2 El Öl in einem weiten Topf erhitzen. Brokkoli darin bei mittlerer Hitze 2 Min. dünsten, salzen. 100 ml Wasser zugießen, aufkochen und zugedeckt 5 Minuten garen.

4. Inzwischen 1 El Öl in einer beschichteten Pfanne erhitzen. Schnitzel darin bei mittlerer bis starker Hitze auf jeder Seite 3 Min. braten. Käsesauce aufkochen. Saucenbinder mit einem Schneebesen einrühren und kurz aufkochen. Sauce mit dem Schneidstab pürieren, sodass sie etwas schäumt. Brokkoli mit Pfeffer und frisch geriebener Muskatnuss würzen. Mit Schnitzeln und Käsesauce servieren.

Nährwerte pro 1 Portion:

Brennwert: 240 Kalorien/Eiweiß: 23g/Kohlenhydrate: 24g/Fett: 5g

Dauer: 25 Minuten   **Portionen: 2**   **Schwierigkeit: Mittel**

Zutaten:

- 2 Zwiebeln, rot
- 2 Knoblauchzehen
- 1 Bund Frühlingszwiebeln
- 2 Paprikaschoten, jeweils 1 gelbe, 1 rote
- 300 g Zucchini
- 400 g Rinderlende
- 5 EL Olivenöl
- Salz und Pfeffer
- 150 ml Gemüsefond
- 2 EL Sojasauce
- 2 EL Chilisauce
- 2 TL Limettensaft
- Sojasprossen

So wird es gemacht:

1. Zwiebel schälen, waschen, halbieren und in Streifen schneiden. Knoblauch schälen, waschen und in Streifen schneiden. Paprikaschoten und Zucchini waschen und in Streifen schneiden.
2. Fleisch trocken tupfen und in 5mm dicke Scheiben schneiden.
3. 2 EL Öl in einer Pfanne erhitzen und das Fleisch portionsweise für 2 Minuten beidseitig anbraten. Mit Salz und Pfeffer würzen und aus der Pfanne nehmen.
4. 3 EL Öl in der Pfanne erhitzen und Zwiebel und Knoblauch darin kurz anbraten. Für zwei Minuten die Paprikaschoten und die Zucchini ebenfalls mitbraten.
5. Gemüsefond mit Sojasauce und Chilisauce verquirlen und dann in die Pfanne zum Gemüse geben. Nun das Fleisch dazugeben und für 2 Minuten mitkochen.
6. Nun mit Limettensaft und Gewürzen abschmecken und mit Sojasprossen toppen.

Nährwerte pro 1 Portion:
Brennwert: 240 Kalorien/Eiweiß: 25g/Kohlenhydrate: 6g/Fett: 10g

Dauer: 30 Minuten   Portionen: 2   Schwierigkeit: Einfach

Zutaten:

- 2 Karotten
- 1 Pastinake
- 1 Kohlrabi
- 1 Brokkoli
- 1 Paprikaschote
- 2 EL Petersilie, gehackt
- 2 EL Erdnussmus
- 170 ml Wasser
- 4 TL Sojasauce
- 2 TL Zitronensaft
- 1 Prise Zucker und Salz
- ½ TL Gemüsebrühe
- 1 Handvoll Mandeln
- 4 EL Erdnussöl
- Chiliflocken

So wird es gemacht:

1. Das Gemüse schälen und in Stücke schneiden. In einer Pfanne die Mandeln ohne Fett leicht anrösten und beiseitestellen.
2. Das Öl in einer Pfanne erhitzen und das Gemüse, bis auf die Pastinake, bei mittlerer Hitze anbraten und immer wieder umwälzen. Die Pastinake erst nach der halben Garzeit zugeben, evtl. auch die Paprika.
3. Wenn das Gemüse gar ist, Erdnussmus und Wasser zugeben und verrühren. Die restlichen Zutaten mit dazugeben und abschmecken. Die Mandeln erst am Schluss vor dem Servieren kurz untermischen.

Nährwerte pro 1 Portion:
Brennwert: 210 Kalorien/Eiweiß: 9g/Kohlenhydrate: 6g/Fett: 17g

Dauer: 50 Minuten   **Portionen: 2**   **Schwierigkeit: Sehr einfach**

Zutaten:

- 350g Brokkoli
- Salz
- 100g Champignons
- 200g Hähnchenfilet
- 1 Stück Ingwerwurzel
- 2 Chilischoten
- 2 Lauchzwiebeln
- 500ml Gemüsebrühe
- 1 Dose Kokosmilch
- 2 EL Sojasauce
- ½ Zitrone, Saft
- ¼ Topf Koriander
- Chili-Öl

So wird es gemacht:

1. Brokkoli in Röschen schneiden und in Salzwasser für 3 Minuten garen. Abgießen und mit kaltem Wasser abschrecken. Röschen kleiner schneiden. Champignons säubern, putzen und in Scheiben schneiden. Hähnchen waschen, trocken tupfen und in dünne Scheiben schneiden. Ingwer schälen und sehr fein hacken. Chili putzen, waschen und in dünne Ringe schneiden.
2. Lauchzwiebeln waschen, putzen und in dünne Ringe schneiden. Brühe, Kokosmilch, Ingwer und Chili aufkochen und ca. 20 Minuten köcheln lassen.
3. Mit Salz, Sojasoße und Zitronensaft abschmecken. Hähnchen, Pilze, Brokkoli und Lauchzwiebeln zugeben und ca. 3 Minuten leicht köcheln lassen. Koriander waschen, trocken schütteln und das obere 1/3 der Stiele klein schneiden. Suppe nochmals abschmecken. Koriander zugeben. Suppe in Schalen servieren. Evtl. mit etwas Chili-Öl beträufeln.

Nährwerte pro 1 Portion:
Brennwert: 250 Kalorien/Eiweiß: 5g/Kohlenhydrate: 28g/Fett: 9g

Dauer: 50 Minuten   **Portionen: 12 K. Stücke**   **Schwierigkeit: Mittel**

Zutaten:

- 750g Erdbeeren
- 250ml Wasser
- 5 Eier
- 2 Blatt Gelatine
- 1 Vanilleschote
- 5 EL Xylit
- 4 EL Mineralwasser
- 3 EL Sojamehl
- 1 EL Zitronensaft
- 1 TL Backpulver

So wird es gemacht:

1. Ofen auf 180 Grad vorheizen.
2. Eier trennen und Eiweiß in einer Schüssel zu Eischnee schlagen.
3. Vanilleschote halbieren und auskratzen. Mark mit Eigelb, Backpulver, 4 EL Xylit und Mineralwasser verrühren. Nach und nach Sojamehl dazugeben und weiter verrühren. Nun Eischnee vorsichtig unterheben.
4. Teig in eine mit Backpapier ausgelegte Form füllen.
5. Die Form in den vorgeheizten Ofen geben und für 40 Minuten backen.
6. Währenddessen Erdbeeren waschen, putzen und vierteln. Erdbeeren auf dem ausgekühlten Boden verteilen.
7. Gelatine in kaltem Wasser einweichen. Nach einer Minute herausnehmen und ausdrücken.
8. 250ml Wasser mit Zitronensaft und 1 EL Xylit erhitzen. Eingeweichte Gelatine zugeben und komplett auflösen lassen.
9. Gelatineguss sofort über dem Erdbeerkuchen gleichmäßig verteilen.
10. Wenn Sie möchten, können Sie den Kuchen für ein bis zwei Stunden kaltstellen und ihn dann erst Servieren.

Nährwerte pro 1 Portion:
Brennwert: 280 Kalorien/Eiweiß: 9g/Kohlenhydrate: 16g/Fett: 17g

Dauer: 35 Minuten   **Portionen: 8 Muffins**   **Schwierigkeit: Mittel**

Zutaten:

- 200g Himbeeren
- 150g Xylit
- 100g Butter
- 80g Mandeln, gemahlen
- 80g Naturjoghurt
- 40g Mandelmehl
- 40g saure Sahne
- 3 Eier
- 1 Prise Salz
- 1 TL Guarkernmehl
- ½ TL Backpulver

So wird es gemacht:

1. Eier trennen und das Eiweiß mit einer Prise Salz zu Eischnee schlagen.
2. 80 g Butter schmelzen und mit dem Eigelb vermengen.
3. Nach und nach das Guarkernmehl, das Mandelmehl, die Mandeln, 70 g Xylit und Joghurt zugeben. Alle Zutaten zu einem gleichmäßigen Teig verrühren.
4. Nun den Eischnee und 150 g Himbeeren unterheben.
5. Teig in Muffinförmchen füllen.
6. Bei 170°C für 20 Minuten backen.
7. In der Zwischenzeit den Guss vorbereiten.
8. 50 g Himbeeren mit 70 g Xylit, 20 g Butter und Sahne vermengen und fein pürieren.
9. Für mindestens eine Stunde kaltstellen.
10. Himbeerguss nach dem Auskühlen auf die Himbeer-Muffins verteilen.

Nährwerte pro 1 Portion:
Brennwert: 320 Kalorien/Eiweiß: 4g/Kohlenhydrate: 26g/Fett: 17g

Dauer: 40 Minuten   **Portionen: 24 Brownies**   **Schwierigkeit: Mittel**

Zutaten:

- 330g Bitterschokolade
- 225g Kokosfett
- 200g Walnusskerne, gehackt
- 120g Xylit
- 6 Eier
- 3 EL Mandelmehl
- 1 TL Vanille-Aroma

So wird es gemacht:

1. Ofen auf 180 Grad vorheizen.
2. 250g Bitterschokolade grob hacken und mit dem Kokosfett in einem Wasserbad schmelzen lassen. Anschließend abkühlen lassen.
3. Nach und nach die Eier aufschlagen und dazugeben. Xylit, Mandelmehl und Vanille-Aroma unterheben und zu einer homogenen Masse verrühren.
4. Backblech mit Backpapier auslegen und den Teig darauf gleichmäßig verteilen. Gehackte Walnusskerne über dem Teig verteilen.
5. Für 30 Minuten im Ofen backen.
6. In der Zwischenzeit die restliche Schokolade in einen Topf geben und zum Schmelzen bringen.
7. Zum Schluss über die gebackenen Brownies gießen und abkühlen lassen. In 24 gleichgroße Brownies schneiden und genießen.

Nährwerte pro 1 Portion:
Brennwert: 410 Kalorien/Eiweiß: 2g/Kohlenhydrate: 26g/Fett: 33g

Dauer: 70 Minuten / 3 Stunden kühlen lassen

Portionen: 24 Schnitten   **Schwierigkeit: Anspruchsvoll**

Zutaten:

- 500ml Schlagsahne
- 200g Frischkäse
- 130g Xylit
- 125ml Mango-Maracuja-Smoothie
- 100g Mandelmehl
- 6 Eier
- 1 Mango
- 4 EL Joghurt
- 3 EL Zitronensaft
- 3 TL Guarkernmehl
- 1 TL Backpulver
- 1 TL Rum-Aroma
- ½ TL Vanille-Aroma

So wird es gemacht:

1. Ofen auf 180 Grad vorheizen.
2. Eier aufschlagen und trennen. Eiweiß zu Eischnee aufschlagen.
3. Eigelb, Joghurt, 100g Xylit, Mandelmehl, Vanille-Aroma, Rum-Aroma, Backpulver und Guarkernmehl in eine Schüssel geben und zu einer homogenen Masse verarbeiten. Eischnee in den Teig heben.
4. Backblech mit Backpapier auslegen und den Teig auf dem Blech verteilen. Für 15 Minuten im Ofen backen.
5. In der Zwischenzeit Sahne steif schlagen. Frischkäse, restliches Xylit und Zitronensaft zur Sahne geben und alles gut miteinander verquirlen.
6. Auf dem abgekühlten Teig verteilen und beiseitestellen.
7. Mango schälen, entkernen und das Fruchtfleisch in einem Mixer fein pürieren. Nach und nach den Smoothie und das Guarkernmehl dazugeben und anschließend für 30 Minuten zugedeckt ruhenlassen.
8. Nun auf dem Kuchen verteilen und für mindestens drei Stunden kaltstellen.

Nährwerte pro 1 Portion:

Brennwert: 210 Kalorien/Eiweiß: 9g/Kohlenhydrate: 6g/Fett: 17g

Dauer: 25 Minuten   **Portionen: 25 Cookies**   **Schwierigkeit: Mittel**

Zutaten:

- 130g Kakaopulver, ungesüßt und entölt
- 120g weiche Butter
- 500g Erythrit
- 8 Eier
- 200g Mandelmehl
- 100g Mehl
- 4 TL Backpulver

So wird es gemacht:

1. Den Ofen auf 180 Grad vorheizen.
2. Kakaopulver mit heißem Wasser zu einer Masse verarbeiten. Butter mit Erythrit vermengen, Eier dazugeben und schaumig rühren.
3. Mehl, Mandelmehl, Backpulver und Kakaomasse zur Buttermasse geben und alles gut verrühren.
4. Ein Backblech mit Backpapier auslegen. Aus dem Teig kleine Cookies formen und auf dem Blech verteilen. Die Kekse für 15 Minuten im Ofen backen.

Nährwerte pro 1 Portion:

Brennwert: 210 Kalorien/Eiweiß: 13g/Kohlenhydrate: 13g/Fett: 13g

Um schädliche Stoffwechselprodukte auszuscheiden ist Detox, das Entschlacken, in der Alternativmedizin, ein rein natürlicher Vorgang. Dabei reinigt sich Ihr Körper in Verbindung mit dem Intervallfasten, wie von selbst und dient als wunderbare Maßnahme. Gerade Giftstoffe lagern sich in unserem Körper an, denen wir uns ganz einfach entledigen können. Die Zellreinigung (Autophagie) hat dabei einen positiven Einfluss auf uns. Unsere Zellen arbeiten Tag für Tag auf Hochtouren und sollten daher gesund und fit gehalten werden. Doch leider schleppen wir sehr viele „Altlasten" mit uns rum. Innerlich vermüllen wir und somit setzen sich vermehrt Toxine ab. Diese machen sich im Leistungsabfall, Bewegungseinschränkungen, Herz-Kreislauf-Erkrankungen bemerkbar. Das Ende vom Lied sind Übergewicht und chronische Beschwerden.

Unser Körper ist ein Wunderwerk und die selbstbestätigte Zellreinigung ist nichts anderes als eine Zerstörung dieser, um diese letztendlich abzubauen. So werden die beschädigten wie auch kranken und funktionslosen Zellen in Energie umgewandelt. Dies kann von außen, durch eine zucker- und kohlenhydratarme Ernährung wie Low Carb und Intervallfasten bestens unterstützt werden. Auch der Kraftsport nimmt sich der Zellreinigung an. Wichtig ist immer die Aktivierung des Stoffwechselsystems, denn ohne das läuft nichts. Das belegen auch zahlreiche Studien, die dieser Thematik nur zustimmen können.

In der christlichen Religion ist das regelmäßige Fasten wie von Aschermittwoch bis Ostern, ein Muss. Der Körper wird in einen Mangelzustand versetzt, um schädliches Fett abzubauen. Er ist nicht mit der Verdauung beschäftigt und reinigt sich demzufolge selbst. So kann sich die angeschlagene Bauchspeicheldrüse bei diabetischen Patienten selbst regenerieren. Demnach könnte Diabetes 2 geheilt bzw. deutlich verbessert werden, wenn man sich an Low Carb und Intervallfasten hält. Aber das muss ein Leben lang sein.

Kann das Intervallfasten die Autophagie unterstützen?
Der Effekt liegt im Fasten wie auch im Schlafen. Bekommt der Körper wenig an Nahrung zugeführt, so fällt er in eine Art Schlaf und stellt auf den Sparbetrieb um. Die funktionslosen Zellen werden abgebaut und ausrangiert. Es findet fast schon eine innerliche Erneuerung statt. So hat das Intervallfasten auch einen positiven Effekt auf den Blutzuckerspiegel. Denn genau dieser steuert unser

Essverhalten und verlangt immer mehr. Vor allem Süßes und Kohlenhydrate, stehen hoch im Kurs und setzen gerade am Bauch an. Nutzen Sie beim Intervallfasten Ihre körperlichen Bedürfnisse aus und lassen den Schlaf walten. So kommen Sie zur Ruhe und lassen den Organismus einfach mal machen und schalten ab. Gerade beim Abnehmen ist die Psyche im Spiel und im Schlaf ist sie praktischerweise ausgeschaltet.

Durch die Unterversorgung an Nährstoffen, baut der Körper intensiv die kranken Zellen ab. Vergessen Sie beim Intervallfasten das Trinken nicht. Ungesüßter Tee und Wasser sollten reichlich vorhanden sein. Demzufolge entschlacken und entgiften Sie zugleich. Man kann wirklich sagen, unser Körper ist ein Wunderwerk der Natur, denn viele Prozesse laufen automatisch ab. Zudem werden die Selbstheilungskräfte und Reparaturmechanismen aktiviert. Der Körper tritt, wenn man so will, aus seinem Dornröschenschlaf hervor. Das ist kein Märchen, sondern Wirklichkeit und sollte jeder von uns machen. Genau dieser Prozess beugt Krankheiten vor und verhindert eine Gewichtszunahme, die zu Übergewicht führen kann. Vielleicht ist es Ihnen noch nicht bekannt, aber kranke Zellen machen auch krank. Sie können zu Geschwüren wie auch Krebs führen, da sie im Laufe der Zeit entarten. Sie wiederum beugen dem Ganzen vor, wie den Mutationen. Die Gefahr ist durch die Autophagie gebunden, die das Intervallfasten wohlwollend unterstützt. Ein individuelles Fastenprogramm sollte daher jeder von uns ins Auge fassen. Der Körper erwacht auch wieder zu neuem Leben. Denn die Müdigkeit wie auch Abgeschlagenheit, schwindet und mehr Lebensenergie kommt zum Vorschein. Mehr Gesundheit, mehr Leistung und eine bessere Laune sind dabei ein guter Nebeneffekt. Denn die abgebauten toten Zellen, wandeln sich im Abgang wieder in Energie um. Ein rein natürlicher Kreislauf, den wir in jedem Fall in Schwung halten müssen. Dann würden uns etliche Zivilisationskrankheiten nicht heimsuchen und auch das Übergewicht, wäre es bald kein Thema mehr. Ärzte und Therapeuten empfehlen diesen Schritt, um Krankheiten vorzubeugen, zu heilen und zu lindern.

Das Intervallfasten ist seit längerem ein Garant, um Krankheiten den Riegel vorzuschieben. Entgiften, entschlacken und regenerieren stehen auf dem Programm und das kann von heute auf morgen sein. Es bedarf keiner Vorbereitungszeit, nur den Willen dazu. Erneuerungsprozesse bahnen sich an und Blockaden im Sinne vom Fettaufbau werden angeregt. Eine Detoxkur steht somit im Sinne der Gesundheit und das auf rein natürliche Art und Weise. Vergessen Sie chemische Pillen, die den Körper zum Abnehmen zwingen, denn erstmals geht es um die innerliche Reinigung. Das muss nicht zu einer komplizierten Angelegenheit werden, denn mit dem rein natürlichen Entschlacken, kann auf einen Einlauf, wie auf Tabletten verzichtet werden. Achten Sie künftig auch auf nicht zu häufiges Essen ohne wirklichen Nahrungsbedarf und schenken Sie Ihrem Körper ausreichend Schlaf. Dann erhalten Sie ein gut geschnürtes Gesamtpaket. Daher benötigt unser Körper in jeder Beziehung einen Ansporn zur Entgiftungsfähigkeit. Wir sind nicht auf eine permanente Nahrungszufuhr ausgelegt und auch nicht darauf angewiesen. Das ständige Essen haben wir uns selbst antrainiert. Somit ist das Intervallfasten als Ausgleich einfach perfekt. Denn mal ehrlich, essen Sie aus Hunger oder aus Gewohnheit? Es wird eher das Letztere sein.

Der Hunger hat aus der evolutionsbiologischen Sicht eine ganz andere Bedeutung. Es geht nicht darum, viel zu essen und Fett anzusetzen. Es geht vielmehr darum, unsere Funktionen wachzuhalten. Wir werden leistungsfähiger und aktiver. Aber nicht um ständig zu essen und müde und faul zu werden. Das passiert an einem Übermaß am Nahrungsangebot. Zudem regen wir den Stoffwechsel nicht mehr an und unsere Bewegung geht auf NULL. Bei Hunger dagegen schüttet der Körper Hormone wie Foxa, cAMP, HGH und jede Menge gesundes Adrenalin aus, das wiederum eine belebende Wirkung auf den Organismus hat. Das bedeutet, wir sollen uns auf Nahrungssuche machen. Die ist leider nicht mit Bewegung und Aktivität verbunden. Doch genau so sollte es sein, um dem Hunger Beine zu machen, denn dadurch bleiben wir auch schlank. In der Realität sieht es etwas anders aus. Wir setzen uns einfach an den gedeckten Tisch. Von Bewegung keine Spur. Würde die Verbindung zu Detox, dem Intervallfasten und Low Carb positiv hergestellt sein, müssten wir uns nicht mit den gängigen Zivilisationskrankheiten auseinandersetzen. Und eines darf man nicht vergessen, der Hunger gibt dem Körper den Befehl, einen Hausputz zu machen. So können die verdauenden Organe ruhen und die Fettverbrennung läuft auf Hochtouren. Ebenso setzt sich die Zellreparatur in Gang. Der Vorteil, es werden sogenannte Sirtuine, eine bestimmte Proteinart ausgeschüttet. Dies geschieht, wenn Sie längere Zeit nichts essen. Sämtliche Körperzellen werden durch diese Proteine auf Schäden überprüft und repariert und das inklusive der DNA. Demzufolge findet ein Wohlfühlprogramm für den Körper statt und so kann er ausspannen und relaxen.

Entschlacken und Entgiften gestaltet sich in unserer Gesellschaft als äußerst schwierig, denn wir sind es in unserer schnelllebigen Zeit nicht mehr gewohnt.

Mit dem Intervallfasten tritt eine Essensstruktur ein. Wir essen nicht mehr wahllos und hier und jetzt, sondern zu bestimmten Zeiten und trinken ausreichend, um den kleinen wie auch großen Hungerattacken zu entgehen. Die Vorteile aller vorgestellten Varianten wie Intervallfasten, Low Carb und Detox und in Verbindung mit Sport, sie kurbeln die Gesundheit und den Stoffwechsel an. Wir werden wieder aktiver, leistungsfähiger und weniger krank. Genau das, kann auch eine lebensverlängernde Maßnahme sein.

Detox und Intervallfasten im Einklang für gesundheitliche Vorteile:

- mehr Energie
- stärkt das Immunsystem
- hilft beim Abnehmen
- weniger Mundgeruch
- verbessertes Hautbild
- gesünderes Haar
- gesteigertes Denkvermögen
- Anti-Aging Vorteile
- man fühlt sich leichter
- erhöhtes Wohlbefinden

Wichtig bei Entgiftungsprozessen ist die Unterstützung der Leber. Ein wichtiges Organ und leider auch sehr leidensfähig, sowie mit einem hervorragenden Reparaturkomplex ausgestattet. Denn sie hilft dem Körper Nährstoffe zu verwerten und schädliche Chemikalien wie Schwermetalle, Drogen und Alkohol zu eliminieren. Doch die Leber hat noch weitere Vorteile, da sie den Körper in vielen Bereichen unterstützt. So ist sie an der Aufspaltung von Fetten beteiligt und hält den Stoffwechsel in Gang. Daher ist Fasten heute wieder angesagt. Eine Tradition, die wir auch weiterhin fortführen sollten und nicht nur wegen dem Abnehmen. Das ist dann ein positiver und erfreulicher Nebeneffekt und verjüngend wirkt dieser Prozess auch. Ebenso entspricht es auch heute noch, unserem biologischen Design. Daher besteht ein ultimativer 'Detox-Lifestyle' aus Nichtrauchen, Training und einer gesunden, ausgewogenen Ernährung. Ein guter Tipp sind zudem Entspannungsübungen, denn gerade Stress macht dick. Achten Sie daher immer auf ein gesundes Gesamtpaket. Wellness, Lymphdrainagen und Massagen sind eine wahre Bereicherung für Körper und Geist. Ihr Körper wird es Ihnen mit einem langen Leben und viel Gesundheit danken.

Warum ist Intervallfasten aus ärztlicher Sicht zu empfehlen?

Jeder der abnimmt, fastet oder Sport treiben möchte, sollte bevor er damit beginnt, einen Arzt aufsuchen. So weiß man woran man ist und wie weit man gehen kann. Wir leben nun mal in einer Essens- und Konsumwelt, die alles für uns offenhält. Essen nach Lust und Laune und wann immer man will. Warum sollte man da seine eingefahrenen Lebensgewohnheiten groß ändern? Aus dem einfachen Grund, da wir unser Leben bei allem Überfluss, langsam aber sicher wegwerfen.

Übergewicht und Co. machen auf Dauer krank. Das Intervallfasten ist da wie ein Stoppschild, bis hier hin und nicht weiter. Die Gewichtsreduzierung dient nicht immer dem Schönheitsideal. Weihnachten und andere üppige Feiertage sind ein Eldorado für die Fettpolster. Zum einen werden wir mit Kalorien überschüttet, zum anderen bieten findige Hersteller in dieser Zeit im Discounter, Trainingsgeräte und Sportbekleidung an. Plötzlich erwecken Karteileichen im Fitnessstudio zum Leben und jeder möchte, und das gerade im Frühling, wieder rank und schlank sein. Doch die Gesundheit und das Abnehmen auf Knopfdruck gibt es nicht, nur, weil es uns jetzt in den Kram passt.

Viele Ärzte fordern nicht nur eine gesunde Ernährung, sondern ein ganzheitliches Programm. Das fängt mit dem Intervallfasten an. Dr. Eckart von Hirschhausen der bekannte Comedian und Arzt, machte das Intervallfasten gerade in Deutschland populär. Er hat laut seiner Aussage in drei Monaten 10 Kilo abgenommen. Nur bitte machen Sie sich solche Vorgaben nicht zum Ziel. Es geht um vielmehr und zwar um das stetige Abnehmen und dann das gewünschte Gewicht auch beizubehalten. Nicht um die besagte Schnelligkeit beim Gewichtsverlust. Die beiden beliebten Varianten bei uns sind nach wie vor die 5:2 und 16:8 Methode. So hat es Dr. Eckart von Hirschhausen mit der 16:8 Methode geschafft. Sicher heißt es immer, essen Sie was Ihr Herz begehrt, das ist auch richtig, aber nicht als gebe es kein Morgen mehr. Die gesunde Küche sollte auch hier im Vordergrund stehen.

Es ist eine Ernährungsform, die laut Ärzten ein Leben lang Ihr Wegbegleiter sein kann, wenn man das möchte. Sinnvoll ist es schon, denn die Zivilisationskrankheiten haben mittlerweile Hochkonjunktur. Die Arztpraxen sind voll von Menschen jeden Alters, die mit chronischen Beschwerden bestückt sind.

Das mindert nicht nur die Lebensqualität, sondern auch die Lebensdauer. Es wurde auch aus medizinischen Reihen berichtet, dass der Jo-Jo-Effekt beim Intervallfasten nicht auftreten kann. Wie auch, behalten Sie diese Methode ein Leben lang bei, hat sich Ihr Körper an den Rhythmus gewöhnt. So unterliegen Sie keinen Fressattacken, die so manche übliche Diät zunichtemachen. Meist fängt man mit mehr Kilos beim Abnehmen an. Andere Diäten verleiten geradezu zum Essen. Eben dann, wenn diese von einseitiger Natur sind. Genau das schließt das Intervallfasten aus, da es keinen wirklichen Ernährungsplan vorsieht. Hier kommt es auf die Fastenphasen an. Die Auszeit für den Darm und dieser benötigt auch mal Ruhephasen, um den Fettpölsterchen den Vortritt zu lassen. Genau diese werden durch das Intervallfasten nämlich mit der Zeit in Angriff genommen.

Onkologen sind von dem Fasten mehr als überzeugt. Man hungert die Krebszellen aus und verlangsamt das Tumorwachstum und die Neubildung etwaiger entarteter Zellen. Früher dachte man, wer krank oder auch unheilbar krank ist, benötigt mehr zu essen. Das ist aber falsch. Schon eine banale Erkältung schwindet einfacher, wenn wir weniger essen und mehr trinken. So verhält es sich auch bei Krebs. Durch das Aushungern wird ihm die Substanz genommen sich weiterzuentwickeln. Sicher vermehren sich Krebszellen um einiges schneller als gesunde Zellen und dennoch brauchen wir den Krebs auch zum Überleben. Denn er spornt täglich unser Immunsystem an, nur die mutierten Zellen erkennt das Abwehrsystem nicht und diese werden vielen von uns zum Verhängnis.

Krebs liebt Zucker und so sollte genau dieser nicht an der Tagesordnung stehen. Fangen Sie mit dem Intervallfasten gleich richtig an und beginnen Sie an diesem Tag auch Ihre Ernährung Schritt für Schritt umzustellen. Es heißt bei Krebs auch, dem Krebs davonlaufen. Damit ist mehr Bewegung gemeint. Das Gesamtkonzept muss stimmen, damit wir nicht nur Abnehmen, sondern auch glücklich und gesund leben. Nur bitte, wenn Sie ernsthaft krank sind, beziehen Sie Ihren Arzt in das Vorhaben „Intervallfasten" mit ein. Sicher kann er Ihnen dazu noch weitere Tipps geben, fallbedingt abraten oder Sie in Ihrem Vorhaben unterstützen.

Darum raten Ärzte zum Intervallfasten, eine kurze Zusammenfassung:

- es verändert die Essensgewohnheiten
- es konfrontiert uns mit dem eigenen Konsum- wie auch Essverhalten

- wir werden selbstkritischer
- wir entschlacken und scheiden Giftstoffe und Schadstoffe aus
- wir behalten unser Gewicht im Blick
- wir leben bewusster und sind aufmerksamer uns selbst gegenüber
- wir nehmen wieder mehr am Leben teil und das bewusster denn je

In jedem Fall sollten auch Sie es versuchen. Sie können dabei an Kilos verlieren und eine positive Lebensumstellung gewinnen. Denn wir kennen alle den besagten und bekannten Spruch „Du bist, was du isst". Auch ist das Fasten keine neuzeitliche Erscheinung, sondern so alt wie die Menschheit. Wir sind es seit jeher gewohnt, aus den gespeicherten Reserven leben zu müssen. Genau das haben wir verlernt, so die Ernährungsforscher. Lassen Sie sich daher von unserer Überflussgesellschaft nicht zu stark beeinflussen und gehen Sie Ihren eigenen und gesunden Weg. Sie kommen weiter als Sie denken.

Welche Risiken bestehen und entstehen beim Intervallfasten
Für gesunde Menschen ist das Intervallfasten kein Problem, auch wenn es anfangs einiges abverlangt. Nicht zu empfehlen ist es bei

- Depressionen
- Herzkrankheiten
- Untergewicht
- Erschöpfungszuständen
- Psychosen
- Schwangerschaft und Stillzeit
- Kortison-Therapie
- Anorexie
- HIV

Bei vielen dieser Personengruppen, ist eine konstante Nahrungsaufnahme erforderlich.

Können Probleme auftreten?
Es birgt wie schon erwähnt, keine Gefahren, dennoch treten in der Umstellungsphase einige „Nebenwirkungen" auf:

- Abgeschlagenheit
- Mundgeruch

- Müdigkeitserscheinungen
- Kopfschmerzen

Diese Symptome müssen nicht auftreten, können aber und verschwinden nach und nach. Immerhin muss sich Ihr Körper komplett umstellen und das von jetzt auf gleich. Dennoch ist das Intervallfasten das Mittel der Wahl in unserer heutigen Gesellschaft. Es ist eine der gesündesten Formen des Fastens und liegt voll im Trend. Sie können im Prinzip nichts falsch machen und bei Unsicherheiten auch wieder abbrechen, wenn das Intervallfasten nicht zu Ihrem Favoriten zählt. Doch zeigt sich, dass diese vielschichtigen Methoden so manches Wunder beim Abnehmen und den gesundheitlichen Erfolg bewirken. Folgen Sie dem Weg von Dr. Eckart von Hirschhausen, denn seine Theorie ging tatsächlich auf.

Intervallfasten – Fakten rund um das Pausenfasten

Wie oft liebäugeln wir mit einer Fastenkur und lassen es dann doch sein. Das Intervallfasten spricht da ganz für sich. Lesen Sie selbst, was Ihnen vielleicht entgeht und wie Sie einfach mit den Fastenphasen umgehen.

Die ideale Fastenform für Berufstätige!

Wer berufstätig ist, sollte gleich mal zur Methode 5:2 oder 16:8 tendieren. Diese beiden Varianten sind auf die alltagskompatible Beschaffenheit ausgelegt. Beliebte Varianten mit großer Wirkung.

Zünden Sie den Turbo für die Fettverbrennung!

Ihr Körper schaltet beim Intervallfasten auf den Fettstoffwechsel um und verbrennt dadurch mehr Kalorien. Das lässt die Pfunde purzeln und die überschüssige Fettmasse nimmt ab.

Jo-Jo-Effekt, nein danke!

Man hat eine reelle Chance an Gewicht zu verlieren und dieses auch zu halten. So hat der Jo-Jo-Effekt durch das Intervallfasten keine Möglichkeit die Oberhand zu gewinnen.

Diese Fastenkrisen sind beim Intervallfasten leicht zu vermeiden!

Verwenden Sie beim Intervallfasten Basenpräparate aus der Apotheke, diese verhindern die Müdigkeit und eine mangelnde Leistungsfähigkeit. Durch den Fettabbau entsteht eine Übersäuerung, die durch die Ketonsäure hervorgerufen wird. Die basischen Mineralstoffe wiederum unterstützen den Stoffwechsel und neutralisieren die überschüssige Säure. So schlittern Sie von Anfang an in keine Fastenkrise hinein.

Abnehmerfolge sind bestätigt!

In kontrollierten Doppelblindstudien wurde an leicht übergewichtigen Probanden das Intervallfasten getestet. Dazu aßen die Hälfte der Probanden nach dem Prinzip kleine Mahlzeiten auf den Tag verteilt, die anderen konnten sich ihre Methode beim Intervallfasten aussuchen. Nach drei Monaten waren die Unterschiede trotz Sport deutlich zu sehen. Die Gruppe der Intervallfastenden nahm deutlich ab, die andere Gruppe entweder zu oder verlor nicht an Gewicht.

Bereits in der Antike erkannte man schnell die gesundheitlichen Vorteile, wenn der Verzicht auf Essen auf dem Plan stand. Der Fastenmonat Ramadan ist ein ebenso Teil davon. Andere fasten nicht aus religiösen, aber aus gesundheitlichen Gründen. Noch heute wird das Fasten müde belächelt und in die Esoterikecke verbannt. Das ist aber falsch, da es seit der Entstehung der Menschheit tief in uns verankert ist und man diese Tradition fortführen soll. Alleine schon der Gesundheit zuliebe, denn die positiven Effekte sind nicht zu unterschätzen und für jeden von uns gedacht.

Lange Zeit wurde das Fasten gerade von Medizinern zu Unrecht belächelt!
Im Jahr 1920 wandte der Arzt Otto Buchinger, aus therapeutischen Zwecken, das Fasten bei chronisch Kranken an und das mit einem sehr großen Erfolg. Erst viel später kam dieser wirkungsvolle Effekt auch bei der Schulmedizin an. Heute wird es nicht nur in der Naturheilkunde, sondern auch in der Schulmedizin zur Gewichtsreduktion eingesetzt. Das Intervallfasten bietet somit viele Möglichkeiten zu gesunden und schlank zu werden.

Gesundheitliche Vorteile bringt der bewusste Verzicht!
Sehr schnell stellt sich der Stoffwechsel in den Fastentagen um und die Ausscheidungsorgane werden angeregt. Körper und Geist gereinigt und auch wenn Sie es nicht glauben, auch der Geist verändert sich bei einer Fastenkur. Viele Menschen erreichen dann das Gefühl von Leichtigkeit, innerer Ruhe, Freiheit und Euphorie. Zudem treten Magen- und Verdauungsbeschwerden zurück. Der Organismus kann endlich entschlacken und entgiften.

Fasten kann man nicht mal so nebenbei!
Fasten muss man mit allen Sinnen und dieses auch spüren, es ist fast wie ein Loslassen. Man fühlt sich leichter und nach und nach ausgeglichener. Außerdem sollte man dieses regelmäßig tun. Doch nicht nur nebenbei, sondern ganz bewusst. Gesundheitliche Vorteile bietet es allemal. Planen Sie Ihre Fastenkur bewusst, das fördert im Nachhinein eine bessere Konzentration, mehr Leistungsfähigkeit und Sie stärken Ihr Immunsystem und damit Ihre Abwehrkräfte. Sehen Sie es als eine innerliche Auszeit an. Das Fasten ist der Menschheit in die Wiege gelegt, auch Ihnen. Versuchen Sie gerade am Anfang nichts zu übertreiben und beginnen das Intervallfasten vielleicht in Ihrem Urlaub,

um mehr Rückzugsmöglichkeiten zu erlangen. Es mag ein wenig spirituell sein, nehmen Sie es auch so auf. Ein gesunder Akt für mehr Power und Energie.

Erst nach mehreren Tagen verbrennt der Körper seine Fettreserven!
Es ist ein Einschnitt in das Leben eines jeden, wo wir es doch so gewohnt sind, immer und andauernd zu essen. Plötzlich ist Verzicht angesagt und das Tag für Tag. Doch unser Organismus lernt schnell, denn er hat sich doch auch an das ständige Essen gewöhnt. Nun werden die Fettpolster aus der Reserve gelockt und eine Umstellung beginnt. Die geschieht nicht von heute auf morgen, aber von Tag zu Tag. Anfangs treten eventuell Kopfschmerzen oder Müdigkeit auf. Schnell aber kommt mehr Leistung und Energie zum Vorschein. Gerade in den ersten Stunden nach einer Mahlzeit holt der Körper noch Glukose aus den Speichern der Leber. Doch diese sind nach 24 Stunden entleert. Ist dieser Vorrat nicht mehr gegeben, greift der Organismus auf das Eiweiß und Fett zurück. Nun hat der Körper nur noch den Energielieferant Fett und den baut er nach und nach ab. So werden wir gesund schlanker und das nicht durch Diätpillen und Co. Die gaukeln unserem Körper nur etwas vor und meist sind sie auch nicht wirklich gesund.

Fasten hilft beim Abnehmen mehr als man denkt!
Wer nur weniger isst und sonst sein Leben so beibehält, wird nicht viel erreichen und auf Dauer gesehen ist es eher unproduktiv. Das Intervallfasten ist optimal und nicht von Schlankmachern und Appetitzüglern gekrönt. Es findet eine rein natürliche Reinigung des Körpers statt, ohne den Jo-Jo-Effekt zu spüren, denn die Regelmäßigkeit macht den Mechanismus letztendlich aus. Nach gut einer Woche haben Sie kein Verlangen mehr ständig zu essen, denn der Gewöhnungseffekt befiehlt ihm, du bekommst das, was du brauchst und mehr nicht. Leider sind wir heute schon fast alle überfressen. Fasten ist ein gutes Mittel zum Zweck und für jeden nur zu empfehlen. Dieser Prozess manifestiert sich gerade dann, wenn Sie das Intervallfasten zu Ihrem ständigen Wegbegleiter machen. Dann nehmen Sie nicht mehr zu und fühlen sich auch um einiges gesünder und leistungsfähiger. In vielen Klöstern ist dieser Akt gang und gäbe und viele Menschen wählen diesen Weg, um zu sich zu finden und das Fasten in religiöser Form zu verinnerlichen. Denn Sie wissen ja, Körper und Geist bilden eine Einheit.

Nulldiät nein danke!

Es ist eine der extremsten Formen des Fastens und sollte, wenn überhaupt, von einem erfahrenen Arzt begleitet werden. Hierbei können Nebenwirkungen auftreten und diese stark ausgeprägt sein. Es ist im Prinzip ein Fasten unter ärztlicher Überwachung und hat mit dem Intervallfasten rein gar nichts zu tun. Bitte verwechseln Sie das nicht!

So kann über einen Monat hinweg nur Wasser und Tee zu sich genommen werden. Ein bis zwei Tage ist das auch völlig okay, aber übertreiben Sie es nicht. Die Gesundheit sollte niemals darunter leiden.

Entmüllen Sie sich!

Ja Sie haben richtig gelesen, mit dem Intervallfasten und einer Portion Sport scheiden Sie sehr schnell viele Giftstoffe aus und entmüllen, wenn man so will. Der Stoffwechsel wird auf Trab gehalten und Sie setzen nichts mehr an. Bleiben Sie daher auch beim Intervallfasten immer aktiv, das lässt die Kilos schneller purzeln. Zudem kommt Ihr Kreislauf in Schwung und sie werden agiler und fitter. Frische Luft tut gut und frischt die müden Geister und Zellen wieder auf. So entstehen auch keine Fastenkrisen und Sie helfen Ihrer Gesundheit auf die Beine und das mit einer lebensverlängernden Maßnahme.

Im letzten Teil des Intervallfastens geht's es um den zirkadianen Rhythmus, wie auch unser unkontrolliertes Essen und die Quintessenz daraus.

Essen Sie mit dem Einklang der Körperzyklen!
Das Übergewicht schlägt sich wacker und ein paar Korrekturen in Ihrem Leben können eine große Wirkung erzielen. Es geht vornehmlich um die Bewegung und die Ernährung. Unser Körper ist ein Gewohnheitstier. Gehen Sie immer Mittwoch und Freitag ins Fitnessstudio, verlangt er es geradezu. Auch das Intervallfasten verinnerlicht er, wie auch Ihre Essensumstellung. So sind Sie im Einklang mit den Körperzyklen, fällt es auch nicht mehr schwer, 16 Stunden lang nichts zu essen. Wir leben ja schließlich und endlich auch im Tag-Nacht-Rhythmus. Wir haben eingegrenzte Arbeitszeiten und vorgegebene Urlaubszeiten und wir lieben doch diese Struktur. Warum dann nicht auch beim Abnehmen und unserem damit verbundenen Gewicht?

So hat der Tag wie auch die Nacht einen Einfluss auf uns und unsere Gewohnheiten, das haben wir von Kindesbeinen an verinnerlicht. Demzufolge umfasst der zirkadiane Rhythmus den verhaltensbezogenen, physischen wie auch mentalen Bereich. Dieser hat einen Einfluss auf unseren Organismus und wird von der Wechselwirkung zwischen den Zellmolekülen gesteuert. Er wird als unsere biologische Uhr bezeichnet. Ignorieren wir solche Prozesse, entstehen gesundheitliche Beschwerden wie Depressionen und Schlafstörungen und unser Essverhalten verändert sich rein negativ. Wir stopfen alles in uns rein. So ergeht es gerade Menschen mit Depressionen, die sich mit der Zuckersucht über Wasser halten.

Das Intervallfasten ist sicher kein Allheilmittel, aber ein guter Weg sich neu zu finden und so ist ein Zusammenhang zwischen der Gewichtsregulation und den Körperrhythmen gegeben.

Ein paar Stunden am Tag nichts essen, bringt mehr als man denkt!
Unkontrolliertes Essen macht nicht nur dick, sondern es manifestiert sich in unserem Gehirn. Wir machen es dann ganz automatisch Tag für Tag. Wer jeden Tag ein paar Stunden fastet, kann sich getrost mal auf die Waage stellen und wird über die kleinen Erfolge erstaunt sein. Gesünder ist es in jedem Fall, weniger

zu essen und sich auch auf die Qualität der Nahrungsmittel zu konzentrieren. Wer permanent isst, lebt ungesund. Weiterhin kommt man heute zu dem Entschluss, dass nicht unbedingt die fettreiche Ernährung dick macht, sondern die Süßigkeiten. Doch nun kann man nicht einfach Unmengen an Fett zu sich nehmen. Etwas Fett macht nicht dick, wenn dahinter das Intervallfasten und eine ausreichende Bewegung steht. Zucker dagegen lässt permanent und andauernd die Blutzuckerwerte nach oben schnellen und sollte daher so gut es geht, vermieden werden. Somit ist der Zucker eher am Übergewicht schuld, als das Fett.

Halten Sie daher immer Ihre Fastenphasen ein und trinken Sie in dieser Zeit nur ungesüßte Getränke. Genau diese angepassten Zeiten, können für Ihre Gesundheit und das Abnehmen sehr nützlich sein. Es ist nach wie vor ein Irrglaube ständig etwas essen zu müssen.

Der Stoffwechsel wird durch unkontrolliertes Essen gestört!
Nicht die ungünstige Nährstoffzusammensetzung ist schuld, sondern die über den Tag verteilte Kalorienaufnahme und das ohne, auch nur ein bisschen Hunger zu haben. Wir tendieren alle zu Gewohnheitsessern. Denn auch unsere Stoffwechselvorgänge sind vom Tag-Nacht-Rhythmus abhängig. Und durch die andauernde Kalorienaufnahme entsteht eine ständige Insulinausschüttung und behindert die natürlichen Stoffwechselabläufe. So kommt man zu dem Entschluss, je häufiger wir essen, desto mehr Fett lagern wir ein. Das stellten Forscher des Salt-Instituts fest. Dies kann wiederum zu ernsthaften Leberschäden und zu einer Dauerbelastung führen. Der stetige Anstieg an Glukose in der Leber, führt letztendlich zu einem erhöhten Blutzucker und zu Diabetes. Auch das schlechte Cholesterin steigt an und so werden wir im Laufe der Zeit krank und dick. Das Bauchfett ist ein unübersehbarer Teil davon und das bereits in jungen Jahren.

Essen Sie aber nach dem Plan des Intervallfastens, so entstehen keine Fettpolster und das dazugehörige Übergewicht. Viele Stars und Promis leben genau nach diesem Prinzip. Und auch die Models machen es nach, um rank und schlank auf dem Laufsteg die Mode zu präsentieren.

Nichts wird sich ändern, wenn man nicht damit beginnt und genau das sollten Sie jetzt tun. Vielleicht sind Sie schon diätengeschädigt oder auch einfach nur zu bequem zum Abnehmen. Aber ohne Ihr Zutun, bleiben Sie so wie Sie sind!

Vielleicht gehören Sie zu denen, die anderen neidische Blicke zuwerfen, weil der Bauch flach ist und der Po schön knackig. Doch das können Sie auch. Das Intervallfasten ist ein traditionelles Verfahren und nimmt sich Ihrem Körper ganzheitlich an. Dabei wird die Gesundheit nicht außen vorgelassen, sondern steht im Mittelpunkt des Geschehens.

Fangen Sie zeitnah an und erfinden Sie keine gängigen Ausreden, denn Sie möchten doch weniger werden oder gefallen Sie sich?

Wir wünschen Ihnen viel Erfolg und Disziplin beim Intervallfasten. Hier wurden selbst hoffnungslose Fälle schlank und rank, weil es im Endeffekt so einfach geht.

Viel Glück und Erfolg auf Ihren Wegen und denken Sie daran, Sie schenken sich mit dem Intervallfasten lebensverlängernde Maßnahmen.

MUSKELAUFBAU

--- Das Fitness Buch ---

Mit Krafttraining, gesunder Ernährung und Diät zum Traumkörper! Muskeln aufbauen, Stoffwechsel beschleunigen und Abnehmen – Inkl. die richtigen Nahrungsergänzungsmittel

Begehen Sie nie den Fehler und fangen Sie Ihren Muskelaufbau ohne Grundwissen mit einem Training an. Niemand würde sich ohne eine Reitstunde auf ein Pferd setzen oder sich in einem Schwimmkurs als Anfänger in den tiefen Pool begeben. Doch immer noch wagen viele Begeisterte den Sprung ins kalte Wasser. Der Anreiz ist hoch und der Fall kann tief folgen. Ein wohlgeformter Körper braucht ausreichend Schlaf und eine gesunde Ernährung, die aus potenziellen Proteinen besteht. Ebenso sollten die Gene nicht von schlechten Eltern sein. Somit ist ein Zusammenspiel aus Anatomie und Ernährungsphilosophie vonnöten.

Muskeln sind perfekt und bieten einen wahren Rundumschutz an. Dem nicht genug, sind muskelbepackte Menschen immer einen Blick wert. Darum geht es vorrangig, um das Sehen und Gesehenwerden und das perfekte Körpergefühl. Durchstreift man den Krafttrainingsraum stehen Muskeln hoch im Kurs und sind gern gesehen. Zudem halten sie fit, vital und jung. Sportlich attraktiv präsentieren sich die Astralkörper dann am Strand.

Das Buch ist keine Anleitung, das nur Trainingsprogramme aufzeigt, es geht um wesentlich mehr. Neugierig? Dann lernen Sie sich und Ihren Körper besser kennen und lassen Sie ihn langsam aber sicher zum Traumbody mutieren. Muskeln bauen sich mit einem Zusammenspiel aus Ruhephasen, optimaler Ernährung und dem ansprechenden Trainingsplan auf. Genau dafür lohnt sich jede Anstrengung, um sein perfektes Ebenbild im Spiegel zu sehen. Schenken Sie sich neue Einblicke, die auch Sie wirkungsvoll in die Tat umsetzen können.

Wohin das Auge blickt zeichnen sich wohlgeformte Muskeln ab. Ein Astralkörper mit Seltenheitswert und jeder denkt sogleich, es steckt das bekannte Anabolika dahinter. Doch Muskeln möchten natürlich zur Geltung kommen und genau das liegt im Fokus unserer Zeit. Kraftsportler, Trainer und Profis setzen auf reine Natürlichkeit. Das neue Bodyforming entfacht eine gezielte Muskelmasse, den Aufbau und Erhalt an sich. Niemand wird durch Wundermittel muskulös, dafür aber reich an Erfahrung. Die Werbung macht es vor und die Masse nach. Doch Muskeln sprießen nun mal üblicherweise nicht über Nacht. Dazu braucht es ein gutes Zusammenspiel an Leistungs- und Willenskraft sowie den perfekten Nahrungsergänzungsmitteln. Ökonomisch aufeinander abgestimmt, wachsen die Muskeln in den Ruhephasen.

Schon seit jeher lassen Menschen gerne ihre Muskeln spielen und erwecken Respekt und Aufmerksamkeit. Sie definieren sich neu und perfektioniert. Doch woher stammen die Naturtalente und bin ich nur ein Produkt meiner eigenen DNA? Schauen wir uns Normalos wie auch Kraftsportler an, potenzieren sie Fett aus der Muskelmasse immer individuell. Das fängt schon beim leidigen Thema Abnehmen an. Die Endresultate sprechen Bände und könnten unterschiedlicher nicht sein. Doch wer studiert die Genetik, um aufschlussreich sein Wissen zu präsentierten.? Somit basieren viele Thesen und Themen auf reinen Vermutungsäußerungen. Demnach geht es in diesem Buch um den natürlichen Muskelaufbau und ein ansprechendes Bodyforming. Doch nicht nur der Körper, auch der Geist spielt bei jedem Training eine wichtige Rolle. Ist die geistige Willenskraft nicht gegeben, so streikt auch die Körperkraft. Um dieses Zusammenspiel zu definieren, bieten sich eine ausgewogene Ernährung wie auch Nahrungsergänzungsmittel an. Dann heißt es, von innen wie von außen dem Körper etwas Gutes tun.

Wir alle unterliegen unseren Genen, ob sie nun gut sind oder schlecht. Dennoch sind wir selbstbestimmt und das mit all unserer Macht. Sehen wir uns daher als Pilot an und steuern das Ganze. Die Genetik ist „fest installiert" und leider nicht manipulierbar, oder Gott sei Dank. Muskeln sprießen nicht bei jedem gleich, aber langsam und kontinuierlich. Genau darauf kommt es im Leben eines Menschen doch an. Das Beständige festigen und den Grundumsatz restaurieren. Die Kontrolle über den letztendlichen Erfolg, bestimmt jeder von uns selbst. Ein Puzzle aus Disziplin, gutem Willen, einer hervorragenden Struktur und dem Training setzt sehenswerte Akzente. Dann kommen die vielen kleinen Helferchen zum Vorschein. Nahrungsergänzungsmittel sind der Schlüssel zum Erfolg. Nicht alle Bausteine der Nährstoffphilosophie können wir nur durch Lebensmittel alleine aufnehmen. Leistungs- und Kraftsportler wissen, wovon die Rede ist. Heute gehen auch diese, den natürlichen Weg. Ohne Chemie und Leistungsdefizite mit integrierten Nebenwirkungen.

Genetik und Gene sind erbbedingte Faktoren, die uns im Wesentlichen beeinflussen. Nun möchten wir mal in die Tiefe gehen, denn der Kraftsport und der damit verbundene Erfolg, kommt nicht von ungefähr und so beginnt eine interessante Spurensuche.

Jeder von uns ist eine Spezies für sich und dennoch teilen 99,9 % der Menschen ihre Gene. Was nicht heißt, dass wir sie ausleihen oder so. Nun werden Sie sich fragen, was hat bitte mein Muskelaufbautraining mit meinem Genanteil zu tun? Schauen Sie sich doch sogleich in einem Fitnessstudio um. Bei gleichem Training treten unterschiedliche Faktoren hervor. Der Muskelaufbau ist nicht bei jedem gleich gegeben. So verraten die genetischen Affinitäten, wie viel gleiche Proteine zwei Individuen herstellen können. Wir bestehen aus fundamentalen Funktionen, wie der Immunfunktion und dem Stoffwechsel und somit auch dem Stoffwechselprozess. Ebenso befinden wir uns auf zellulärer Ebene und genau diese Eigenschaften werden durch unsere Gene reguliert.

So versorgt uns das ACTN3 Gen mit einer explosiven Leistungsfähigkeit und weitere 22 Gene, welche unsere Kraft und Power beeinflussen und identifizieren. Negative wie neutrale Gene spielen eine große Rolle. Sicher wird sich niemand vor dem Sport einem Gentest unterziehen. Dennoch geht es um das Verstehen und verstanden werden. Einige Gene verleiten mehr zu Übergewicht, andere wiederum, werden schneller satt. Dies hat eine gute und ausgleichende Insulinregulation zur Folge. Doch wie viel Differenziertheit gibt es, um wirklich muskulös zu sein? Im Prinzip mehr als genug. Schon vor Trainingsbeginn sind genetische Unterschiede in der Gesamt-Magermasse zu erklären und demzufolge kommen wir auf den Punkt:

Körperfett:
So errechnet sich die Fettmasse aus einer Differenz des Körpergewichts und der Magermasse. Fett wirkt sich übrigens aufgrund seiner Dichte als Isolator für den sogenannten Wechselstrom aus.

Normalwerte:

Frauen: 20% bis 25% des Gesamtkörpergewichts
Männer: 10% bis 15% des Gesamtkörpergewichts

Lean Body Mass (Magermasse)

Auch LBM genannt, ist der Ergänzungswert zur gemessenen Fettmenge, das sich aus einem Wassergehalt von etwa 73% errechnet. Dabei wird die Magermasse auf dessen Grundlage berechnet und in zwei Bereiche aufgeteilt. In die Körperzellmassen und die extrazelluläre Masse.

Body Cell Mass (Körperzellmasse)

Sie gilt als der Ausgangspunkt und ist die zentrale Größe bei der Beurteilung des Ernährungszustandes. So umfasst der BCM die Zellen und ist daher auch für den Stoffwechsel verantwortlich. Gerade deshalb ist der Erhalt epochal und die wegweisende Bestimmung aller Ernährungstherapien.

Norm-/Idealwerte für Frauen: 51% bis 58% der Magermasse
Norm-/Idealwerte bei Männern: 53% bis 60% der Magermasse

Extra Cellular Mass (extrazelluläre Masse)

Angrenzend wird der Rest der Magermasse in Bestandteile aufgeteilt. Das bedeutet der ECM besteht aus Sehnen, Knochen, Elastin, der Haut und dem Kollagen. Dies wiederum sind bindegewebsartige Strukturen.

Nun beenden wir das Fachsimpeln und schließen folgendes daraus. Jeder von uns ist genetisch vorprogrammiert und somit fängt jeder Kraftsportler auch auf einem anderen Level an. Auch Abnehmwillige brauchen einen persönlichen Abnehmplan. Sonst rächt sich das Schema F mit dem ungeliebten Jo-Jo-Effekt. In frühester Kindheit werden wir prinzipiell auf unsere genetischen Einflüsse gepolt. Gerade im Training entwickeln sich diese Gegebenheiten stark auseinander. Begreiflicherweise fängt niemand beim Training bei null an, sondern bei seiner genetisch bestimmten Ausgangslage und die kann sowohl positiv als auch negativ zum Vorschein treten.

So sind auch die Unterschiede gewaltiger denn je. Bei den meisten Kraftsportlern kommt ein ausreichend guter Bizeps zustande. Bei einem geringen Prozentsatz schrumpft der Bizeps wiederum. Es treten zum Teil sehr gute und starke Verbesserungen auf, bei einigen aber leider auch Verschlechterungen. Obwohl der Trainingsstand und dessen Verlauf bei allen gleich erschien. Somit sind Muskeln nicht immer nur das Produkt von Ausdauer und Sport.

Demzufolge teilen sich die Parameter in drei Gruppen auf:

- Non-Responders
- Moderate Responder
- Extreme Responder

Die Gruppe der **Non-Responder** wie auch die **extreme Responder**, bauen am meisten wie auch am wenigsten an Muskulatur auf. Der Mittelwert liegt bei den **moderaten Responder**. So wuchsen die Muskelfasern im Durchschnitt bei den Non-Responder in keinem wirklich nennenswerten Verhältnis, allerdings schrumpften sie auch nicht. Dagegen wuchsen sie bei den moderaten Responder, um durchschnittlich 28% an und sage und schreibe 58%, macht die Muskelmasse bei den extreme Responder aus. Im Prinzip ist der Muskelaufbau tiefgründiger als man denkt und fängt nicht, wie schon erwähnt, bei dem eigentlichen Training an.

Ein gutes Training fängt mit einer Portion Eiweiß, auch Proteine genannt, an. Diese sind die lebensnotwendigen Grundlagen und setzen sich aus verschiedenen Aminosäuren zusammen. Muskeln können nur durch eine ausreichende Proteinzufuhr aufgebaut werden. Tierisches wie pflanzliches Eiweiß bildet die Grundlage für beste Trainingsergebnisse. Was bedeutet, ein Training ohne Eiweiß bringt nicht den nötigen Erfolg. Wird dennoch zu viel eingenommen, scheidet der Körper es wieder über den Urin aus. Unsere Muskulatur besteht zu einem hohen Anteil an Eiweiß, bei Trainingseinheiten steigt der Proteinbedarf rasant an und folglich wird ausreichend Nachschub verlangt. Demzufolge setzen Kraftsportler auf diese natürliche Leistungsquelle der Energie. Um Muskeln aufzubauen sollte die Zufuhr zwischen 1,3g bis 1,5g Eiweiß pro Kilogramm Körpergewicht liegen. Nichtsportler dagegen benötigen gerade mal 0,8 Eiweiß pro Kilogramm Körpergewicht. So sollte die Menge bei Sportlern auf 5 bis 6 Gramm pro Mahlzeit und Tag gut verteilt sein. Bei einer gut verteilten Einnahme während des Tages, werden die Muskeln rund um die Uhr mit Proteinen versorgt. Diese können mit Nahrungsergänzungsmitteln oder durch die Ernährung aufgenommen werden. Wobei ersteres, die wohl unkompliziertere Lösung darstellt. So können Sie sich Ihr Sortiment auch selbst und schnell zusammenstellen. Dennoch, gesunde Ernährung ist immer das A und O. Wählen Sie zwischen leckeren Müslis, Protein-Shakes, Protein-Bars oder auch Kapseln. Das ausreichende Angebot deckt die Bedürfnisse dabei optimal ab.

Post-Workout-Shake
Hilfreich und nach einem harten Training zu empfehlen. Angrenzend sollte das anabole Fenster beachtet werden. So muss bis zu 2 Stunden nach dem Training Eiweiß aufgenommen werden. Exakte Angaben zum anabolen Fenster gibt es trotzdem nicht, denn auch die Wissenschaft weiß nicht, wie lange das anabole Fenster geöffnet ist. Trotzdem erweisen sich bis zu 60 Minuten nach dem Trainingsende als äußerst positiv. Gerade Whey-Proteine sind der Klassiker, wenn es um einen wohlgeformten Muskelaufbau geht. Während des Trainings werden zur Energiegewinnung Muskeleiweiße synthetisiert. Dies ist vor allem nach intensiver Belastung der Fall und genau hier werden strukturbedingt die Muskeln und deren Substanz auch angegriffen. Die Whey-Proteine helfen bei

Ausdauersportarten und geben Kraft und Energie. Sie verwirklichen sich schnell indem sie vom Organismus aufgenommen und komplett verstoffwechselt werden. Demnach ideal nach dem Training und ein guter Muskelschutz zugleich.

Pflanzliches oder tierisches Eiweiß?
Die biologische Wertigkeit wird aus beiden Bestandteilen bestens kompensiert. Beide Proteine besitzen unterschiedliche Aminosäureprofile. Die essenziellen Fettsäuren leiten Reparaturprozesse ein und steigern die Muskelkraft nachhaltig, daher ist der Verzehr beider Quellen ratsam. Zudem lassen sie sich spielend leicht vom Körper aufnehmen, ohne belastend einzugreifen. Ganz im Gegenteil, ohne ihre natürliche Hilfe geht nichts. Das tierische Eiweiß ähnelt dem menschlichen Eiweiß und ist hochwertiger. Dennoch ist auch hier die Abwechslung empfehlenswert. Den geringeren Fettgehalt enthält wiederum das pflanzliche Eiweiß. Es weist selten Cholesterin auf und die Muskeln werden kontinuierlich und rein natürlich aufgebaut. So ist ein leckeres Zusammenspiel aus Ei, Chia Samen, Quark und Pellkartoffeln ist einfach perfekt. Dazu darf es gut und gerne ein Glas Milch sein. Muskelmasse ist ein Zusammenspiel aus Körperkraft und dem was wir uns Gutes tun. Daher sollte immer auch auf die Natur zurückgegriffen werden.

Ist zu viel Eiweiß schädlich?
Dies kann wissenschaftlich nicht wirklich belegt werden. Es heißt oft, dass zu viel Eiweiß eine Übersäuerung des Organismus hervorruft und auch, dass es den Nieren schaden könnte. Dennoch liegen keine Beweise und Auswertungen darüber vor. Zudem scheidet der Körper den Überschuss wieder aus. Wie eine Art Selbstreinigung, werden Abfallprodukte einfach verstoffwechselt und wieder eliminiert. Dennoch ist für ein aktives und fittes Leben die ausgewogene Ernährung der Wegweiser für mehr Gesundheit und Leistungskraft. Dazu einige Richtwerte, wenn es um Sachen Proteine geht:

- Menschen brauchen Eiweiß für den Muskelaufbau.
- Eiweiß muss dem Körper auch durch die Nahrung zugeführt werden.
- Der Muskelaufbau wird durch eine eiweißreiche Ernährung bestens unterstützt.
- Tierisches und pflanzliches Eiweiß immer in Kombination einnehmen.
- 1,3g bis 1,5g pro Kilogramm Körpergewicht und pro Tag sind empfehlenswert für einen stetigen Muskelaufbau.

- Bis zu einer Stunde nach dem Training ist ein Post-Workout-Shake sinnvoll und verleiht zusätzliches Muskelwachstum.

Die Ernährung und das Training gehen Hand in Hand. Zwei Komponenten, die sich gegenseitig bereichern. Essen bedeutet Eiweiß und Energie, Trainieren bedeutet Wachstumsreize zu setzen. Diese Konstellation ist der perfekte Grundstein für den Muskelaufbau.

Dazu müssen ein paar Grundregeln in der gesunden Ernährung beachtet werden:

- Beim Training benötigt der Organismus genügend Eiweiß, damit er das Training in Muskelkraft umsetzen kann.
- Um neues und ausreichend Gewebe herzustellen, benötigt es einen Kalorienüberschuss.

Ob blutiger Anfänger oder Profikraftsportler, die Versorgung und Aufrechterhaltung der Organe hat stets Vorrang. Somit benötigt es mehr Kalorien zum Leben und für den Grundumsatz. Außerdem profitiert die Muskelmasse im Nachhinein. Daher heißt es, wer über seine Belastungsgrenze geht, sollte auf Dauer seinen Körper niemals belasten. Denn Training und Ernährung möchten genau abgewogen sein.

Bevorzugen Sie daher unbehandelte Lebensmittel und ziehen Sie aus folgenden Quellen Ihren Profit:

- Whey
- Magerquark
- Hühnerbrust
- Fisch
- Eier
- Rotes Fleisch

Diese bieten ein breites Spektrum an Aminosäuren. Stehen diese ausreichend zur Verfügung, kann auch ausreichend Muskelmasse aufgebaut werden. Jede Mahlzeit sollte daher mit 30g bis 40g Protein bedacht sein. Dann wird auch der Muskelaufbau in Kombination mit dem intensiven Trainingsverlauf perfekt.

Die ultimativen Rahmenbedingungen sind ein effektiver und nachhaltiger Ernährungsplan. Dabei werden keine Menüs vorgestellt, sondern es geht um Kalorien- und Nährstoffrechner und einige Muskelaufbau-Einkaufslisten. Gute Tipps sind wie schon gesagt, die Whey-Proteine, der Klassiker schlechthin und extrem schnell verfügbar, sowie direkt nach dem Training einsetzbar. Auch das 3k Protein ist ein Allrounder und in aller Sportlermunde. Es setzt auf eine optimale Proteinkombination und stellt eine gute und langfristige Nährstoffversorgung dar.

Den Gesamtenergieumsatz berechnen

Der Gesamtenergieumsatz wird aus dem Leistungsumsatz und dem Grundumsatz errechnet. Folglich ist ein perfekt ausgeklügelter Ernährungsplan sehr wichtig. So beschreibt der Grundumsatz alle Aufwendungen, die unser Organismus betreiben muss, um alle lebensnotwendigen Prozesse aufrechtzuerhalten. Dabei steht nicht der Muskelausbau im Vordergrund. Vielmehr geht es um die Funktionsweise einzelner Organe und vor allem um das wichtige Herz-Kreislauf-System. Genau diese Parameter sind vorrangig, damit Leistungskraft und dessen Steigerung entsteht. Auch wird das körperliche Aktivitätsniveau in Betracht gezogen und dieses hängt vom jeweiligen Alter und dem Anteil der Muskelmasse ab. Einzelne Segmente bilden dann ein Gesamtbild, wie auch das allgemeine Aktivitätslevel, Freizeitgestaltung und der Job. Dabei wird nichts außen vor gelassen, um sich einem guten Überblick zu verschaffen. Sicher viel Aufwand nur für ein paar Muskeln mehr, dennoch wichtig. Training alleine bringt mehr Schaden als Sinn, nur das Zusammenspiel aktiviert progressive Verbesserungsmerkmale. An erster Stelle steht immer noch Ihre Gesundheit. Wer Raubbau am Körper betreibt, der hat im Laufe der Zeit das Nachsehen.

Verwenden Sie dafür Kalorienrechner die eine exakte Menge an Kalorien für den Muskelaufbau berechnen. Auch der BMI ist gerade am Start ausschlaggebend. Nur so werden persönliche Ziele auch eher erreicht.

So bringen Sie Ihr Training auf das Maximum –
Ihr Erfolgspaket beginnt mit;

Instant Oats – Ein Kraftstoff für ein besseres Training
Creatine Pulver – Für mehr Kraft, Ausdauer und Energie
Whey Protein – Für den ultimativen Kick nach dem Training
Energy & Recovery – schnellere Regeneration durch wertvolle Aminosäuren

Schon hier zeigt sich in zwölf Wochen und durch die Einnahme, ein stetiger Erfolg und das, ohne chemisch ins Geflecht der Muskelmasse einzugreifen. Die Makronährstoffverteilung beinhaltet demzufolge die Kohlenhydrate, Fette und Proteine. Die Bausteine unserer Muskulatur. Shakes können daher ideal zur Ergänzung dienen, ohne im Körper Schaden anzurichten, oder gar einen Gewöhnungseffekt zu erzielen. Ein Abhängigkeitsverhältnis besteht daher nicht. Ob pflanzliche wie auch tierische Proteine, ist dabei jedem selbst überlassen.

Es macht der Mix an gut gewählten Nahrungsmitteln aus. Ebenso sollten zugeführte Proteine eine hohe Wertigkeit besitzen und eher fettarm sein. Folglich bieten sich Protein Waffeln, wie auch Protein Brownies und Pancakes an. Sie sind lecker sowie einfach und schnell in den Alltag zu integrieren.

Fett sorgt für einen optimalen Hormonhaushalt
Eines vorweg, Fette sind nicht gleich Fette und Fett mach nicht immer dick. Mehrfach gesättigte Fettsäuren sind für den gesamten Organismus lebenswichtig und somit auch unverzichtbar. Dazu steuern Fette den Testosteronhaushalt und steigern die Leistungsfähigkeit. Das wiederum sorgt für die Ausschüttung von Wachstumshormonen im Muskelaufbau. Somit wird 1g Fett pro Kilogramm in der Gesamtenergiebilanz empfohlen. Dazu bieten sich gesunde pflanzliche wie auch tierische Fette an. Aber eben wie schon erwähnt in Maßen und nicht im Überfluss, nur so können gezielt Muskeln aufgebaut und Fett reduziert werden

Die Lebensmittelauswahl
Fette sollen moderat gehalten werden und Proteine hochwertig sein. Somit beginnt ein Ernährungsplan im eigentlichen und muss von theoretischer Grundlage sein. Komplexe Kohlenhydrate beinhaltet dieser ebenso da diese

ebenso eine zentrale Rolle im Stoffwechselprozess spielen. So bieten sich einige leckere und gelungene Ernährungsvarianten an.

Hochwertige Eiweißquellen:
- rote Linsen, Erbsen, Kichererbsen, Soja oder Kidneybohnen
- fettarme Milchprodukte wie Käse, Jogurt und Quark
- Fisch und da wären der Hering, Lachs und die Makrele
- fettarmes Fleisch wie Huhn, Pute und Rind

Hochwertige Fettquellen:
- Nüsse in jeglicher Form (Hierbei auf Allergien achten)
- Öle wie Kokos-, Nuss- oder Olivenöl
- Leinsamen, Sonnenblumenkerne und Avocados

Hochwertige Kohlenhydratquellen:
- Dinkel- und Haferflocken
- Vollkornprodukte
- Reiswaffeln
- Amaranth und Quinoa

Dabei setzen sich hochwertigste Lebensmittel für den Muskelaufbau zusammen und geben folgende Nährstoffe, Vitamine und Mineralstoffe im Körper frei:

- Magnesium
- Eisen
- Zink
- Folsäure
- Kalzium
- Kalium
- Vitamine B 2,6 und B12

Einige wenige Vertreter für mehr Effektivität und Leistungskraft. Die Lebensmittelauswahl ist dabei gut angelegt und auf etliche Bedürfnisse hin ausgelegt.

Einige Bespiele für einen anregenden Wochenplan

Abwechslung ist beim Training wie auch beim Ernährungsplan das halbe Leben und lässt keine Langeweile entstehen. Ebenso steht der nötige Kalorienbedarf parat.

3200 Kalorienbedarf für den Muskelaufbau!

Nährstoffverteilung

- 1760 Kalorien (Kohlenhydrate) sind 55% der Tagesbilanz entsprechen 430g
- 640 Kalorien (Eiweiß) sind 20% der Tagesbilanz entsprechen 155g
- 800 Kalorien (Fett) sind 25% der Tagesbilanz entsprechen 86g

Müsli für den Muskelaufbau

(824 Kalorien: 39,6g Protein, 119,5g Kohlenhydrate, 15,5g Fett)

- 15g Leinsamen
- 100g Magerquark gerne auch Bio
- 150g Haferflocken
- 100g Beerenmischung (frisch oder TK-Ware)
- 5g Chia Samen

Frühstück für den späten Vormittag

(398 Kalorien: 26,8g Protein, 13,3g Fett, 38,5g Kohlenhydrate)

- 4 Gurkenscheiben
- 70g Gouda
- 2 Scheiben Vollkornbrot

Mittagessen

(588 Kalorien: 54g Protein, 43,4g Kohlenhydrate, 21,5g Fett)

- 150g Spinat
- 150g brauner Reis
- 200g Lachs

Snack
(500 bis 600 Kalorien)

- Obst oder Gemüse, wie auch Salate
- Reiswaffeln mit Honig
- Studentenfutter (der ideale Mix)

Abendessen
(566 Kalorien: 57,8g Protein, 80,2g Kohlenhydrate, 5g Fett)

- 200g Gemüse wie Karotten, Blumenkohl oder Brokkoli
- 300g Süßkartoffeln
- 200g Hähnchenbrustfilet

Lassen Sie bei der Auswahl der Produkte die Natürlichkeit sprechen. Saisonal einkaufen bedeutet, lecker und frisch genießen und am besten in hervorragender Bioqualität.

Nahrungsergänzungsmittel

Essenzielle Nährstoffe sind nicht nur wichtig, sondern eben auch essenziell. Sie spielen neben dem Training eine bedeutende Rolle und hier eignet sich die Implementierung von Nahrungsergänzungsmitteln. Niemand ist bereit und in der Lage stets frisch gekochte und vitaminreiche Lebensmittel bei sich zu führen. Somit bieten die Supplemente eine praktische Lösung an und die setzen sich wie ein Bausteinkasten an guten Eigenschaften zusammen.

Kreatin – Der Klassiker mit Zufriedenheitsgarantie

Ein altbewährtes Supplement dessen Wirkung durch viele Studien bewiesen wurde. Es hilft den körpereigenen Kreatin-Phosphat-Speicher wieder aufzufüllen und das mit bereits 2g bis 3g pro Tag Kreatin wird vor dem Training eingenommen und bewirkt mehr Leistungskraft im Schnell- und Maximalkraftbereich wodurch höhere Anreize, des Muskelaufbaus betreffend, gesetzt werden können.

Fette und Kohlenhydrate

Der Ernährungsplan muss einen primären Energielieferanten aufweisen. Somit sollten Kohlenhydrate einen Großteil im Ernährungsplan ausmachen. Was bedeutet, Sie sollten in etwa 50% der Gesamtkalorien ausmachen. So setzen Kohlenhydrate zum Training eine Portion Kraft und Pump frei. Wichtig sind die komplexen wie langkettigen Kohlenhydrate wie Vollkornreis oder auch Haferflocken. Sie lassen den Insulinspiegel kontrolliert ansteigen und regeln die Stoffwechselaktivität. Ein zu hoher Insulinspiegel lässt einen sehr schnell ermüden.

Ohne Fett kann der Organismus keine Kraft und Energie tanken. Sie sind für den Hormonhaushalt wichtig und essenziell. Etwa 0,8g pro Kilogramm Körpergewicht dürfen keinesfalls unterschritten werden. Es fördert den Muskelaufbau und ist für die Hormonbildung verantwortlich. Genau diese fördern und strukturieren den Muskelaufbau und die damit verbundene Muskelkraft.

Ernährungsplan beim Muskelaufbau

Der Muskelaufbau-Ernährungsplan setzt sich wie ein Baukastensystem zusammen. Damit macht ein intensives Training mehr Sinn. Allgemein ist während des Tages auf gesunde Ernährung zu achten und auch darauf, dass genug gegessen wird. Nur durch einen Kalorienüberschuss kann Muskelmasse aufgebaut werden. Nehmen Sie eine Stunde vor dem Training das Pre-Workout Meal zu sich. Nach dem Training sollte, wie schon erwähnt, innerhalb von 60 Minuten das Post-Workout Shake getrunken werden, um die nun geschwächten Muskeln optimal mit Proteinen zu versorgen. Gefolgt wird dies von einem kräftigen Abendessen. Profis schwören dabei auf Kohlenhydrate und das auch schon vor dem Training. Gerade da ist es wichtig, eine große Menge an Carbs zu verzehren. So entstehen der Pump und die Kraft, sowie ein gewebeaufbauender Hormonhaushalt. Das perfekte Zusammenspiel, um Muskeln spielen zu lassen. Nach dem Training ist vor dem Training, deshalb ist es wichtig den Körper schnell wieder zu regenerieren und dabei hilft das Post-Workout Shake. Es setzt Reparaturmechanismen in Gang und Aminosäuren versorgen die Muskulatur. Die letzte Mahlzeit des Tages sollte das Casein-Protein darstellen. Dazu bieten sich Nüsse oder ein Magerquark an. Ein leckerer Snack zu später Stunde der Muskeln aufbauen lässt.

Sportler essen kein Menü und setzten auch nicht auf ein Candle-Light-Dinner. So geht es nicht um Brokkoli, Reis oder Huhn. Dazu bieten sich einfache, leckere und schnelle Alternativen an. Eigentliche heißt es aber, essen Sie was Ihnen schmeckt. Wer Reis nicht mag, greift zu Süßkartoffeln oder anstatt Huhn zu Fisch. Hier hat jeder freie Wahl.

Doch es braucht Abwechslung und keine Eintönigkeit. Gerade Whey Proteine schmecken einfach fantastisch und sind ebenso hitzebeständig. Rezepte gibt es dazu wie Sand am Meer und sie alle sorgen für den ultimativen Muskelaufbau und das einfacher als gedacht. Mithilfe von Eiweißpulver gelingt ein gesunder Genuss sehr schnell und es entsteht im Nu ein Weight Gainer Shake. So können Sie ihre Kalorienbombe Schluck für Schluck trinken.

Dazu benötigen Sie folgende Zutaten:

- Proteinpulver
- Milch
- Haferflocken
- 1 Banane
- Honig
- Etwas Rapsöl

Die Zutaten in einem Mixer vermengen und den ultimativen Kraftspender einfach nur genießen.

Drei Standbeine sind wichtiger, wenn es um effektiven und langanhaltenden Muskelaufbau geht. Dabei handelt es sich um die Ernährung, das Training und die Regeneration. Muskeln werden somit Schritt für Schritt aktiviert und modelliert. Auch bietet eine proteinreiche Ernährung eine Art Zellschutz an.

Protein-Shakes

Viele von uns sehen die Shakes schon als ein ganz normales Lebensmittel an. Ein Supplement das in jedem Sportlerhaushalt zu finden sein sollte. Leicht verdaulich und gut im Geschmack, bieten sie einen hohen Mehrwert. Eine 20g bis 30g Portion ist der Turbobooster schlechthin.

Adenosintriphosphat

Adenosintriphosphat hilft beim Muskelaufbau, was auch hunderte von Studien im Einklang belegen. Es stellt seine Energie für schwere Lasten bereit. Genau richtig, um sich neu zu definieren. Dabei reichen schon 3g pro Tag aus, um gewünschte Ziele und Erfolge zu garantieren. Gerade bei schweren Gewichten sehr hilfreich und gesund dazu.

BCAA

Es steht für verzweikettigte Aminosäuren und wirkt als Muskelschutz. Ausgeschrieben steht es für „branched-chained amino acids". So bewirkt es eine Schlüsselrolle in der Leistungskraft und sorgt für einen ausgleichenden Insulinausstoß. Leucin ist einer der ausgeklügelten Wirkstoffkomponenten. Demzufolge macht es sich in vielen Shakes breit. Genau das fördert den optimalen Ausgleich an Nährstoffen und Energie. Ein Muskelschutz welcher zusätzlich für mehr Leistungskraft sorgt.

Einfach lecker ans Werk

Essen hält ja bekanntlich Leib und Seele zusammen und so auch beim Muskelaufbau. Demzufolge stehen 15 auserwählte Gerichte auf dem Tisch. Die Kombination und Einfachheit liegt im Vordergrund, denn niemand wird sich nach einem harten Trainingsverlauf ein 5-Gänge Menü zaubern. Wichtig dabei, niemals die Zutaten verkochen und wenn möglich Bioqualität wählen. Eiweißreiche Ernährung ist lecker sowie gesund und lässt Engpässe und körperliche Defizite vermeiden. Bringen Sie mit Ihrem neuen Essensplan mehr Pfiff auf den Tisch und mehr Power ins Geschehen. Das Training ist immer nur der kleinere Teil vom großen Ganzen. Für einen optimalen Muskelaufbau stehen nun leckere Variationen für Fleischesser, Vegetarier und Veganer bereit.

Nährwerte pro Portion:

33g Protein, 4g Fett, 131g Kohlenhydrate ergeben 692 kcal

Zutaten:

- 100g Vollkornreis
- 100 grüne Erbsen
- 50g Zucchini
- ½ Paprika
- 50g Kidneybohnen
- 1 Tomate
- ½ Zwiebel
- Cayenne Pfeffer nach Geschmack
- Pfeffer und Salz

Zubereitung:

Während der Reis köchelt, in der Zwischenzeit das Gemüse waschen, nach Bedarf putzen und kleinschneiden. Die Erbsen können frisch oder TK-Ware sein. Alle Zutaten in der Pfanne scharf anbraten und würzen. Den gekochten Reis hinzufügen und nochmals abschmecken. Fertig ist ein sättigendes und leckeres Hauptgericht. Gerade Gemüse deckt bis zu 80% des täglichen Vitaminbedarfes ab. Fleischesser können selbstverständlich Putenfilet scharf anbraten und ebenfalls in die Reispfanne geben. Immer nach Geschmack und dem eigenen Gusto.

Nährwerte pro Portion:
23g Protein, 15g Fett, 98g Kohlenhydrate ergeben 634 kcal

Zutaten:

- 10g Haselnüsse gemahlen oder ganz
- 1 Banane
- 1 Apfel
- 100g Vollkornhaferflocken
- 5g Chia Samen
- 10g Leinsamenschrot
- 50g Heidelbeeren

Zubereitung:
Müsli ist immer ein guter und ausgewogener Start in den Tag. Alle Zutaten mischen und dabei den Apfel wie die Banane vorher schälen und in mundgerechte Stücke schneiden. Die Zusammensetzung ist genial und es werden alleine schon mit einer Portion genügend Mikronährstoffe wie auch Fettsäuren und Ballaststoffe dem Körper zugeführt. Gerade Leinsamen ist einer der wenigen Quellen mit einer guten Portion Omega-3-Fettsäuren. Dabei spielt das pflanzliche Protein eine wesentliche Rolle. Wer möchte, kann auch noch mit Magerquark variieren.

Nährwerte pro Portion:
21g Protein, 1g Fett, 76g Kohlenhydrate entsprechen 404 kcal

Zutaten:

- 300g Süßkartoffeln
- 200g Porree
- 200g Brokkoli
- 200g grüner Spargel
- 100g Champignons
- Pfeffer und Salz

Zubereitung:

Die gewaschenen und geschälten Süßkartoffeln in kleine Würfel schneiden und kochen. Zwischenzeitlich die restlichen Zutaten nach Bedarf waschen, schälen und zerkleinern und in einer Pfanne bissfest andünsten. Übrigens, enthalten Süßkartoffeln mehr Ballaststoffe und sind somit vitaminreicher als die normale Speisekartoffel. Auch Brokkoli gehört zu den nährstoffreichsten und krebsschützenden Gemüsesorten. Die fertig gegarten Zutaten miteinander vermengen und gut würzen. Als kleiner Tipp, hier passen hervorragend Seelachs, Dorade oder Zander dazu. Auf dem Grill zubereitet, bietet der Fisch einen mediterranen Geschmack.

Nährwerte pro Portion:
17g Protein, 7g Fett, 99g Kohlenhydrate ergeben 544 kcal

Zutaten:

- 1 große Banane
- 100g Beerenfrüchte frisch oder TK Ware
- 100g Quinoa
- Etwas Kokosmehl
- 1 Prise Zimt je nach Belieben

Zubereitung:

Alle Zutaten nach dem Schälen und verkleinern gut vermengen und nach eigenem Geschmack mit Zimt oder auch Honig verfeinern. Eine optimale Proteinzufuhr, wenn der kleine Hunger kommt. Zudem kann man einen großen Teil seiner Kalorien damit abdecken. Zimt erinnert nicht nur an Weihnachten, es hat eine antibakterielle Wirkungsweise und ist gut durchblutungsfördernd und lecker im Geschmack. Ebenso bietet das Kokosmehl wichtige MCT-Fettsäuren und löst optimal das Sättigungsgefühl aus.

Nährwerte pro Portion:

8g Protein, 9g Fett, 84g Kohlenhydrate entsprechen 436kcal

Zutaten:

- 1 Kiwi
- 50g Avocado
- 1 Apfel
- 150g Honigmelone
- 1 Banane
- 100g Beerenfrüchte
- 100g frische Ananas

Zubereitung:

Alle Zutaten mischen und je nach Geschmack mit Honig oder auch Zitronensaft verfeinern. Vorher alles in mundgerechte Stück zerteilen. Zudem kann sich hier jeder kreativ auslassen. Ein nahrhafter und sehr leckerer Snack, der jeden Muskelaufbau im Wesentlichen unterstützt.

Nährwerte pro Portion:

22g Protein, 24g Fett, 54g Kohlenhydrate entsprechen 506 kcal

Zutaten:

- 50g Avocado
- 100g Tofu, als alternative 2 hartgekochte Eier
- 1 Tomate
- 100g Vollkornbrot

Zubereitung:

Um ein perfektes Gesamtbild abzugeben, das frische Vollkornbrot mit Avocado bestreichen und die klein gewürfelten Zutaten obendrauf geben. Schnell einfach und lecker präsentiert sich das Powerbrot für mehr Energie und Leistungskraft. Es bietet einen langanhaltenden Sättigungsgehalt und ist ernährungstechnisch einfach perfekt. Tofu ist nicht jedermanns Geschmack und so können auch hartgekochter Eier verwendet werden.

Nährwerte pro Portion:
11g Protein, 20g Fett, 94g Kohlenhydrate

Zutaten:

- 100g Beerenfrüchte TK-Ware oder frisch
- 100g Mango
- 1 Banane
- 400ml Haselnussmilch
- 100g Milchreis
- 1 Prise Zimt

Zubereitung:

Den Milchreis nach Produktvorgaben in der Haselnussmilch kochen und mit den rechtlichen geschälten und zerkleinerten Zutaten nach einer gewissen Abkühlungszeit gut vermengen.

Nährwerte pro Portion:

36g Protein, 39g Fett, 11g Kohlenhydrate

Zutaten:

- ½ Paprika
- ½ Tomate
- 100g Gurke
- 50g Eisbergsalat
- 2 Eier
- 100g Hirtenkäse
- 2 EL Leinöl
- Pfeffer und Salz

Zutaten:

Dieser Salat bildet Muskeln und verschafft die nötige Ausdauer und Kraft. Die Zubereitung erfolgt einfach und schnell. Alle Zutaten je nach Bedarf waschen, schneiden und gut würzen. Rohkost ist sehr gesund und äußerst energiereich.

Nährwerte pro Portion:

54g Protein, 22g Fett, 117g Kohlenhydrate entsprechen 902 kcal

Zutaten:

- 100g Dinkelmehl
- 30g Reisprotein
- 50g Haferflocken
- 300ml Sojamilch
- 10ml Rapsöl zum Braten
- Pfeffer und Salz

Zubereitung:

Mit einem Handmixer die aufgeschlagenen Eier, Salz, Mehl sowie die Sojamilch verquirlen. Zum guten Schluss die Haferflocken untermengen. In einer heißen Pfanne mit Rapsöl die Pancakes goldbraun ausbacken. Je nach Lust und Laune mit Honig beträufeln. Sehr lecker und wie für den Muskelaufbau kreiert. Eine geniale Ballaststoffquelle bietet das Dinkelmehl. Zudem tritt relativ schnell ein Sättigungsgefühl ein.

Nährwerte pro Portion:

41g Protein, 19g Fett, 58g Kohlenhydrate entsprechen 577 kcal

Zutaten:

- 100g Grünkohl
- 200g Spinat
- 20g Chia Samen
- 1 Apfel
- 1 Banane
- 1 Karotte
- 1 Tomate
- 30g Reisprotein

Zubereitung:

Alle Zutaten je nach Bedarf waschen, schälen und zerkleinern und in einen Mixer geben. Auf Knopfdruck cremig verrühren und in ein Glas füllen und sofort genießen. Ein Energieschub der lecker und leicht den Tag bestimmt. Zudem ein perfekter und ausgewogener Mahlzeitersatz. Der Mikronährstoffbedarf wird optimal abgedeckt und hier kann sich jeder kreativ und nach Jahreszeit hin austoben. Wichtig dabei ist, immer der gute und einzigartige Geschmack.

Nährwerte pro Portion:

12g Protein, 7g Fett, 135g Kohlenhydrate entsprechen 658 kcal

Zutaten:

- 5 Datteln
- 250ml Reismilch
- 100g Hirse
- 1 Orange

Zubereitung:

Hirse und Milch zusammen aufkochen lassen und die entkernten Datteln wie die geschälte Orange in Scheiben geschnitten hinzufügen. Ein schnelles Sonntagsfrühstück und nährstoffreich dazu. Lecker und gesund in den Sonntag starten ist hier die Devise.

Wem diese Variante nicht ausreicht, der kann noch zu einem Vollkornbrötchen tendieren:

Nährwerte pro Portion: 32g Protein, 2 g Fett, 78g Kohlenhydrate entsprechen 606 kcal

- 2 Eier
- 2 Vollkornbrötchen
- 20g Marmelade
- 50g Hüttenkäse

Als kleiner Zusatz ist das für den Sonntag okay und ansprechend dazu. So sitzt man gemütlich beisammen und genießt mit jedem Biss auch den Muskelaufbau.

Rinderhackpfanne

Nährwerte pro Portion:
38g Protein, 5g Fett, 100g Kohlenhydrate entsprechen 583 kcal

Zutaten:

- 100g Vollkornnudeln
- 100g Seitan oder Rinderhack
- ½ Vollkorntoastbrot
- 1 Tomate
- ½ Zwiebel
- 50g Gurke
- ½ halbe rote Paprika
- Pfeffer und Salz

Zubereitung:

Die Nudeln aufsetzen und das Gemüse zwischenzeitlich je nach Bedarf waschen, putzen und klein würfeln. Das Rinderhack oder Seitan mit der gehackten Zwiebel kurz anbraten. Nun den Toast mit dem Ei und dem Fleisch vermengen und im Nachgang das Gemüse hinzufügen. Bei kleiner Flamme knackig dünsten. Eine leckere Kombination aus Kohlenhydraten und Fetten, das ein ordentliches Sättigungsgefühl hervorruft. Der Muskelaufbau kommt hier keinesfalls zu kurz.

Nährwerte pro Portion:

48g Protein, 3g Fett, 142g Kohlenhydrate entsprechen 791 kcal

Zutaten:

- 250g grüne Bohnen (TK-Ware oder frisch)
- 100g Wildreis
- 100g gelbe Linsen
- Kurkuma
- Currypulver

Zubereitung:

Am besten die Linsen einen Tag vorher einweichen und quellen lassen. Den Reis und die Bohnen kochen und alles zusammen in einer heißen Pfanne kurz anbraten und würzen. Dieses Gericht bietet eine sehr hohe Nährstoffbilanz und eignet sich perfekt zum Muskelaufbau. Kurkuma ist ein wahres Verdauungswunder und unterstützt somit sehr wirkungsvoll den Verdauungsapparat.

Nährwerte pro Portion:

13g Protein, 20g Fett, 88g Kohlenhydrate entsprechen 616 kcal

Zutaten:

- 200g Mango
- 200g Süßkartoffeln
- 200g Kürbis
- 100g Spinat
- 25g Walnüsse
- 100g Karotten

Zubereitung:

Alle Zutaten gut waschen, nach Bedarf schälen, putzen und in Würfel schneiden. Im Nachgang in einer heißen Pfanne anbraten und später den Spinat und die Mangos hinzufügen. Eine Mikronährstoffbombe, die ihres Gleichen sucht. Zudem gesellen sich die Vitamine A, C und E, Eisen, Magnesium und eine Art Krebsbekämpfung hinzu. Dem Muskelaufbau ist das Gericht ebenfalls sehr förderlich.

Das Krafttraining fängt bekanntlich in der Küche an. Nicht, weil wir einen Küchenblock oder Barhocker stemmen. Wir brauchen Kraft und Energie, durch Nährstoffzufuhr. Reine Lebensmittel für einen gesunden Muskelaufbau. Mit einer ausgebildeten Muskulatur wirken wir vitaler, gesünder und attraktiver dazu. Auch verbrennt der Organismus in den Ruhephasen mehr an Kalorien. Ja warum denn dann noch in die Mucki-Bude gehen? Sicher sprießen dort die Muskeln nicht, dennoch findet dort das Training und der Ansporn statt. Wir bereiten die Muskeln auf etwas ganz Großes vor. Grüne Lebensmittel sind gesund und machen fit. Sie bekämpfen die freien Radikale und sind voll mit Antioxidantien. Muskelaufbau wird immer ein Thema bleiben und die meisten Menschen suchen Rat in Trainingsprogrammen. Sicher nicht schlecht das passende Programm für sich zu finden, aber das Training hat kein Alleinstellungsmerkmal.

Das wichtigste Ziel ist heute, das Gesundheitsprogramm und die Rehabilitationsphase. So können eher Muskelberge herangezüchtet werden. Zudem ist eine straffe Muskulatur attraktiv. Unsere Muskulatur formt unseren Körper und bietet eine ausgleichende Stützfunktion an. Muskeln verleihen mehr Spannkraft und Vitalität. Das Bodyforming schlechthin und durchaus sehenswert. Dies wirkt sich auf den gesamten Organismus positiv aus, regelmäßiges Training natürlich vorausgesetzt. Gut trainierte Muskeln bieten mehr Leistungsvermögen und regen den Stoffwechsel an. Selbst im Kleinen mit Liegestützen, kann man schon das Große erreichen. Ebenso sind Hometrainer und ein Ausdauertraining angesagt.

Eine schlechte Ernährungsweise macht den Körper unförmig, lässt ihn schneller altern und macht auf Dauer krank. So kann auch keine Muskelmasse entstehen. Im Prinzip setzen wir dann schön Fett an und werden moppelig und dick. Wussten Sie eigentlich, dass Bodybuilder zu den ernährungsbewusstesten Menschen gehören? Ja dem ist so. Denn das Studio und das Training sind eine sehr kurze Frequenz im Alltag. Der größte Teil besteht aus gutem Schlaf und gesundem Essen. Ein Porsche fährt auch nicht nur von Luft und Liebe. Das Essen ist unser Motor und führt uns Leistung und Energie zu. So muss die gewählte Ernährung nicht nur gesund sein, sie muss auch zum Muskelaufbau führen. Gerade bei Kraftsportlern zählt auch das optische Ergebnis. Ernährungsbewusst statt Fresslust stehen auf dem Programm. Sie wissen ja, die Ernährung trägt rund 70 % dazu bei. Selbst ein Eimer Molkeproteinpulver würde das Muskelwachstum fördern, nur wäre das einseitiger denn je. Somit braucht es Abwechslung im Ernährungsplan und 30% Krafttraining. Das hätten viele so nicht gedacht. Doch welche Lebensmittel machen außer den gängigen Proteinquellen noch Sinn?

Wasser
Ja Wasser, Sie haben schon richtig gelesen. Wasser ist mit einer der wichtigsten Faktoren beim Muskelaufbau, denn immerhin besteht das Muskelgewebe zu 75% daraus. Ohne Wasser kein Leben und eben auch kein gesundes Muskeltraining. Stilles Wasser ist dabei ideal und sollte täglich getrunken werden. Wer viel Obst und Gemüse isst wie Sprossen, Salate und Früchte, kann seinen Konsum von 2 Litern auf 1,5 Liter reduzieren.

Bio-Eier

Selbstverständlich aus Freilandhaltung und von glücklichen Hühnern mit Lebensqualität. Die hohe Konzentration aus essenziellen Aminosäuren und Molke bietet eine einzigartige Proteinquelle und in Bio-Qualität ein gutes Gefühl. Hochleistungssportler benutzen dafür einen Hochleistungsmixer und pürieren diese mit Organgensaft und Kokosmilch. Einfach lecker und wenn möglich auch roh verzehren. Zwei Eier pro Tag sind optimal.

Fisch

Mit diesem tierischen Lebensmittel haben Sie schon mal einen guten Fang gemacht. Gerade Meeresfische bieten alles was das Herz begehrt. Guten Geschmack und ebenso hochwertige Proteinquellen.

Nüsse

Sie enthalten Selen, Magnesium, Calcium und das willkommene Protein. Zudem sind sie gespickt mit guten Fettsäuren. Eine Handvoll am Tag reicht dabei schon völlig aus.

Bohnen

So unscheinbar und doch mit geballter Kraft kreiert. Generell sind Hülsenfürchte reich an Protein und beinhalten somit Aminosäuren. Bohnen sind ebenfalls wichtig für das Muskelwachstum, denn sie enthalten Zink und jede Menge Ballaststoffe. Die Spurenelemente sprechen ganz für sich.

Hafer

Ein Getreide mit ungewöhnlichen Eigenschaften. Es gehört zu den sättigenden Mahlzeiten und bietet den Muskeln einen perfekten Rundumschutz an. Es hilft Reparaturmechanismen in Gang zu setzen und aktiviert die Stoffwechselvorgänge.

Erdnussbutter

Eine leckere und wunderbare Proteinquelle und ein gesundes Fett. Es wertet das Aminosäureprofil um ein Vielfaches auf und schmeckt wunderbar gut. Auf glutenfreiem Dinkelvollkornbrot ein guter Start in den Tag.

Quinoa

Sein Aminosäureprofil soll dem von einem guten Stück Rindfleisch gleichen. Wer Wert auf straffe Muskulatur legt, sollte hier gleich mal zugreifen und wird mit wertvollem Vitamin B versorgt. Natürlich ist Quinoa ein guter Eiweißlieferant und geradezu für Veganer geeignet.

Spinat

Die grüne Welle, die perfekt die Muskulatur nährt und Popeye Recht gibt. Hier spielen selbst die Muskeln verrückt und Spinat ist ein wahrer und gesunder Nährstoffkomplex.

Brokkoli

Ein Superfood und das was Sportler an guten Eigenschaften auch brauchen. Sein Vitamingehalt sowie die Antioxidantien schützen die Muskulatur und leiten Reparaturprozesse ein. Ebenso gilt es als das Anti-Krebs-Gemüse und ist mit sehr wenigen Kohlenhydrate ausgestattet. Der Proteingehalt beträgt 3,2g pro 100g Brokkoli.

Beeren

Die kleinen bunten Früchte sind gesünder als gedacht. Sie regen mit vielen ihrer Vitamine das Wachstum im Muskelgewebe an. Genau richtig nach einem harten und innovativen Trainingskonzept. So wird der Körper für seine Mühe belohnt und erhält zudem ein paar süße Streicheleinheiten. Die Beeren sind lecker, fruchtig und für Zwischendurch ideal.

Lupinenprotein

Gehört ebenfalls wie die Bohnen zu den Hülsenfrüchten und ist voll mit basischem Protein, nicht aber mit Purinen. Ein perfekter Lieferant für einen guten und gesunden Muskelaufbau.

Hanfprotein

Ein hervorragendes Lebensmittel der Superlative. So enthalten Hanfnüsschen viel Vitamin B2, das ebenfalls in Fleisch wie auch Milchprodukten enthalten ist. Zudem sind zweikettige Aminosäuren enthalten und das Wachstum der Muskeln wird positiv beeinflusst. Ebenso leitet es den Reparaturmechanismus der Muskeln ein. Ein Protein, das täglich auf den Tisch kommen sollte.

Reisprotein

Es gehört zu den hochwertigsten und gesündesten Proteinen und bietet eine hohe Verdaulichkeit an. Auch hier steht der Vitamin B2 Komplex hoch im Kurs. Der Geschmack ist phänomenal und der Muskelkraft nur förderlich.

Wie funktioniert ein Muskelaufbau?

Hier unterscheiden sich zwei Phasen, die kurz erklärt werden möchten:

Reizsetzung

Nur wenn der Körper eine Notwendigkeit erkennt, findet der Aufbau der Muskelmasse (Hypertrophie) auch statt. Ein Anpassungsprozess, der an den Körper gestellt wird und somit Reize auslöst. Dabei ist das Ziel eine Verdickung des Muskelfaserquerschnittes. Dieser entsteht durch Verletzungen in den bestehenden Muskelfasern. Klingt vielleicht unlogisch, ist es aber nicht, denn die kleinen Risse in der Muskulatur signalisieren während dem Training, das wiederum Muskulatur weiter ausgebaut werden muss. Der Anpassungsprozess der stärkeren Reize lässt die Muskulatur verdicken. So wird es den Reizen dann auch gerecht. Demnach entsteht je nach Trainingseinheit eine gute Portion an sichtbarer Muskelkraft.

Regenerationsphase

Der zweite Schritt ist dabei der entscheidende. Nun muss sich der Körper von den kleinen Rissen wieder erholen. Genau jetzt wird neue Muskelmasse aufgebaut. Somit nicht im Training, sondern in der Regenerationsphase und diese Ruhephase findet im Schlaf statt. Folglich benötigt es Proteine und Energie. Nur so kann ein ausgewogener Reparaturmechanismus in Gang gesetzt werden. Damit passt sich der Körper stets den Gegebenheiten an. Hier spricht man von der Trainingslehre Superkompensation. Dabei ist die Belastung wie auch die Anpassung immer im Einklang.

Muskelaufbau der Trainingsplan

Nur mit abgestimmten Parametern im Trainingsablauf, findet ein maßgeblicher Erfolg statt. Dabei müssen bestimmte Übungen gewählt werden, um kraftvoll zur Geltung zu kommen. Auch hier gilt, immer belasten und nicht überbelasten, denn dies würde zum schmerzhaften Muskelkater führen und wäre somit kontraproduktiv.

Grundübungen gehören zum Alltag und bestehen aus Bankdrücken, Kreuzheben, Kniebeugen und der Military-Press. Der richtige Weg, um qualitative Muskelmasse über einen längeren Zeitraum aufzubauen. Außerdem dienen die vier Übungen als Messinstrumente und gewährleisten verlässlich die Progression. Ebenfalls bietet sich das Maschinentraining an. So muss nicht an den Übungsausführungen gefeilt werden. Die volle Konzentration liegt in Ihrer Trainingsweise. Wer die freie Bühne bevorzugt, dem empfehlen sich freie Gewichte. So hat jeder Trainingsverlauf seine Berechtigungsweise. Die Koordination und Kondition werden in jedem Fall gestärkt.

Ein gezielter Muskelaufbau bedeutet auch, verstärkte Isolationsübungen. Diese beanspruchen demzufolge eine bestimmte Muskelgruppe isoliert und nicht mehrere gleichzeitig wie etwa beispielsweise die Kniebeugen. Der Fokus wird auf eine Muskelgruppe gelegt und Schwachstellen gut ausgeglichen. Die Übungsauswahl ist dabei zweitrangig. Schmerzen als Bestätigung für mehr Muskelmasse sollten in keinem Fall erfolgen. Es geht rein um die Zielmuskulatur die beansprucht wird und den damit verbundenen Erfolg.

Intensität, Dauer und Frequenz - Ein wirkungsvolles Zusammenspiel

Wichtig bei Trainingsparametern ist es eine Balance zu finden. So wird diese entsprechend unterteilt. Auf los geht's los macht wenig Sinn. Folglich kommt es auf die Trainingsdauer, das Volumen, die Intensität sowie die Frequenz an. Die Worte möchten dabei kurz und einfach erklärt werden:

Trainingsdauer: Wie lange wird trainiert?
Volumen: Wie viele Wiederholungen und Übungen führen Sie pro Woche aus?
Intensität: Wie hart wird trainiert?
Frequenz: Wie oft werden die Muskeln in der Woche belastet?

Trainingsdauer:
Dieser Prozess muss kurz und intensiv sein, um den Muskelaufbau professionell zu betreiben. So sollte jeder für sich einen Kompromiss zwischen der Cortisol Ausschüttung und der Reizsetzung finden. Demzufolge trainieren Sie nicht intensiv genug, wenn Sie 45 bis 60 Minuten trainieren und dabei noch ein Kraftlevel übrigbleibt. In der Kürze liegt die Würze. Je länger das Training vonstattengeht, desto mehr Cortisol wird ausgeschüttet. Das Stresshormon, das leider auch muskelabbauend wirkt. Bei einem zweistündigen Training passiert dann ein negativer Umwandlungsprozess und er ist sicher von keinem Sportler so gewollt. Der Organismus baut die Proteine aus Ihrer Muskulatur ab, welche er als Energieträger benötigt und dies führt nicht zum gewünschten Resultat. Daher sollte das Training niemals unnötig in die Länge gezogen werden.

Volumen:
Das Volumen ist ein entscheidender Faktor und beinhaltet die Faktoren der Wiederholungen, Sätze und Übungen. Was heißt, weniger Übungen führen zu weniger Wachstumsreiz. Orientieren Sie sich nach folgendem Richtwert und finden Sie somit Ihre Balance:

- **Mehr Volumen** (9-12 Sätze) benötigen die großen Muskelpartien wie der Rücken, die Brust und Beine.
- **Weniger Volumen** (6-9 Sätze) benötigen die Waden, Schultern und Arme.

Lange und gemütlich wir zu keinem gewünschten Ergebnis führen. Eventuell zu mehr Ausdauer, aber nicht zu Muskelwachstum. Lieber kurz und intensiv, um einen guten Aufbau umzusetzen. Daher macht es Sinn mehrmals die Woche zu trainieren. Doch bedenken Sie, die Ruhephasen stets einzuhalten, denn nur so erhalten Sie eine adäquate Muskelkraft.

Intensität:
Nur wenn Sie die Belastungsgrenze beim Training übersteigen, trennt sich die Spreu vom Weizen. Genau dabei entsteht der kontinuierliche und objektive Muskelaufbau. Sieht der Körper keine Notwendigkeit einen Muskelaufbau zu betreiben, bleibt die bestehende Muskelmasse somit konstant. Mit gewohntem und gleichbleibendem Training, entsteht keine perfektionierte Intensität. Nur wer das Training übersteigt, der geht auch über seine Belastungsgrenze hinaus. Das baut Muskelmasse auf und Intensität ist dabei das Zauberwort.

Somit müssen alle Parameter gut stimmig sein und das Zusammenspiel lässt auch Muskeln spielen.

Frequenz:
Minimum für Muskelaufbau ist dreimal die Woche Training, sonst erfolgt der gnadenlose Muskelabbau. Entstehen nicht genügend Reize, geht es wieder abwärts und es erfolgt ein Abbau der Muskelmasse. Sie können zwischen etlichen Trainingssplits wählen:

- **2er Split** Trainingsplan
- **3er Split** Trainingsplan
- **5er Split** Trainingsplan

Dabei bietet sich für jeden das passende Konzept.

Die Regeneration

Regenerieren heißt auch stabilisieren und das in wohlgeformter Dimension. Die Regeneration ist eine entscheidende Komponente und somit von großer Bedeutsamkeit. Nur so entsteht Muskelaufbau ohne Belastungssyndrom, wenn man bedenkt, dass wir bei jedem Training die Muskulatur buchstäblich zerreißen. Nur in Regenerationsphasen kann der Körper sich erholen und einer Verletzungsgefahr vorbeugen. Ein wirkungsvoller Prozess, um bei jedem Training gut zu bestehen. Ermüdungserscheinungen entstehen durch zu wenig Regeneration und zu viel Training. Zwei Faktoren die schwerwiegenden Verletzungen Tür und Tor öffnen. Dem nicht genug, müssen oft monatelang Trainingspausen eingelegt werden und die antrainierte Muskelmasse baut nach und nach ab. Somit ist es unabdingbar Ihrem Körper stets Ruhe zu gönnen. Wir wissen ja, in der Ruhe liegt die Kraft.

Schlaf ist dabei die beste Medizin und dies verlangt der Körper nach einem harten Training auch. So setzen Regenerationsprozesse erst bei einem Schlafpensum ab sieben Stunden ein. Balsam für die Seele und ein körperlicher Gewinn. Nun werden die antrainierten Muskeln auch effektvoll aufgebaut. Außerdem steht man am nächsten Morgen topfit und ohne jegliche Ermüdungserscheinungen wieder auf.

Übertraining

Die Erholung bleibt auf der Strecke und das macht sich gleich bemerkbar. Ein Gruß der Muskeln ist dann der besagte Muskelkater. Dieser gibt sich Schmerzen und Verspannungen zu erkennen. So nennt man ein Übertraining auch die Dysbalance. Denn es entsteht ein Widerspruch zwischen Belastung und der Regeneration. Durch den Muskelkater sinken auch die Kraftwerte in der Muskulatur.

Daher sind effektive Pausen empfehlenswert, die zwischen den Trainingsphasen einzulegen sind. Demzufolge stehen folgende Anhaltspunkte parat:

Mineralien und Vitamine sind essenziell. In Vitaminen steckt das Wort Vita drin, was nichts Anderes als Leben bedeutet und diese Lebenskraft unterstützen Vitamine sehr stark.

- Protein ist ein Grundbaustein und gehört zum täglichen Ernährungsplan
- mindestens zwei Tage die Woche pausieren
- nicht mehrmals täglich trainieren
- Weniger Volumen und Intensität sollten alle sechs bis acht Wochen eingelegt werden

Wer täglich auf Teufel komm raus trainiert, der weckt nur seinen falschen Ehrgeiz. Muskeln brauchen Zeit zum Wachsen und Gedeihen, denn die Mikrorisse brauchen Zeit und durchlaufen etliche Regenerationsphasen wie auch Reparaturmechanismen. Wird diese Zeit unterschritten besteht eine ständige Verletzungsgefahr.

Übertraining - Die Symptome
Ein Übertraining kann üble Spuren hinterlassen und zu ungewollten Pausen in Ihrer Trainingseinheit führen. Im Übrigen findet bei einem Übertraining kein Muskelaufbau statt, denn viel hilft nicht immer viel. So gesellen sich etliche Symptome hinzu:

- Kraftlosigkeit
- Schlafstörungen
- Unlust
- Appetitlosigkeit
- Trägheit
- erhöhter Ruhepuls

Ein Übertraining fördert zudem die Motivationslosigkeit und schwerwiegende Verletzungen können zustande kommen.

Übertraining - Die Strategien
Am besten vermeidet man ein Übertraining durch eine gute Planung. Dazu können einige Strategien wirkungsvoll zum Einsatz kommen.

Das Trainingsvolumen reduzieren:

Wer sich zu viel zumutet, der muss einen Gang zurückschalten. Irgendwann arbeitet und funktioniert der Organismus nur noch auf Sparflamme. Streichen Sie notfalls drei bis vier Trainingssätze und lernen Sie die Kunst der richtigen Dosierung. Denn Belastungsfaktor plus Erholung stehen im Konsens zur Muskelkraft. Bewusst weniger trainieren bezeichnet die sogenannte Deload-Woche. Hier findet die Regeneration mehr Anklang und der Körper leitet wie von selbst eine Erholungsphase ein. Alle sechs bis acht Wochen braucht der Organismus in jedem Fall eine Auszeit und die hat er sich auch verdient.

Körper und Geist entspannen meist gleichermaßen, immerhin bilden sie ja auch eine Einheit. Ein entspannendes Bad und ein gutes Buch bewirken so kleine Wunder.

Nicht nur Männer sind im Kraftsport anzutreffen, auch das weibliche Geschlecht. Doch wie viel Eiweiß brauchen Frauen überhaupt, um Muskelkraft walten zu lassen? Immer noch steht der Mann als Muskelpaket im Vordergrund. Doch muskulöse Frauen wirken genauso sexy, wenn man es nicht gänzlich übertreibt. So heißt es, Frauen greifen beim Training zu weniger bis gar nicht zu Protein-Shakes, um nicht zu viel Muskelmasse aufzubauen. Frauen haben aber einen höheren Körperfettanteil als Männer und somit ist die Angst keineswegs berechtigt. Außerdem bauen Frauen weniger Muskeln auf, als das männliche Geschlecht. Aber auch hier ist die Veranlagung von Mensch zu Mensch verschieden. Ebenso hängt der Muskelaufbau von den Trainingszeiten und der maßgeblichen Ernährung ab. Mit einem gewissen Trainingsniveau kann sich der Körper aber so zum Positiven verändern. So kann jede Frau ohne Bedenken und schlechtem Gewissen zu Eiweißprodukten greifen. Der Körper wird wohlgeformt und neu definiert, die Fitness gesteigert und die Muskeln auf Vordermann gebracht. Ein straffer und knackiger Traumkörper ist in jedem Fall garantiert, denn die Proteinaufnahme ist der Schlüssel zum Erfolg.

Muskelaufbau - Frauen

Frauen sind nicht nur im Pilateskurs oder auf dem Laufband anzutreffen. Auch sie steigen heute ganz schön in die Eisen. Damit erreicht auch die Damenwelt das was sich Männer immer erträumen. Einen straffen und schlanken Körper mit optimierter Muskelkraft. Die Weiblichkeit bleibt dennoch erhalten. Manches Mal heißt es auch einfach nur, ran an den Speck, denn Muskeln sind die reinsten Fettverbrennungsmaschinen. Demzufolge verbrauchen sie auch Energie im Ruhezustand und das ohne großes Zutun. Ein einfacher Effekt mit großer Wirkungskraft. Natürlich möchten Frauen nicht wie ein Mann aussehen. Dafür fehlt ihnen auch ein entscheidendes Hormon das Testosteron. Somit können Frauen wohldefiniert in Erscheinung treten und sich einen athletischen und hautstraffenden Look antrainieren. Körperklut ist beiden Geschlechtern zugetan. Gut trainierte Muskeln sind sexy und keineswegs zu athletisch. Ganz im Gegenteil. Frauen altern schnell und die Haut wird nach und nach schlaff. Mit einem Muskelaufbautraining werden selbst die Organe stabilisiert und finden wieder Halt. Frauengerecht trainieren und sich gut definieren gibt ein Körpergefühl der besonderen Art.

Muskelaufbau - Veganer

Sicher denken viele gleich, wie um Gottes Willen wollen denn Veganer auch noch Muskeln aufbauen. Die essen doch den Häschen die ganzen Möhrchen weg. Doch da liegen einige gewaltig falsch. Somit entzieht sich dies jeglicher Grundlage, denn auch Veganer nehmen genug an Aminosäuren auf. Selbstverständlich nicht in tierischer Form. Vegane Proteinquellen geben auch einen Schub an Muskelkraft, das Training vorausgesetzt, denn dieses ist immer das Gleiche, nur die Ernährung eine komplett andere. Dazu bieten sich z.B. folgende vegane Proteine an:

- Nüsse
- Samen
- Reis, Bohnen, Linsen
- Hülsenfrüchte im Allgemeinen
- Quinoa
- Chia Samen
- Sojaprodukte
- Hanf
- Buchweizen
- Gemüse
- Spirulina (Mikroalgen)
- Vollkornprodukte

So sind alle Nährstoffkomplexe, Vitamine und Proteine in ausreichender Form enthalten. Es ist eine Frage der Ethik wie man sich ernährt, Kraftsport schließt die vegane Ernährung in keinem Fall aus.

Muskelaufbau - Das Alter

Wer rastet, der rostet und so spielt das Alter im Muskelaufbau eine untergeordnete Rolle. Gerade im Alter und das zwischen 40 und 50 Jahren, schwindet die Muskelmasse mehr denn je. Die Hormone sinken und der Alterungsprozess setzt ein. Sportler wirken dabei jünger und fitter. Sie sind beweglicher und seltener krank. Auch das Krafttraining hält das Altern in gewisser Weise auf. Dennoch sollten ältere Menschen auf ein höheres Verletzungsrisiko achten. Ebenso setzen mehr Ruhephasen ein. Man muss es den Profis nicht gleichtun, aber dennoch kann etwas Muskelaufbau betrieben werden. Also ran ans Eisen und sich neu und gesund definieren. Hier kommt es nicht mehr auf die Ausdauer an, sondern auf eine gute und mobile

Lebensqualität. Bestleistungen stehen dabei nicht an, aber ein gut definiertes Resultat.

Muskelaufbau - Zuhause

Muskeln kann man an jedem Ort der Welt aufbauen. Warum also nicht auch zu Hause? Sicher schlagen sich die Profis gleich mal die Hände über den Kopf. Doch das Buch ist auch für die Allgemeinheit geschrieben und soll jedes Segment miteinbeziehen. Das eigene Heim bietet einen guten Einstieg und bringt dennoch beeindruckende Resultate mit sich. Am Anfang reichen Ihr eigenes Körpergewicht und folgende Übungen:

- Klappmesser
- Klimmzüge
- Liegestützen
- Burpees

Nehmen wir uns hier der Klimmzüge an, auch deshalb, da sie zu den bekanntesten und ältesten Übungen gehören. Dabei wird nur das Eigengewicht des Körpers bewegt und die Klimmzüge bestechen durch ihre Einfachheit. Sie ist eine hocheffektive und anspruchsvolle Übung. Folglich werden die Rückenmuskeln wie auch die Arme, der Latissimus und insbesondere der Bizeps gleich mittrainiert. Dazu benötigt es keinen großen Geräteaufwand und es können sogleich ein Türrahmen, altes Holzgebälk oder ein Stahlträger als Hilfsmittel fungieren. Sind die Hilfsmittel stabil, geht es auch schon los.

Doch welche Muskelgruppen werden im Wesentlichen beansprucht:
- großer Raummuskel
- der Latissimus, der breite Rückenmuskel
- kleiner und großer Rautenmuskel

Zudem werden noch folgende Muskelgruppen bei den Klimmzügen unterstützt:
- Rückenstrecker
- Armbeuger
- Bizeps

Klimmzüge bevorzugen genügend Grundkraft und einen festen Griff. Nur so kann auch ein einfaches und sicheres Training entstehen. Das Fitnessstudio sowie die

Mucki-Bude sind dabei perfektioniert und stehen mit entsprechenden Maschinen parat. Die Geräte unterstützen und helfen effektiv beim Training und sorgen für einen adäquaten Muskelaufbau. Folglich werden zusammengestellte Abläufe und Übungen trainiert.

Sicher gelten auch hier dieselben Regeln wie im Fitnesstraining als auch außer Haus. Genügend Eiweiß und Trainingseinheiten von mindestens dreimal die Woche sind die Regel und das Ziel. Zudem sollten pro Tag gute 45 bis 60 Minuten Training am Stück stattfinden. Reicht der eigene Körper als Sparringspartner nicht mehr aus, sind Gewichte und eine Hantelbank optimal. So kann das Repertoire stets erweitert werden. Auch hier heißt es, die üblichen Ruhephasen konsequent einzuhalten. Die Muskelkraft entsteht praktischerweise im Schlaf. Auch an die adäquate Energiezufuhr denken.

Muskelaufbau geht mit ein paar Tipps als Unterstützung noch schneller vonstatten.

Ausreichend Protein:
Ohne ausreichend Protein ist oftmals auch das mühsame Training gleich dahin. Genau das Eiweiß ist die Voraussetzung und der Maßstab dafür. Dabei unterstützen Proteinpulver von gerade mal 2,0g pro Körpergewicht sehr effektvoll. Die Zufuhr baut effektiv nach dem Training Muskelmasse auf. Doch auch hier ist das Zusammenspiel sehr bedeutsam, denn ohne eigene Körperkraft, wächst auch keine Muskelkraft.

Ausreichend Flüssigkeit:
Die Grundlage, um Flüssigkeitsdefizite von vorneherein auszuschließen. Das Wasser sorgt für eine gute Abkühlung und ist an chemischen Prozessen im Körper wohlwollend beteiligt. Nährstoffe wie Mineralstoffe geben sich dabei die Hand. Kraftsportler schwitzen und benötigen mindestens einen Liter pro 20kg an Körpergewicht.

Aktuelles Gewicht notieren:
Dieser Tipp ist in Bezug auf den Muskelaufbau geradezu Gold wert. Wie wollen Sie sich steigern, wenn Sie Ihr Gewicht nicht kennen? Ein Trainingstagebuch ist eine gute Voraussetzung. So sieht man anhand der Zahlen, Erfolge wie auch Misserfolge. Damit sind Sie immer auf dem aktuellsten Stand des Geschehens.

Ausreichend Schlaf:
Die Quelle der Kraft und Energie. Schlafmangel macht alt und krank. Ein kleines Mittagsschläfchen von gut 30 Minuten bewirkt hier schon wahre Wunder. Ebenso sollte bei Nacht ein guter Schlaf von sieben bis acht Stunden gegeben sein. Auch hier können die Muskeln nach dem Training wachsen und gedeihen.

Kohlenhydrate nach dem Training:
Der Kohlenhydrate-Speicher nach dem Training ist stark geschrumpft, somit verlangt dieser Nachschub und wenn möglich, mittels eines Post-Workout-Shakes. Die schnelle Kohlenhydrate-Ration fördert den Muskelaufbau geradezu,

nur so entstehen auch keine Defizite und Leistungseinschränkungen. Denn niemand will seinen Körper wissentlich malträtieren.

Gute Ergebnisse sind mit den 5 Tipps auf Dauer garantiert. Diese Progression ist für mehr Muskelkraft einfach unentbehrlich. Nur mit der gewissen Ausgewogenheit kommen Sie ans Ziel Ihrer Träume.

Nicht immer ist beim Krafttraining, was die Ernährungsweise betrifft, alles geklärt. Ebenso werden einige Mythen aus dem Weg geräumt.

Kalorien für den Muskelaufbau

Niemand muss sich mit unnötigen Kalorien vollstopfen, dennoch wird ein Überschuss von ca. 10% bis 15% an Kalorien beansprucht. Gerade wer unkontrolliert isst, setzt im Laufe der Zeit zu viel Fett an. Somit sind zu viele Kalorien unnötig und Abnehmen ist angesagt. Dieser Vorgang geht ohne Training an die Substanz, denn bei der Gewichtsreduktion baut der Organismus erst Muskeln ab, bevor es an die Fettpolster geht. Die stellen für ihn lebensnotwendige Fettreserven dar.

Protein-Shakes

Eiweiß pur mit dem Profit für mehr Muskelaufbau, schnell und einfach eingenommen. Werden genug Proteine über die Nahrung aufgenommen, ist ein Shake keinesfalls notwendig. Dennoch helfen die Protein-Shakes für eine bessere Einstufung der Tagesration und werden durch empfohlene Portionsdosen verabreicht. Der Muskelaufbau profitiert in jedem Fall davon. Die Shakes sind ein Genuss und beliebter denn je. Aber hier heißt es, jedem so wie ihm beliebt. Hauptsache die Proteindosis am Tag stimmt.

Muskelkater für Muskelaufbau

Er gilt als die Bestätigung und ist die Grußkarte der Muskelkraft. Dennoch sind die Schmerzen ein Zeichen einer Überbelastung. Das kann beim Laufen, Joggen wie auch Schwimmen passieren. Ein Muskelkater, um es kurz zu erklären, ist eine Muskelüberbeanspruchung. Das kann nach einem intensiven Training sein, wie nach ungewohnten Bewegungsabläufen. Dies bestätigte der Ehrenpräsident der Deutschen Gesellschaft, Professor Herbert Löllgen, für Sportmedizin und Prävention aus Remscheid. Durch exzentrische Belastungen wie beim Bizepstraining setzt die Kontraktion einer Dehnung äußere Kräfte aus. Es findet eine Übersäuerung mit Milchsäure (Laktate) statt. Ebenso entstehen kleinste Risse in der Muskulatur. So werden die Eiweißbausteine in der Zellmembran sowie der Muskelzelle geschädigt. Die Nervenendungen werden sensibilisiert und dadurch Schmerzen hervorgerufen.

Wie kann ich schnell und effektiv Muskeln aufbauen?

Hier heißt es beharrlich bleiben und Eiweiß und Kalorien abgewogen aufnehmen. So verläuft ein optimaler Muskelaufbau. Die gewinnbringende Unterstützung zum Training und das in wohldosierter Form. Der Muskelaufbau ist immer hart, aber er lohnt sich allemal. Schon innerhalb von zwei Jahren können Sie, bei optimalem Zusammenspiel aus Ernährung, Training und Veranlagung, in etwa 10 Kg Muskelmasse aufbauen.

Mit wie vielen Gewichten soll trainiert werden?

Gewichte sind das Mittel zum Zweck und für Bodybilder auch das Mittel der Wahl. Dabei ist zu beachten die Zielmuskulatur zu trainieren. Mit zu viel an Gewichten trainiert man dann alles, nur nicht den gewünschten Bereich. Möchten Sie nur einen ästhetischen Körper aufbauen, sind Gewichte wiederum zweitrangig. In jedem Fall steht ein gutes Muskelgefühl an erster Stelle.

Muskelaufbau ist eine Frage der Struktur und Disziplin, doch die wenigsten halten ihr Vorhaben auf Dauer auch durch. Die positiven Einflüsse wie das Training, die Ernährung und die Regeneration sind von elementarer Bedeutung. Somit setzen Sie immer auf Beharrlichkeit und leiten Ihr Vorhaben, muskulös zu werden, in die Tat um. Dazu ist ein gesunder Lebensstil zu pflegen. Viele denken die Mucki-Bude alleine reicht aus. Nein, das ist die Antriebskraft, aber nicht das Allheilmittel schlechthin. Um den Muskelaufbau zu verstehen, ist ein kleiner Ausflug in die Anatomie nötig. Das ist die Lehre vom körperlichen Aufbau.

Die motorische Einheit

Muskeln sind ein Konstrukt aus mehreren funktionellen Bestandteilen. Sie bilden eine motorische Einheit und einen Verbund durch die Muskelfasern und die Nervenfasern. Die mechanische Umsetzung erfolgt dabei über das Nervensystem.

Muskelfaser

Sie ist die kleinste aber sicher nicht unwichtigste Einheit im Struktursystem. So bestehen die Fasern aus 20% Protein und zu 75% aus Wasser, der übrige kleine Anteil von 5% ist Fett. Ebenso gesellen sich stickstoffhaltige Substanzen wie Ionen dazu. Damit bestehen Muskelfasern überwiegend aus Strukturproteinen. So wird sie auch quergestreifte Muskelzelle genannt, denn in dem fadenförmigen Gebilde ist ein Zellkern enthalten. Alles in mikrokleinen Bestandteilen und mit einer großen Energiebereitstellung versehen. Bei vielen untrainierten Menschen schlafen die Muskeln förmlich ein und weisen daher extreme Schwachstellen auf. So findet bei gut durchtrainierten Menschen, eine optimale mechanische Umsetzung statt, denn durch das Training wird der Muskelaufbau aktiviert.

Muskeln sind sehr komplex und werden über die Blutbahn bestens versorgt. So bindet sich ein Muskel in das Kapillarnetz mit ein, was zu den sogenannten Muskelfasern führt. Mehrere Muskelfaserbündel werden dann von einem Epimysium umhüllt. Das verleiht Schutz und Halt. Der sichtbare Erfolg wird über die Muskelfaszien gezeigt. Für viele unter uns eine sehenswerte Augenweide.

Im Fitnessjargon nicht unbekannt und dennoch nicht in jedermanns Ohr. Demzufolge möchten beide Begriffe kurz und knapp erklärt werden.

Was ist eine Muskelhypertrophie?
So wird das Dickenwachstum einzelner Muskelfasern bezeichnet. Bei einem gewissen Leistungsniveau, entstehen dann Wachstumsreize.

Was ist eine Muskelhyperplasie?
Es werden neue Muskelzellen aufgebaut und die Muskelfasern innerhalb der Muskulatur vermehrt. Das Gebiet ist beim Menschen noch nicht sonderlich erforscht und wird somit als eine Art Muskelwachstum bezeichnet.

Der Laie spricht vom Muskelaufbau, der Profi vom zielgerichteten Auslösen des Dickenwachstums. Was nicht bedeutet, dass dicke Menschen noch mehr in die Breite wachsen. Es geht ausschließlich um die Vergrößerung des Muskelquerschnittes. Diese befinden sich unterhalb der Faszien. Damit sind wir in der Lage Muskelhypertrophie auszulösen. Ebenso stecken langsame wie auch schnelle Muskelfasern in uns. Auch hier spielt die genetische Prädisposition eine wesentliche Rolle. Langsame Muskelfasern haben daher die stützmotorische Funktion. Diese trennen sich farblich von der schnelleren Variante, denn sie weisen ein hohes Gehalt von Myoglobin auf, ein roter und unverkennbarer Stoff. Dabei sind sie mit aeroben Enzymen und Mitochondrien ausgestattet, in denen die Fettsäuren zu finden sind und Beta-Oxidation gebildet wird.

Die schnellen Muskelfasern enthalten wenig Myoglobin. Sie sind agiler, kräftiger sowie schneller und weisen ein höheres Hypertrophiepotenzial auf. So müssen beide Formen berücksichtigt werden.

Doch wie kann man das besagte Dickenwachstum denn auslösen? Hier laufen beim Krafttraining verschiedene Mechanismen ab und diese unterstehen anatomischen Vorgängen wie auch Abläufen. Die kleinste Einheit der Muskelfasern muss demzufolge bewegt werden, um den gesamten Muskel aufzubauen. Das nennt man umgangssprachlich Hypertrophie. Das Krafttraining sollte dazu im anaeroben Bereich liegen.

Unser Körper gleicht einem Kraftwerk, dennoch speichert er gute Energie, die wiederum beim Training einen Wachstumsreiz auslöst. Um dieses positiv zu unterstützen und keine Defizite aufkommen zu lassen, ist die Eiweißzufuhr von außen angesagt. Das bringt das verfügbare Leistungsvermögen enorm auf Vordermann. Ebenso entsteht beim Krafttraining der Botenstoff RNA und diese Konzentration steigt bis zu zwölf Stunden nach dem Training an. Nach ca. 24 Stunden fallen sie wieder in den Ausgangswert zurück. Der RNA-Code wird zur Bildung von Aminosäureketten genutzt und daraus entstehen letztendlich neue Proteine. Diese Anhäufung und Konstellation verändert die Leistungsfähigkeit und bildet das optische Erscheinungsbild. So müssen die Muskeln über die Möglichkeiten hinaus trainiert werden, um neue Proteine zu bilden.

Muskelproteinsynthese durch Training
Nur wer ein richtiges Muskelaufbautraining durchführt, fördert den Aufbau des Muskelproteins. Somit finden Auf- und Abbauprozesse statt. Demzufolge braucht der Muskelaufbau im Grunde genommen Zeit und das kann bis zu drei Monaten dauern, bis die ersten Anzeichen erkennbar sind, denn es findet im Rahmen des Protein-Turnovers eine Generalüberholung statt. Ebenso sind die Faktoren Ruhephasen und eine gesunde Ernährung ausschlaggebend.

Muskelproteinsynthese durch Ernährung
Die beste Möglichkeit die Proteinsynthese zur maximieren, ist nun mal die Ernährung und hier setzen sich die Pre- und Postworkout-Nutritions perfekt zusammen. Mit eine wichtige Rolle spielt das mTOR Protein im englischen auch mammalian target of rapamycin) genannt. Es kann tatsächlich an- und ausgeschaltet werden und fungiert als Enzym. Es bildet einen Zusammenhang zwischen der Trainingsintensität und dem mTOR. Das wiederum aktiviert die Muskelkraft sowie das Muskelwachstum. So belegen auch Studien, je schwerer das bewegte Gewicht, desto intensiver die mTOR-Aktivierung.

Man kann es nicht oft genug erwähnen, eine Stagnation hat nichts mit dem körperlichen Versagen zu tun. Irgendwann setzt diese ein und führt zu einem Stillstand im Muskelaufbau. Daher sind Tabellen wie eine Gewichtsprotokollierung wichtig und aufschlussreich. Um einen Richtwert zu erhalten, ist ein gesunder Aufbau der Muskelmasse mit einem Gewichtszuwachs von 0,5kg pro Woche zu errechnen. Bleibt dieser Effekt aus, sollte die Kalorienmenge um ganze 10% erhöht werden. Der Muskelzuwachs und die Gewichtskontrolle stehen dann auf dem Programm. So kann eine Stagnation gut im Auge behalten werden und Sie können schneller darauf reagieren.

Wie kann man die Stagnation beim Muskelaufbau überwinden?
Plötzlich dreht man sich nur noch im Kreis. Der Muskelaufbau rückt in weite Ferne und das Krafttraining scheint umsonst gewesen zu sein. Es trifft jeden irgendwann. Dennoch heißt es durchhalten und den Muskelaufwand weiterhin durchführen. Im Prinzip geht es den Abnehmwilligen ebenso. Augenblicklich steht die Waage still und nach einer Zeit geht es erfreulicherweise, gewichtsmäßig bergab. Infolgedessen heißt es am Ball bleiben und die Nerven bewahren.

Wenn an den linearen Muskelaufbau nicht mehr zu denken ist, ist das natürliche Kraftpotenzial an sein Limit gekommen. Doch niemand muss deswegen sofort das Handtuch werfen. Es liegt nicht an unserem Körper, wir selbst machen etwas falsch und dies gilt es herauszufinden. Ebenfalls tut es nichts zur Sache, ob man Anfänger oder Profi ist. Es gibt Menschen, die trainieren über Jahre hinweg mit Erfolg und dann stagnieren die Muskeln und das war es. Aber dennoch gibt es Hilfestellungen und Möglichkeiten, eine muskulöse Wende herbeizuführen. Teilweise sind einige Sportler sehr ungeduldig, um nicht zu sagen auch zu ehrgeizig und schießen über das Ziel hinaus. Sie verlangen sich selbst so einiges ab, die Ungeduldigen unter uns. Dann gibt es die, welche vielleicht einen Trainings- und Ernährungsplan erstellen sollten. So wird alles ausreichend dokumentiert und festgehalten. Schnell bekommt man dann heraus, woran es liegt und was geändert werden muss.

Wichtig ist oftmals auch das Drumherum, also was hinter dem Training steht. Schläft man ausreichend und das sieben bis acht Stunden lang? Denn auch das baut die Muskeln auf. Stimmt die Ernährung und sollte man das Cardiotraining nicht etwas abkürzen? All diese Fragen schwirren dann im Kopf umher.

Daher die wichtigsten 5 Punkte bei einer Stagnation zusammengefasst:
- ausreichend Schlaf für den Muskelaufbau
- zu viel Übertraining oder Cardiotraining
- progressive Ernährung für den Muskelaufbau
- Plateaus im Krafttraining überwinden
- der Weg aus den Plateaus

Ob beim Abnehmen oder dem Muskelaufbau, der Körper versucht alles im Gleichgewicht zu halten. Der Körper liebt demzufolge keine großen Veränderungen. Dennoch wird er ständig damit konfrontiert. Mit einer gesunden Ernährung und Sport möchte man ihm aber nur etwas Gutes tun. Er ist ein Gewohnheitstier und passt sich einfach an. Würden wir immer dasselbe Training vollziehen, würden auch keine großartigen Muskeln mehr wachsen. Daher bedarf es der Veränderung und die fängt mit einem unterschiedlichen Training wie auch den Trainingsreizen an. Durch progressive Überladungen wird der Muskelaufbau betrieben. Nach dem Motto „Öfter mal was Neues". So müssen mehr Wiederholungen und mehr Gewicht bewegt werden und demzufolge kann es durchaus passieren, dass die Stagnation und die eigenen Kraftwerte dann Hand in Hand gehen.

Des Weiteren stagniert der Muskelaufbau, wenn die Grundübungen wie die Kreuzübungen, Kniebeugen oder das Bankdrücken vernachlässigt wurden. Gründe dafür gibt es wie Sand am Meer. Der Körper kommt leider nicht von selbst auf die Idee, durch die gleichen Übungen, Muskeln aufzubauen. Es benötigt Abwechslung und den Reiz, nur so entstehen neue Muskeln. Etliche Sportler machen Fortschritte in der Kondition und ihrem Leistungsprofil, aber die Muskeln, die machen nicht so mit. Auch wenn sie schon vorhanden sind, werden sie dennoch nicht mehr. Es wird mehr trainiert und weniger geschlafen, doch das kann mit ein Grund für die Stagnation sein. Dergleichen das zu viele Essen oder Hungern, darf nicht außen vor gelassen werden. Es benötigt den goldenen Mittelweg, um Muskeln aufzubauen und der Stagnation zu entfliehen. Angepasstes Training und Trainingsreize, die Ernährung überdenken, sich mehr Schlaf gönnen und bei den Übungen variieren.

Daher ist das Zusammenspiel aus

- **Training**
- **Ernährung**
- **Regeneration**

wichtig und effektiv. Es geht dabei nicht um das mehr an Training, sondern die Intensität. Wer einen Fitnesstrainer hat, sollte diesen in jedem Fall zurate ziehen. Alle anderen müssen herausfinden, wo sich der Fehler im System befindet und das kann das Training, wie auch der zu wenige Schlaf und die Regeneration im Allgemeinen sein.

Heute ist der Muskelaufbau selbst aus medizinischer Sicht empfehlenswert. Es geht nicht nur um das reine Bodybuilding und Krafttraining, letztendlich geht es um ein Ausdauertraining. Daher hat der Muskelaufbau auch einen gesundheitlichen Nutzen. Bei einem Muskelaufbautraining werden die Gelenke, Muskeln, Knochen, Sehnen und Bänder widerstandsfähiger und funktionstüchtiger. Die Stoffwechselaktivität wie auch die Durchblutung werden erhöht. Die nervale Muskelaktivierung, die an der Muskelkraft beteiligt ist, wird in Gang gesetzt. Wir werden dadurch agiler, beweglicher, leistungsfähiger, stärker und nehmen die Alltagsbelastungen leichter hin. Zudem, und das ist mit ein Grund für ein Muskelaufbautraining, es beugt Verletzungen vor. Die Muskulatur ist gekräftigt und die Gelenke werden entlastet und all diese Vorzüge schützen vor einer Knorpelabnutzung.

Bauch und Rückenmuskeln werden gestärkt und geben mehr Halt und eine bessere Körperhaltung. Dazu verhindert ein Muskelaufbau Rückenschmerzen. Bereits ab dem 20. Lebensjahr verlieren wir an Muskulatur. Das kann zu chronischen Beschwerden führen, baut man kein adäquates Training auf. Ein sanftes Krafttraining, ist damit ein gutes Mittel. Wichtig ist dabei immer gesundheitsorientiert vorzugehen, denn so werden Beschwerden und Defizite vorgebeugt. Das kann auch schon Menschen in jungen Jahren treffen. Selbst die Osteoporose wird minimiert und vorgebeugt. Demzufolge ist der Muskelaufbau nicht nur für Kraftsportler gedacht und gemacht, jeder Mensch profitiert davon. Ein guter Ausgleich zur sitzenden Tätigkeit und in jedem Alter und altersentsprechend empfehlenswert. Wer auf Nummer sicher gehen möchte, kann einen Arzt zurate ziehen, dabei eignen sich vor allem Sportmediziner. Gerade dann, wenn man unter bestimmten Vorerkrankungen leidet, oder Beschwerden im Bewegungsapparat an der Tagesordnung sind.

Einen großen Vorteil beim Krafttraining, stellt die Aktivierung des Fettstoffwechsels dar. Die Kalorien in den Fettzellen werden so abgebaut und zur Ernährung der Muskelmasse verwertet. Demzufolge findet eine Umverteilung statt. Was noch nicht alle wissen, nicht das Training an sich leistet den Energieverbrauch und die Umverteilung, es geht vielmehr um den dauerhaft erhöhten Kalorienbedarf, der die Muskelmasse auf einem gewissen Niveau hält. Das Krafttraining ist folglich ein unverzichtbares Element zwischen der

Verknüpfung von Muskelstoffwechsel und Fettstoffwechsel. Es dient der Gewichtsreduktion, ohne die Muskeln gleich mit abzubauen. Für Mediziner macht das Krafttraining durchaus Sinn, wenn es mit Maß und Ziel ausgeführt wird. Es kann in jeder Altersklasse betrieben werden, was Profisportler sicher belächeln werden, aber wer rastet, der rostet und das oft schon in jungen Jahren. Der Muskelaufbau dient dem Blutzuckerstoffwechsel und verbessert die Aufnahme des im Blut vorhandenen Zuckers. Der wiederum in die Muskelzellen driftet. Mit dem Muskelaufbau verändert sich die Stoffwechsellage und deren Aktivität. Auch die Peristaltik des Darms wird verbessert und unterstützt und die Verstopfung, womit Verdauungsbeschwerden gelöst werden können. Ein einfaches Krafttraining kann daher so viel bewirken. In jungen Jahren steht sicherlich mehr der Kampfgeist und die Optik hinter dem Geschehen.

Daher steht bei jedem Krafttraining und Muskelaufbau die Gesundheit im Vordergrund. Dem nicht genug, verändert sich die Körperform sehr zum Positiven und die Körperhaltung bekommt eine gesundheitliche Verbesserung. Eine gestärkte Muskulatur wirkt formvollendet und bringt Agilität mit sich. Gerade die psychische Verfassung wird besser und die Endorphine laufen zur Höchstform auf, denn die Bewegungsform fördert die Durchblutung im Gehirn, das mit mehr Sauerstoff versorgt wird. Und das bringt die gute Laune mit sich. So muss man ein Krafttraining von allen Seiten beleuchten und sehen und nicht nur die Bodybuilder ins Auge fassen. Da kann zu viel manchmal auch mehr schaden.

Die einen gehen dabei ins Fitnessstudio, in den Kraftraum oder versuchen es von zuhause aus. Man kann durchaus sagen, alle Varianten sind gut und kommen heute in der Anwendung zum Tragen. Trotzdem sollten gerade die Unsportlichen und Ungeübten sachte und langsam beginnen. Das machen die Profisportler auch, denn es geht um eine exakte Trainingssteuerung und die Veränderung der Gewichtsbelastung. Das Training muss ganz gezielt auf die Muskeln und Muskelgruppen ausgelegt sein. Um ein gutes Gefühl dafür zu bekommen, sind Geräte dafür ideal. Nach einer Einschulung im Studio geht es dann ans Werk. Die Übungen erfolgen demnach unter Begleitung und Kontrolle.

Leichter ist der Gang ins Fitnessstudio, denn hier wird man professionell geleitet und hat einen festgelegten Trainingsplan. Zuhause ist es zwar kostenlos, autonomer und der Weg ins Studio entfällt. Nur sollten Übungen immer körpergerecht sein. Aus medizinischer Sicht ist gegen ein Krafttraining nichts zu sagen und deutlich besser, als nur auf der faulen Haut zu liegen, denn mit der Zeit rächt sich die Bewegungslosigkeit und die Muskeln bauen vermehrt ab. Üben Sie von daheim aus, hier ein paar Tipps für Anfänger:

- In verschiedenen Stärken bieten sich Therabänder und Latexbänder an.
- Gewichtsmanschetten für den Anfang mit 1 kg, 2,5 kg und 3 kg
- Eine Gymnastikmatte für die Bodenarbeiten
- Zur Kräftigung der Hand- und Unterarmmuskulatur bietet sich ein Federgriff an.
- Zwei Haken an der Wand oder dem Türstock, die bombenfest sitzen, bieten verschiedene Möglichkeiten in der Heimanwendung an. So können die Therabänder in Ellenbogenhöhe eingehängt werden und sofort kann mit einem sanften und gesundheitsorientierten Krafttraining begonnen werden. Das dient einer leichten bis mittelschweren Gewichtsbelastung und geht nicht an die Grenzen der Belastbarkeit. Eine Softversion, um sich dann nach und nach zu steigern.
- Zum guten Schluss bedarf es der richtigen abwechslungsreichen Ernährung und der zuckerfreien Flüssigkeitszufuhr.

Viele halten es für einen Mythos, im Schlaf Muskeln aufzubauen. Natürlich steht dem ein gutes Training voran, sonst wäre es ja ein Humbug ohne Gleichens. Nachts werden Wachstumshormone ausgeschüttet und Muskelaufbauprozesse nach dem Training aktiviert. Es treten Erholungs- wie auch Reparaturphasen ein. Das System „Mensch" wird von Grund auf regeneriert und Zellprozesse laufen auf Hochtouren. Um sanft in den Schlaf zu gleiten ist das Hormon Melatonin verantwortlich. Dies ist für unsere Müdigkeit ein wertvoller Helfer, um dem Körper die wohlverdiente Ruhe zu gönnen. Sportler brauchen daher ihren Schlaf mehr denn je. So sollten gerade beim Muskelaufbau die Stoffwechsel- und Regenerationsprozesse berücksichtigt werden. Gerade ein anhaltender Schlafmangel führt wiederum zu Muskelabbau, denn er bricht mit Aufmerksamkeitsdefiziten und Energielosigkeit herein. Eine schlechte Nacht bringt auch ein schlechtes Training mit sich, ebenso findet keine Nervensystemregeneration statt.

Warum ist Schlaf von so großer Bedeutung?
Unser Schlaf ist dabei in fünf Phasen unterteilt. Demzufolge findet das Einschlafen mit der Leichtschlafphase statt und wird durch die Tiefschlafphase verstärkt. In dieser Phase wirkt sich das wie Balsam auf die Muskulatur und Seele aus. Eine Tiefenentspannung tritt ein und zu dieser gesellt sich die REM-Schlafphase. Träume entstehen und Erinnerungen werden wach. Dennoch ist Ihr Körper im Land der Träume und die Muskeln erhalten einen Wachstumsschub. Wir gesunden im Schlaf und steigern unsere Leistung und Energie. Wer Muskelaufbau betreibt, sollte nicht nur die neuesten Geräte im Fitnessstudio im Kopf behalten, denn das ist nur die Hardware und nicht das eigentliche Körperempfinden. Dies findet in der Ernährung und im Schlaf statt. Muskeln benötigen mindestens sieben Stunden Schlaf am Stück. Das hängt wiederum vom persönlichen Schlafbedürfnis des Jeweiligen ab. Zudem treten einige hervorstechende Merkmale und Faktoren hervor:

- Sind sie krank oder kerngesund?
- Wie hart trainieren Sie?
- Haben Sie derzeit viel Stress?
- In welcher Lebensphase befinden Sie sich?

- Wie ist Ihr Trainingsstatus? (Anfänger oder Profi)
- Wie hoch ist Ihr Schlafbedürfnis pro Nacht?

Nur richtige Erholungsphasen fördern den Muskelaufbau und schonen das Herz. Zudem ist der Organismus zu keiner Zeit einer Überbeanspruchung ausgesetzt. Dabei gibt es einige erfolgreiche Tipps, die Sie im Schlaf umsetzen können:

- ein Mittagsschlaf von 30 Minuten entspannt und gibt Kraft
- wenn möglich immer zur selben Zeit ins Bett gehen
- genügend Dunkelheit sorgt für guten Schlaf
- die optimale Schlafzimmertemperatur sorgt für einen guten Einschlafmechanismus
- keine anregenden Produkte vor dem Schlaf verwenden, wie Koffein und Co.
- nur Supplemente verzehren, die das Einschlafen fördern und nicht das Gegenteil bewirken
- bei harten Trainingsphasen benötigt der Körper mehr als sieben bis acht Stunden an Schlaf

- auf etwaige Reizflutungen vor dem Schlafengehen verzichten

Im Prinzip sind das Training und der Muskelaufbau ein Gesamtpaket an guten Eigenschaften. Daher beginnt ein Training nie im Kraftraum und an der Hantelbank. Es besteht aus der Hintergrundarbeit und einer guten Portion an Körpergefühl.

Welche Ernährung spielt für eine gute Schlafphase eine Rolle?
Die einen essen vor dem Zubettgehen Magerquark, die anderen begnügen sich mit einer Handvoll Nüssen. Etliche werden denken, wie viel Wissen und Anatomie hinter einem Muskelaufbau steht und das zu Recht, denn der Schlaf an sich ist schon von essenzieller Bedeutung. Kein Regenerationsprozess ohne Schlaf und auch die Erholungsphasen bleiben aus. Dem nicht genug, steht und fällt jedes Training damit. Wie ein Puzzle benötigt jeder Muskelaufbau eine Vorbereitungszeit wie auch eine Philosophie. Das eigene Ich tritt hervor und somit stehen Anforderungen und Bedürfnisse auf dem Plan. Wie viel Schlaf brauche ich, welche Ernährung setzt Muskeln an und welches Training entspricht meinem körperlichen Niveau? Viele Fragen, die mit einem Besuch im Fitnessstudio bei weitem nicht geklärt sind. Wer Sport treibt, braucht teilweise bis zu zwei Stunden mehr an Schlaf. Denn jedes Training kostet Kraft und Energie.

Ein Trainingsplan, der eine gewissen Erfahrungsschatz vorausgeht und sich bestens bewährt. Dieser kommt dem Fettabbau und der Muskelaufbau zugleich. Im Wesentlichen geht es genau um die markanten Bestandteile wie Masseaufbau, Muskeldefinition, Leistungssteigerung, Kraftaufbau sowie um Fettabbau und Diät. Der Start beim Krafttraining ist daher niemals gleich und stets auf das eigene Körperfeeling bezogen.

Maximale Erfolge und das Step by Step:

Analyse ist alles:

Die persönlichen Voraussetzungen müssen mit dem Trainingsprogramm kompatibel sein. Ebenso sollte das ausgesuchte Profil auch zu Ihrem Berufs- wie auch Privatleben passen. Maßgeschneidert steht auf dem Programm und setzt sich in Muskelaufbau wie auch Fettabbau fort.

Das Training:

Ein Trainingsplan stellt im Grunde genommen das Gerüst der guten Eigenschaften dar. Somit muss dieses auch zu 100% zu Ihnen passen. Demzufolge können Sie Übungen innerhalb des Trainingsplans auch verändern. Ist das Training zu lange oder intensiv, muss dies anfangs angepasst werden. Es sollte auf Dauer niemals um eine kontinuierliche Überforderung gehen. Das ist nicht Sinn und Zweck einer Übung. Belastungsgrenzen austesten ja, aber immer im Rahmen agieren.

Feintuning

Anfangs unterliegt man einem noch starren Trainingsplan, der mit der Zeit einem Feintuning weicht. Dann unterlaufen die Trainingsdauer, Übungen, die Auswahl, die Satz- und Wiederholungszahlen, sowie Pausenzeiten dem individuellen Plan. Eben körpergerecht angepasst, dafür braucht es Fingerspitzengefühl und viel Erfahrung. Nicht jedes Gerät und jede Übung passt auch zu jedem Sportler. Das Krafttraining unterläuft einer gewissen Struktur und die muss man für sich erst einmal finden. Das Feintuning ist dann die Kür. Bedenken Sie, immer 70% beim Training macht eine gute Ernährung aus. So entsteht ein Gleichklang im Fettabbau und Muskelaufbau.

Muskeln kommen und gehen, das sollte man sich stets vor Augen halten. Daher muss ein Trainingsplan langfristig passen und das für Anfänger, Männer wie auch Frauen, Soft- oder Hardgainer, Fortgeschrittene oder die Profis unter uns. Einzelne Muskelpartien sowie die Bauchmuskulatur benötigen im harten Training Abwechslungsmöglichkeiten. Nur so wird Gewöhnungseffekten und der Langeweile auch vorgebeugt.

Cluster Training - Die wohl beste Trainingsmethode der Welt

Über Trainingsmethoden kann man sich sicher streiten und dennoch gelten einige wenige als optimal und genial. Ansichtssache hin oder her, probieren Sie es einfach mal aus. Doch welche Vorzüge stellt diese Methode in den Vordergrund:

- das zentrale Nervensystem wird geschont
- eine deutlich kürzere Regenerationszeit tritt ein
- im Training wird mehr Gewicht auf einmal bewegt
- Voraussetzung auch bei der Cluster-Methode ist eine proteinreiche und ausgewogene Ernährungsphilosophie

Coaches wie Sportler sind seit langen von dem ultimativen Trainingsprinzip überzeugt. Sicher steht auch hier das Individuelle mit auf dem Plan. So wurden die wichtigsten und effektivsten Informationen zusammengetragen und ein Querschnitt aus dem Clustertraining erstellt. Demnach wurde ein Kraftzuwachs- wie auch Muskelaufbauplan zusammengefasst und bestens optimiert. Eigene Ziele und Anforderungen fließen mit ein und das Trainingsprinzip wird neu erfasst. Ebenso werden viele Fragen, die im Raum stehen, beantwortet. Letztendlich geht es immer um die Effektivität, den persönlichen Erfolg und das Wohlfühlgefühl. Allen voran natürlich um den Muskelaufbau und ob dieser mit der Cluster-Methode auch perfekt umgesetzt werden kann.

Cluster? Noch nie gehört

Was Cluster ist, kann einfach und schnell erklärt werden. Es handelt sich um 1 bis 5 Wiederholungen in einer Übung. Dabei werden in einem Arbeitssatz mehrere dieser Cluster kombiniert, welche gefolgt von Pausen sind. Es ist weder kompliziert noch umständlich. Es werden z.B. 10 Wiederholungen in Cluster zerlegt. Was bedeutet, 5 mal 2 Wiederholungen. Nach jedem absolvierten Cluster wird das Gewicht wiederum für 10 bis 60 Sekunden abgelegt. Nun absolvieren Sie das nächste Cluster. Demzufolge ermüdet man weniger und die beanspruchten Muskeln erholen sich schnell. Des Weiteren wird das zentrale Nervensystem weniger in Mitleidenschaft gezogen. Mit dieser Methode wird insgesamt mehr an Gewicht bewegt und das wiederum bei gleicher Wiederholungszahl.

Bringt diese Methode Vorteile für mich?

Im Grunde genommen ja, denn wie schon erwähnt, werden etliche Körperpartien nicht in Mitleidenschaft gezogen. Es wird den beanspruchten Muskeln mehr Arbeit auferlegt, was zu einem guten Muskelaufbau führt. Der Wachstumsreiz in der Muskulatur wird beschleunigt, was sich gerade beim Bankdrücken effektvoll widerspiegelt. Gleichzeit erfolgt eine schnellere Regeneration und ein Kraftzuwachs.

Der Cluster Trainingsplan

Es geht um die Schonung des zentralen Nervensystems und folglich finden sich entsprechende Trainingspläne mit wenigen Übungen pro Einheit. So ist ein Ganzkörperplan angebracht, um die komplexen Grundübungen wirkungsvoll miteinzubeziehen. Dabei haben sich bis jetzt fünf Übungen bestens bewährt:

- Schulterdrücken
- Klimmzüge
- Kreuzheben
- Bankdrücken
- Kniebeugen

Somit ist eine Gesamtwiederholungszahl von 30 angestrebt, da auf den Kraftzuwachs und den Muskelaufbau gleichzeitig gezielt wertgelegt wird. Die Übungen bestehen aus jeweils 5 Cluster in 3 Sätzen. Diese **sehen am Ende wie folgt aus:**

1. Satz:
2-2-2-2-2 Wiederholungen und zwischen den Clustern jeweils 10 Sekunden Pause. Im Nachgang gute 2 Minuten Satzpause.

2. Satz:
2-2-2-2-2 Wiederholungen und zwischen den Clustern jeweils 10 Sekunden Pause. Im Nachgang gute 2 Minuten Satzpause.

3. Satz:
2-2-2-2-2 Wiederholungen und zwischen den Clustern jeweils 10 Sekunden Pause. Im Nachgang gute 2 Minuten Satzpause.

Bei einem klassischen Satz von 5 bis 6 Wiederholungen sollte das Gewicht dabei so ausgelegt werden, dass diese Übungen auch einfach zu handeln sind. Das

Volumen steigt deutlich, denn durch das Clustern sind doppelt so viele Übungen möglich.

Worauf ist zu achten?

Das Clustertraining ist so einfach in der Umsetzung, denn Sie bleiben relativ erholt und das auch bei schweren Gewichten. Es handelt sich dabei nicht um eine Milchmädchenrechnung oder ist nur der Damenwelt verschrien. Sie bleiben erholt und setzen trotzdem Ihr hartes und anspruchsvolles Training um. Von dem Gefühl der Leichtigkeit sollten auch Sie sich keineswegs blenden lassen. Wichtig ist wie schon erwähnt, das zentrale Nervensystem zu schonen. Die geringere Ermüdung hat noch einen entscheidenden Vorteil. Die Muskeln leisten mehr Arbeit als gewohnt. Hier laufen einige Bodybuilder Gefahr auf, sich ohne weiteres zu überanstrengen. Das ist sicher nicht im Interesse des Erfinders.

Mit der ausgewogenen Ernährung sind die Grundlage und der Stützpfeiler für ein angesagtes Training gesetzt. Zwei extrem wichtige Parameter mit hervorragenden Erfolgsaussichten.

Nutzen Sie die Regeneration und kosten Sie den erholten Zustand in den Trainingsphasen aus. Zudem wird das Cluster Training nicht bis zum Muskelversagen trainiert, aber bis zum koordinativen und technischen Versagen, worauf es auch abzielt. Diese entstehen durch die Intensitätstechniken, welche durch die Wiederholungen erscheinen. Schonend ist diese Alternative allemal.

Das Clustertraining und die Ernährung

Und wieder sind wir beim Thema schlechthin. Das Clustertraining stellt in diesem Bereich keine besondere Herausforderung dar. Trotzdem gelten auch hier die Grundlagen der Ernährungsphilosophie des Krafttrainings. Proteine und Kohlenhydrate bilden den Weg zum Erfolg. Erst so lässt sich der gewünschte Kraftzuwachs auch umsetzen und realisieren, denn ohne gute Nahrungsmittel ist jedes Training nur halb so gut und lässt gesundheitlich Defizite entstehen. Hier könnte man dann schon fast von „Sport ist Mord" sprechen. Selbst bei einer Diät kann dieses Training effektvoll fortgeführt werden, da es keineswegs zu kräfteraubend ist. Außerdem steigert es perfekt den Muskelerhalt. Hier bilden die Theorie und die Praxis wohlwollend eine Einheit.

Und ist es das perfekte Trainingssystem?

Darüber scheiden sich die Geister und ein perfektes Trainingssystem an sich gibt es nicht. Kein System alleine, kann für jeden die ideale Verwendung und der Anspruch sein. Dennoch sieht es hier stark danach aus, da es in vielen Zyklen punkten kann. Es scheint sogar der heilige Gral in Sachen Krafttraining zu sein, denn es fördert die schnelle Regeneration und bietet einen optimalen Muskelaufbau. Des Weiteren ist ein hoher Kräftezuwachs zu erwarten, aber natürlich auch nur mit dem nötigen Fleiß Somit ist das Clustertraining auch vom Anfänger bis hin zum Profi bestens geeignet. Der einzige Nachteil ist, dass durch die vielen nötigen Wiederholungen ein höherer Zeitaufwand anfällt. Doch dieser sollte einem seine Gesundheit und sein Wohlbefinden in jedem Fall auch wert sein.

Es geht um die sportlichen Fortschritte und die sportphysiologischen Gesetze dahinter. Genau die werden oft beim Training einfach mal weggepackt. Das Trainingsprinzip steht dann auf einem anderen Blatt geschrieben. Nicht die Aktualität des Trainingsstands steht im Vordergrund, es geht um den unscheinbaren Hintergrund. Das Studio und die sehenswerte Muskelkraft sind aber damit dann mehr Schein als Sein und nur zu oft wieder schnell verpufft. Viele gehen mit einer enormen Erwartungshaltung ran und werden dann von ihrem Körper enttäuscht. Doch dieser kann nicht immer alle Gedankengänge in die Tat umsetzen. Manchmal fehlt es an Energie, Kraft und Ausdauer. Alle diese Parameter sollen aus dem nichts raus entstehen? Das wird so vermutlich nicht ganz funktionieren und deshalb geht es um das Trainingsprinzip an sich.

Wieder sei gesagt, es geht nicht um das Training an sich, es geht im Allgemeinen um die Differenzierung zwischen der Kraft und Ausdauer. Genau die möchte in richtigen Dimensionen trainiert werden.

Wirksame Belastungsreize
Nicht jeder Bodybuilder glänzte im Sportunterricht mit guten Noten. Er war zu faul, zu dick und einfach ein No Name. Irgendwann läuft einem dann so ein Muskelpaket über den Weg. Klar der erste Gedanke ist schnell fabriziert und Anabolika liegt auf der Hand. Doch der Komplett-Ausdauer-Versager setzt sich mit seiner atemberaubenden Muskelmasse durch und die entstand durch Training, ausgewogene Ernährung und mehr. Auch hier liegt die Ruhe in der Kraft und diese formte den Adonis mehr denn je. Ein Gesundheitsapostel und eine Augenweide zugleich. Tja auch hier wurde das hässliche Entlein zum schönen Schwan. Dazu ist aber jede Menge Eigeninitiative und Disziplin gefragt. Wo der Normalo gemütlich auf der Sofaecke lümmelt, trainiert der neue Schwarm und dies mit Ausdauer, Ruhe und Energie. Tja hätte man früher mal nur nicht so viel gelästert. Denn das eigene Spiegelbild spricht Bände.

Doch nun zurück zu den Belastungsreizen. Beim Muskelaufbau heißt es nicht, aller Anfang ist schwer, ganz im Gegenteil. Man erzielt rasch und schnell gute Fortschritte in den Anfangsphasen und verbringt dann Jahre damit, diesen Zustand weiter auszubauen. Doch warum nur? Eigentlich deshalb, da es schmerzt und niemand sich diesem ständigen Dilemma aussetzen will. Der

Schmerz erfolgt deshalb, da keine Reize mehr entstehen. Einige Kraftsportler können ein Lied davon singen. Monatelange Qual und das Ergebnis gleich null.

Da stellt sich auch gleich die Frage, warum gehen wir pumpen? Da wir stark sein möchten und auch danach aussehen wollen. Doch ist der Reiz nicht stark genug im Trainingsverlauf, so wird auch kein Leistungsniveau mehr aufgebaut. Training alleine ist nicht alles und nur die unterstützende Kraft. Reichen aber die Reize nicht aus, versagt auch die beste Trainingsmethode. Unterschiedliche Faktoren können dies mit sich bringen. Ob Infektionen, Erkältungen oder allgemeine Beschwerden, der Körper ist an sein Limit gelangt. Das hat zur Folge, dass auch keine Reize mehr entstehen, da das Training selbst einen gewaltigen Kraftaufwand abverlangt. Viele Gründe führen zu einem Stopp und sollten daher genau eruiert werden.

Qualität statt Quantität
Reize setzen heißt auch, an seine Grenzen zu gelangen und das erfordert einen eisernen Willen. Doch ist dem wirklich so? Nein nicht im Wesentlichen, denn es bedeutet noch viel mehr. Wir müssen pausieren, ausruhen und wie man heute so schön sagt, chillen. Wir werden auch nicht erfolgreicher, nur, weil wir mehr als die Norm arbeiten. Dabei setzt sich das Gegenteil in Gang, wir werden müde, schlapp und krank. Mit diesem System erreichen viele die Rente nicht. Da sie ihrem Körper mehr abverlangt haben, als er überhaupt geben konnte. So trennen sich die Qualität und Quantität. Demzufolge zählt nicht, wie oft Sie im Studio waren, es zählt das ausgeklügelte System. Wie gehe ich mit meinem Körper um und überbeanspruche ihn nicht? Dafür sind uns Gehirnzellen gewachsen, damit wir unsere sportliche Leidenschaft auch zügeln können, wenn dies notwendig ist.

Null Fortschritte heißt dann die Devise und vielleicht trainieren auch Sie nur noch halbherzig weiter. Einfach um im Studio gesehen zu werden? Muskeln sollen nicht überkompensieren, sondern wachsen und gedeihen. Sie müssen sich anpassen und das kann bis zu 48 Stunden dauern. Muskeln verlaufen nämlich nach keinen starren Mustern, sie verlaufen nach einem Effekt. So können Sie auch erst wieder Reize setzen, wenn sich Ihr Körper auch erholt hat. Jeden Tag ins Studio rennen macht da wenig Sinn. Wir sprechen hier von Belastungsgrenzen setzen und nicht von einer Dauerbelastung. Die Superkompensation ist es, sich an den Reiz anzupassen und neue Trainingsimpulse zu setzen. Was nicht bedeutet, dass eine Trainingswoche sieben Tage haben muss. Zudem werden nicht die Zielmuskeln, aber etliche andere wohlwollend trainiert. Genau auf die kam es gar nicht an.

Die Spezifität

Es ist ein gewaltiger Unterschied, ob wir die Kraftausdauer oder die Kraft an sich trainieren. Klar man fühlt sich aufgepumpt, nur nicht an richtiger Stelle. Doch auch die Muskeln müssen sich direkt angesprochen fühlen und nicht nur das, sie müssen metabolisch umorganisieren. Nur durch spezielle Übungen werden bestimmte Muskelgruppen auch angesprochen. Ebenso brauchen Muskeln ausreichend Ruhephasen. Genau hier setzen viele Menschen einfach falsch an. Denn viel hilft nicht viel, ganz im Gegenteil. Zu viel Training kann auch viel kaputt machen. Da kann auch keine gesunde Ernährung mehr viel ausrichten.

Mit einem guten Trainingsplan werden auch alle Muskelgruppen gut definiert. Eine Garantie für den schnellen Masse- und Kraftzuwachs. Somit erfüllen Sie als Anfänger gleich mal drei wichtige Kriterien:

- Sie trainieren nicht an aufeinanderfolgenden Tagen
- die Muskelgruppen werden zwei bis dreimal die Woche trainiert
- bei jeder Trainingseinheit wird auch mehr Gewicht aufgelegt

So kommen auch für Untrainierte und Anfänger mehrere Trainingspläne in die engere Auswahl:

Zweimal pro Woche Krafttraining
Wer nur zweimal die Woche Zeit hat oder langsam beginnen will, für den ist der Ganzkörpertrainingsplan einfach perfekt. Hierbei kann mit Gewichten jede Muskelgruppe angesprochen werden. Damit sind zwei Trainingsreize die Woche und in Ihrem Stadium ideal. Aber auch hier nicht gleich maßlos übertreiben. Wählen Sie eine gute Variante für einen sanften Einstieg und für mehr Muskelkraft. Wer das Studio als guten Freund ansieht, liegt falsch. Es ist immer nur ein Mittel zum Zweck und nicht dazu da, dass Sie allabendlich von der Straße sind.

Dreimal pro Woche Krafttraining
Ein gutes Mittelmaß für einen adäquaten Start und Sie können alternieren. Das bedeutet einen Wechsel zwischen den Trainingsplänen vornehmen. So kommen verschiedene Übungen für dieselben Muskelgruppen zum Einsatz. Die Tage sind dann vielleicht mit Montag, Mittwoch und Freitag gewählt. So bleiben auch genügend Entspannungsphasen, um die Muskeln auch regenerieren und wachsen zu lassen. Da stehen dann Kniebeugen, Kreuzheben und Bankdrücken auf dem Programm. Unterschiedliche Bewegungsmuster für ausgleichende Muskelkraft. In schon weniger als drei Monaten bauen auch Sie, wie ein Profi, an der lang ersehnten Muskelmasse auf. Einige Menschen sollten sich je nach Altersklasse und Gesundheitszustand einem Vorsorgecheck beim Arzt unterziehen. Vorangegangene Bandscheibenvorfälle beispielsweise, sind bei einem Krafttraining eher fehl am Platz.

Menschen, die sich schon bewiesen haben und genetisch am Limit ihres Muskelwachstums angelangt sind. Die Vorbilder und das was für viele einen harten und langen Weg aufzeigt. Von heute auf morgen entsteht kein „Muskelmann", sondern nur mit harter Arbeit und speziellem Wohlfühlprogramm. Genau deshalb werden auch hier noch Trainingspläne für die „Hartgesottenen" unter uns eruiert. Auch Profis können sich niemals auf ihren Lorbeeren ausruhen. Sonst würde auch ihre Muskelkraft wieder schwinden.

Demzufolge stehen folgende Punkte auf dem Programm:

- der langsame Fortschritt entsteht wöchentlich oder monatlich
- die Muskelgruppen müssen 1 bis 2 Mal pro Woche laut Trainingsfrequenz trainiert werden
- in den Fokus rückt das stetige Ermüdungs- und Stressmanagement

So ist das Split Training, wenn noch nicht bekannt, sehr ideal. Dabei werden die Muskelgruppen nicht in einem Workout zusammen trainiert. Diese verteilen sich auf zwei bis drei Trainingseinheiten. Daher auch der Name 2er und 3er Split, denn die Übungen werden intern regelrecht gesplittet.

Dabei kommt eine der besten 2er Splits zum Einsatz. Die Bulking Routine von Lyle McDonald. Diese kombiniert den 2er Unter- und Oberkörpersplit. Dabei wird der Fokus auf den Muskelzuwachs, die Hypertrophie, gelegt und die Kraftzunahme integriert. Es ist nur ein kleiner Tipp der Abwechslung im Alltag des Kraftsports bieten soll.

Was ist heute schon noch ein Geheimnis im Zeitalter des Internets? Dennoch gibt es Varianten, die mehr oder weniger empfohlen werden möchten. Es macht niemand mehr ein Geheimnis daraus, viele Kraftsportler haben dabei ihre eigene „Rezeptur" und kommen so an das Ziel ihrer Träume. So korreliert die Kraft mit dem Muskelquerschnitt, denn Kraft alleine heißt nicht automatisch auch Muskelmasse an sich. Kraft und Masse sind so eng miteinander verbunden.

Sicher sieht man den Unterschied, ob ein Kraftsportler 40kg oder 90kg auf der Bank drückt. Und wer 150kg und 200kg Kreuzheben verwirklicht, der sieht auch danach aus. Dabei heißt es, eine Steigerung von Trainingseinheit zu Trainingseinheit zu schaffen. Das aber immer nach und nach und nicht ohne Sinn und Verstand.

Ist das Volumen nicht auch wichtig?
Es ist ein wichtiger Faktor für den Muskelzuwachs und wird erst im fortgeschrittenen Stadium durchgeführt. Es werden dann im Laufe der Zeit auch die Gewichte gesteigert. Bei jedem von uns wirkt sich die Muskelkraft auch im Aussehen anders aus und so kann man keinen Trainierenden 1:1 umsetzen. Auch hier sind wieder die genetischen Veranlagungen im Spiel. Zudem haben größere Menschen auch eine andere Hebelwirkung und setzen das Training nach ihrem Status um. Die Breitesten von uns sind übrigens auch die Stärksten. Sie unterliegen einer kompakteren Statur, wodurch Vergleiche mit anderen Trainingspartnern eher schlecht sind. Sie verfälschen nur das Selbstbildnis.

Was ist besser, die Grundübungen oder die Maschinen?
Eine Anpassungsreaktion wird durch das Belasten der Muskeln aufgezeigt. Es ist dabei egal von woher der Widerstand letztendlich kommt. Ganze Muskelketten kommen mit dem Schulterdrücken, Bankdrücken, Rudern, dem Kreuzheben und den Kniebeugen ausreichend in Bewegung. Gerade Maschinen sind auf ein jeweiliges Bedürfnis ausgelegt und isolieren somit einzelne Muskelgruppen. So verhindern Maschinen ein optimales Zusammenspiel.

Warum sind Grundübungen so wichtig?

Mit dieser Variante trainieren Sie sehr viel Muskelmasse auf einmal. Somit sind Grundübungen effizient, denn mit Isolationsübungen würden Sie sicher eine Ewigkeit benötigen.

Eine ausgeglichene Muskelentwicklung kommt zustande, denn Sie trainieren ganze Muskelketten und das mit ganzen Bewegungsabläufen. So wird beim Bankdrücken nicht nur der Brustmuskel trainiert, es wird der ganze Oberkörper gleich mit trainiert und das gilt auch für das beliebte Kreuzheben. Demnach werden keine Muskelgruppen im Wesentlichen vernachlässigt.

Somit ist auch die Übertragbarkeit im täglichen Leben deutlich höher. Etwas hochheben und schwere Dinge tragen, geht dann einfacher von der Hand. Grundübungen sind bei jeder Sportart die erste Wahl und somit perfekt übertragbar. Diese dienen auch zum weiter werfen, härter schießen, schneller laufen und höher springen. Ein Vorteil der auf ganzer Linie durch die komplexen Muskelketten überzeugt.

Bei einer Fremdeinwirkung und Verletzungen entstehen sehr hohe Kräfte. Mit einem ausgeprägten und gut durchtrainierten Muskelapparat beugt man diesen Defiziten mit einem großen Anteil vor. So kann die Muskelmasse gut vor Verletzungen schützen.

Grundübungen verlangen einiges an Koordination ab. Auch wenn es um den Muskelaufbau geht, steht wiederum die ganzheitliche Kraft im Vordergrund und so heißt es richtig bewegen und gut trainieren. Gute Grundübungen vereinen sich daher mit optimalen Trainingsplänen. Auch Maschinenübungen sind nicht pauschal schlecht, aber zielgerichtet zu sehen, denn sie stellen immer einer Isolationsübung dar. Eine Harmonie der Muskelketten kommt dabei aber nicht zustande.

1. Es ist nur entscheidend mehr Gewicht auf die Stange zu bekommen und dadurch stärker zu werden und mehr Muskeln aufzubauen.

2. Schaffen Sie ein solides Fundament und der Körper an sich ist eine reine Schwachstelle. Somit müssen unterentwickelte Körperpartien mehr zum Vorschein gelangen.

3. Setzen Sie das positive im Training um und achten auf Ihren Ernährungsstil, denn niemand von uns ist beim Training anders als der andere.

4. Trainingsprogramme wurden von schlauen Leuten entwickelt, also halten Sie sich im Groben auch daran. Ständige Änderungen bringen kein positives Ergebnis mit sich.

5. Jede Trainingskarriere beginnt mit Kniebeugen, Kreuzheben, Bankdrücken, Rudern und setzt sich immer wieder fort. Komplexe Grundübungen für mehr Kräftezuwachs.

6. Nur ein Beintraining bewirkt mehr Muskelkraft. Ein profitabler Leistungszuwachs, der weder mit Joggen noch mit einem Fußballtraining zu meistern ist.

7. Fangen Sie niemals mit Isolationsübungen an, sondern beginnen Sie mit Mehrgelenksübungen. Dazu gesellen sich idealerweise freie Gewichte und die bringen den maximalen Erfolg.

8. Kompetenz ist bei jedem Training angesagt und ein guter Berater sowie eine ausgleichende Ernährungsphilosophie.

9. Eine kurzfristige Erscheinung stellt Ihr Pump in den Muskeln dar. Denn dieser erfolgt nur zeitweilig durch einen erhöhten Blutfluss und mehr nicht. Nur ein effektives Training zeigt effizienten Erfolg.

10. Jeder Mensch sucht nach den schnellstmöglichen Ergebnissen und den damit verbundenen Erfolgen. Viele Hersteller bereichern sich an dem nicht vorhandenen Muskelaufbau und Fettabbau. Supplements sind nicht immer wirkungsvoll, aber eine gute Unterstützung, wenn die richtigen ausgewählt werden.

Wichtiges

Jedem von uns muss bewusst sein, dass ein pharmazeutisches Bodybuilding einem anderen Trainingsplan unterliegt. Der rein natürliche Muskelaufbau folgt den Gesetzen der Natur. Mit anabolen Steroiden baut man rund um die Uhr Muskeln auf. Diese chemische-pharmazeutischen Mittel führen genau dazu. Demzufolge wir der Stoffwechsel in einen aufbauenden, sprich anabolen Zustand versetzt. Das bewirkt das synthetische Testosteron und die künstlichen Wachstumshormone (HGH). Das hinterlässt einen ständigen Strukturaufbau und die gewünschte Muskelmasse wird rein synthetisch erschaffen.

Dazu möchte MPS und MPD erklärt werden

Die Muskelfasern nennt man bei anabolen Vorgängen, die Muskel-Protein-Synthese (MPS). Die katabolen Vorgänge werden wiederum Muskel-Protein-Degradation (MPD) genannt. Nutzen Sportler Anabolika, erfährt der Muskel eine Steigerung von MPS und eine Minimierung von MPD. So kann man im Prinzip ohne großes Training Muskelmasse aufbauen. Eine Entscheidung die jeder für sich treffen muss.

Wer aber rein natürlich trainiert und den Sport im Vordergrund sieht, bei dem sieht die Sache etwas anders aus. Dieser benötigt bei seinem Natural-Training eine Strategie. Nur so entwickelt der Körper eine maximale Muskelmasse und das, ohne in ein Übertraining zu geraten, denn schnell kann das dieses in einer katabolen Sackgasse landen. Das führt letztendlich zu einer chronischen und neuroendokrinen Erschöpfung. Dies entsteht aus dem Resultat des zu hohen Trainingsvolumens, der zu vielen Übungen und Sätze. Wer seinen Körper bis zur Erschöpfung vorantreibt, zu enthusiastisch oder nach dem Motto „Viel bringt viel" rangeht, der wird davon betroffen sein. Leider meinen es manche einfach zu gut mit sich. Daher sollten auch Sie nicht über die Grenzen der Belastbarkeit gehen. Ein hartes Training ist erlaubt, aber nicht bis zum Erschöpfungszustand vorgesehen, denn dann sind auch die körperlichen Reserven schnell dahin. Und werden Sie nicht trainingssüchtig, das macht keinen Sinn. Das schadet mehr, als das es nützt. Ein erschöpfendes Training, das bis zum Muskelversagen geht, hat nichts mit gezielten Trainingsreizen, die auch die MPS triggern, zu tun.

So steht und fällt der Muskelaufbau mit der Stimulation der MPS. Die Muskel-Protein-Synthese wird demzufolge über das Maß gesteigert und damit baut der Körper die zusätzliche Muskelmasse auf. Der natürliche Muskelaufbau ist das Ergebnis einer komplexen Kettenreaktion. Diese wird durch Botenstoffe und Hormone ausgelöst.

- Das MPS wird bei einem natürlichen Muskelaufbau durch die Trainingsreize gesteigert.
- Diesen Ablauf erledigt bei einem pharmazeutischen Muskelaufbautraining das Anabolika.

Nach unserer ökonomischen Ausrichtung gesehen, ist unser Körper eher faul als aktiv. Demzufolge benötigt jedes Gramm der Muskelmasse auch zusätzliche Energie. In Folge dessen müssen wir den Muskelreiz in Angriff nehmen. Es werden die Muskelfasern im Training gereizt, das wie bereits erwähnt, eine molekulare Kettenreaktion mit sich bringt. Im übertragenen Sinne findet eine Aktivierung der Muskelfasern statt.

Daher möchte das Training so gestaltet sein, dass eine Steigerung durch die körperliche Gegenreaktion der MPS bewirkt wird. Länger als nötig sollte daher ein Training nicht vonstattengehen. Das Nötige erreichen und das Überflüssige meiden. Dann kommt man unbeschadet ans Ziel. Natürlich Muskeln aufbauen kann man demzufolge, indem man die Muskelfasern reizt, damit der metabolische Stress und eine mechanische Spannung entstehen. Das Endergebnis des Reiz-Reaktions-Mechanismus, ist die Steigerung der MPS. Doch beachten Sie, nur die richtige Dosis macht es und die triggert die MPS. Wer zu viel oder zu wenig trainiert, bewirkt genau das Gegenteil. Denn die MPS wird dann unterdrückt und die MPD demzufolge abgebaut. Es muss jeder für sich den goldenen Mittelweg finden.

Doch welche Reize sind ideal?
Zu viel des Guten, ist nicht immer der Weg zum Ziel. Es geht darum, die Trainingsfrequenzen zu erhöhen und das Trainingsvolumen zu reduzieren. Daher geht es zusammengefasst, um die wichtigsten Parameter der Trainingsreize:

Anstrengungsgrad: Inwieweit werden die Sätze bis zur metabolischen Erschöpfung ausgeführt.
Intensität: Die Intensität hat mit der Höhe des Widerstands zu tun, dem die Muskeln unter einer Spannung beim Training ausgesetzt werden.

Volumen: Das wiederum bedeutet, wie viele Sätze man pro Muskelgruppe und pro Training und Übung ausführt.

Frequenz: Dies zeigt auf, wie häufig ich dieselbe Muskelgruppe trainiere.

Belastungsdauer: Bei dem Time under Tension geht es darum, wie lange der Muskel unter einer Belastung steht.

Wie man sieht, ist der Muskelaufbau einem komplexen System unterlegen. Es geht demzufolge um die Trainingszeiten, die können hart, wie auch leicht sein. Die Intensität ist nicht immer ausschlaggebend für mehr Muskelmasse. Es kommt auf die Technik und Wiederholungen an. Der natürliche Muskelaufbau steht somit im Fokus des Geschehens. Dennoch muss man bei diesem rein natürlichen Muskelaufbau, voll und ganz auf das konzentrische Muskelversagen konzentriert sein. Das führt zu einer Laktatbildung wie auch zu einem Sauerstoffmangel. Dadurch entsteht der Muskelaufbau. Was sich widersprüchlich anhört, ergibt trotzdem Sinn. Nur so können die Muskeln wachsen und gedeihen, denn eine kurzfristige Erhöhung des Trainingsreizes bewirkt den nachhaltigen Muskelaufbau.

Informatives

Viel fettfreie Körpermasse aufzubauen ist das Hauptziel beim Muskelaufbau. Das Training ist dabei die eine Sache, die Ernährung wiederum eine andere. Auf die kommt es aber im Wesentlichen an. Wer Kaffee, Alkohol und Nikotin zu sich nimmt, macht seinen Trainingszustand zunichte. Somit ist das gute Zusammenspiel aus Supplementen, Ruhe- und Erholungsphasen eine wichtige Rolle. Dann kann jeder Muskel für sich ausreichend wachsen. Außerdem macht es die richtige Dosierung aus und die sollte mit Kohlenhydraten, Fetten und Proteinen einhergehen. Eines sollte nicht vergessen werden, genügend Flüssigkeit in Form von ungesüßten Getränken ist ein Muss. Ungefähr drei Liter am Tag sollten es schon sein. Dies hängt vom Wetter, den Trainingszeiten und der eignen Verfassung ab. Pro Trainingsstunde bedeutet im Prinzip, ein Liter an Flüssigkeit mehr und diese sollte zuckerfrei sein.

Proteine

Sie sind der Powerstoff und bewirken den Muskelaufbau. Somit sind Sie in unserer Ernährung unersetzlich. Pro kg Körpergewicht sollten es gut und gerne 2,5g bis 3g Proteine am Tag sein. Das fördert den Erhalt und Aufbau der Muskelmasse. Nur so entsteht eine wichtige Immunabwehr und die unterschiedlichen Stoffwechselvorgänge werden dadurch aktiviert. Wenn man so will, sind die Proteine der Baustoff unserer Muskulatur. Daher macht es Sinn Proteine in ausreichender Menge zuzuführen und das nicht nur zu den Trainingszeiten. Die Muskeln wollen gut gefüttert sein, um zu wachsen und zu gedeihen. Demnach muss stets für eine ausreichende Proteinzufuhr gesorgt werden. Dazu bieten sich Hülsenfrüchte, Eier, Fisch, Milchprodukte und Fleisch an. Ebenfalls sind Aminosäureprodukte wie auch Proteinshakes in keinem Fall verkehrt. Da die Muskeln eine Funktion erfüllen, brauchen sie die nötige Unterstützung dazu, das darf in keinem Fall vergessen werden. Sonst wird dem Körper zu viel abverlangt. Wer morgens trainiert, ist auf eine Proteinzufuhr besonders angewiesen. Zudem ist der Körper noch nicht so elastisch und „warm" gelaufen.

Aminosäuren

Sie sind ein wichtiger Bestandteil und der Grundbaustein aller Proteine. Es gibt 20 Aminosäuren, welche benötigt werden, um die körpereigenen Proteine aufzubauen. Gerade die essentiellen Aminosäuren sind daher von großer Bedeutung, denn genau diese, kann der Körper nicht selbst herstellen. Dafür benötigt es Supplemente oder sie werden über die Nahrung zugeführt. Sie sind in Thunfisch, Rinderleber, Käse, Erbsen wie auch in Mandeln, Erdnüssen und Sojabohnen enthalten.

Während des Trainings werden große Mengen der Aminosäuren aus den Muskeln freigesetzt. Dies wird wiederum zur Energieumsetzung genutzt. Ist der Speicher aber voll mit wertvollen Aminosäuren, so muss er nicht auf den Speicher der Muskulatur zurückgreifen. Supplemente z.B. sollten demnach vor oder während des Trainings eingenommen werden.

Kohlenhydrate

Auf dem Speiseplan sind die Kohlenhydrate bei Sportlern nicht mehr wegzudenken. Diese werden in Einfachzucker abgebaut. So können sie in die Blutbahn aufgenommen und bis hin zu den Zellen transportiert werden. Daher sind Kohlenhydrate gerade beim Training wichtig, denn die setzen das anabole Hormon Insulin frei. Das wiederum sorgt für die Einlagerung von Nährstoffen in den Zellen. Dadurch können die Kohlehydrate als Energiequelle der Zellen genutzt werden. Selbst, wenn zu viele Kohlenhydrate zugeführt sind, lagern diese in Form von Glykogen in den Muskelzellen ein. Darauf kann der Körper dann jederzeit zurückgreifen.

Bei Menschen die Sport treiben und ihre Muskeln aufbauen, werden die Speicher dann angezapft. Sofort steht die Energiequelle zur Verfügung und wird sogleich bei der richtigen Ernährungsweise wieder aufgefüllt. Daher ist die Zuführung von Reis, Kartoffeln und Vollkorn- und Getreideprodukten sehr wichtig. Für eine rasche Energie sorgt sogleich der Traubenzucker. Er füllte den Glykogenspeicher sofort wieder auf. Dennoch sollten die Kohlenhydrate nicht wahllos zugeführt werden, sondern das entscheidet Ihr Stoffwechseltyp. Daher sind die Körpergröße, der Grundumsatz und das Alter entscheidend. Es muss beachtet werden, wie oft und wie lange man trainiert. Menschen, die viel Energie verbrauchen, benötigen eine gesunde und energiereiche Kost. Die verlangen ihrem Körper auch so einiges ab. Hungern oder Diäten, sollten gerade bei einem Krafttraining gut überlegt sein. Das kann mehr Schaden als Nutzen bringen.

Fette
Auch Fett gehört mit zu den wichtigsten Energielieferanten. Dennoch sollte man auf fettfreie Lebensmittel verzichten und damit sind Transfette wie auch tierische Fette gemeint. Ausgenommen sind die Omega-3 Fettsäuren, wie auch die 6 Fettsäuren. Diese sind in unserer Nahrung einfach unersetzlich, da sie viele positive Eigenschaften aufweisen. Sie dienen dem Immunsystem und verbessern den Schutz des Herz-Kreislauf-Systems. Außerdem vermindern sie die Entzündungsprozesse. Entweder man greift auf Nahrungsergänzungsmittel zurück, oder man führt die Omega-3 Fettsäuren mit Lebensmitteln zu. Makrele, Lachs und Hering sind dabei perfekt. Aber auch Walnussöl, Lein- und Olivenöl sind bestens geeignet. Da unser Körper nicht in der Lage ist diese gesunden Fette herzustellen, aber darauf angewiesen ist, müssen die Fette zugeführt werden. Wer Sport treibt, der muss seinen Körper bestens versorgen.

Magnesium
Bis zu 300 Enzyme enthält Magnesium und sollte daher Bestandteil der Ernährung sein. Dabei liegt der durchschnittliche Tagesverbrauch in etwa bei 300mg. Magnesium ist somit unersetzlich und zur Aufrechterhaltung der Zähne und Knochen wegweisend. Des Weiteren ist es für die Reizweiterleitung verantwortlich und beugt den Muskelkrämpfen vor. Auch werden Erschöpfungszustände wie Müdigkeit minimiert. Vitaminreiche Lebensmittel mit dem Vitamin C und E begünstigen die Aufnahme von Magnesium. Kaffee und Alkohol erweisen sich dabei als eher kontraproduktiv.

Thesen und Fakten

Der Stoffwechsel ist das A und O und sollte niemals beim Abnehmen und Sport außer Acht gelassen werden. Viele denken durch scharfes Essen wird er angekurbelt. Doch hier müssen Thesen und Fakten Aufschluss darüber geben. Der Metabolismus, auch Stoffwechsel genannt, weist ziemlich viele Mythen auf. Aber an einem ist er in jedem Fall beteiligt, an den biochemischen Vorgängen und die haben es geradezu in sich, hilft der Stoffwechsel doch beim Fettverbrennen.

Lässt der Stoffwechsel die Muskeln trainieren?

Der Stoffwechsel steckt in jeder Zelle unseres Körpers und stellt daher keinen Bizeps dar. Er sorgt für die biochemischen Prozesse, die wiederum Nährstoffe abbauen. Nur so kann unser Körper funktionieren, die Lungen atmen und der Kreislauf kommt in Schwung. Grob gesagt, hält der Stoffwechsel den Körper auf Trab. Dennoch können wir unseren Stoffwechsel nicht wie einen Muskel kontrollieren und trainieren. Dabei stellt die basale Stoffwechselrate den Grundumsatz dar. Das zeigt die definierte Energiemenge auf, die der Körper bei Ruhe und nüchternem Magen benötigt. Nur so kann er die Funktionen im Körpergeschehen aufrechterhalten.

Macht der Sport unserem Stoffwechsel Beine?

Die Bewegung regt den Stoffwechsel in der Tat an und bietet einen nachhaltigen Effekt denn wir nehmen dadurch schneller ab und sind fitter und vitaler. Aber auch beim Nichtstun werden die meisten zugeführten Kalorien verbrannt. Was nicht heißt, dass wir dadurch abnehmen oder Muskeln aufbauen. Dennoch ist der Stoffwechsel auch beim Ausruhen und im Schlaf aktiv. Sicher nicht in der gesteigerten Form wie bei Sportlern und Menschen mit einem hohen Bewegungsdrang. Mit Sport erhöht sich im Allgemeinen der Grundumsatz. Das liegt daran, dass die Muskelzellen beim Sport mehr Energie verbrennen.

Bei jedem von uns ist der Stoffwechsel verschieden

Es gibt Menschen, die werden einfach nicht dick und andere nehmen schon beim Anschauen von Essen zu. Ebenso ist der Stoffwechsel bei Männern aktiver als bei Frauen. In der Regel verfügen Männer über mehr Muskelmasse, weniger Körperfett und weisen schwerere Knochen auf. Somit verbrennen Männer auch mehr Energie, wenn sie sich in die Ruhephase begeben. Der Stoffwechsel könnte somit unterschiedlicher nicht sein. So fällt auch ein Begriff sofort ins Auge. Das metabolische Syndrom. Das besteht aus einem Quartett aus Risikofaktoren.

Diese stellen das hohe Cholesterin, den zu großen Bauchumfang und den Bluthochdruck dar. Ebenso kommt die Diabetes mit ins Spiel. Mit Sport, ob mit oder ohne Muskelaufbau, kann man vieles abfangen und chronische Beschwerden verhindern.

Im Alter wird der Stoffwechsel langsamer

Auch das ist nicht zu verleugnen. Denn im Alter verändert sich die Zusammensetzung des Körpergewebes. Nur in den jungen Jahren ist der Stoffwechsel auf Wachstum programmiert. Ebenso werden die Muskeln weniger. Daher ist der Muskelaufbau und Sport gerade im Alter bedeutend. Frauen haben bedingt durch das Östrogen, das im zunehmenden Alter weniger produziert wird, mehr Fettablagerungen am Bauch. Bei Männern sinkt wiederum der Testosteronspiegel. Dieser führt dann langsam aber sicher zum Abbau der Muskelmasse. Beide Geschlechter sind davon betroffen. Je weniger das Wachstumshormon Somatropin im Körper produziert wird, desto mehr Fett wird angesetzt und Muskeln abgebaut.

Stimmt es, dass einige Nahrungsmittel den Stoffwechsel beschleunigen?

Wer scharf isst, der erhöht die Körpertemperatur und damit den Energieumsatz. Leider ist dieser Effekt nur kurzweilig und wirkt sich kaum auf die Energiebilanz aus.

Bringt eine Diät die Zellen in unserem Körper auf Trab?

Eher das Gegenteil ist der Fall, denn eine Diät verleitet eher zum Faulenzen. Beim Abnehmen verliert man nicht nur die ungeliebten Fettpölsterchen. Es geht erst an die Muskelmasse, bevor es an das Eingemachte geht. Die Fettzellen geben sich so schnell nicht geschlagen. Bei einer Diät verliert man erst an Flüssigkeit, Muskelkraft und dann erst an Fett. Daher sollte man während dem Krafttraining und dem Muskelaufbau, nicht auch noch abnehmen. Somit heißt das im Klartext, der Körper benötigt weniger Energie im Alter und der Stoffwechsel verlangsamt sich nach und nach. Dies wird auch als die metabolische Adaption bezeichnet.

Erfolgreicher Muskelaufbau die Fakten und Thesen

Der Muskelaufbau besteht darin, durch Reize für das Wachstum der Muskeln zu sorgen. Ein Muskelaufbautraining ist demzufolge die rein natürliche Grundlage dafür. Dies muss mit einer gesunden Ernährung unterstützt und kann mit Supplementen sinnvoll ergänzt werden. Haben die Muskeln genügend Material wie Eiweiß zum Wachsen, dann werden sie wohlwollend aufgebaut. Hinter jedem erfolgreichen Muskelaufbau steht das Training und ein gesunder

Lebensstil. Werden beim Training Reize gesetzt, wachsen die Muskeln während der Erholungsphase. Die Regeneration ist folglich sehr wichtig und jeder für sich muss das Training körpergerecht umsetzen. Wer sich gut einschätzen kann und kennt, der weiß wie er mit Trainingsreizen und den Erholungsphasen umzugehen hat. So wird beim Muskelaufbau die Muskulatur größer bzw. die Muskelfasern dicker. Dies bezeichnet man als die Muskelhypertrophie. Diese entsteht durch den Belastungseffekt und das Widerstandstraining. Demzufolge versucht sich der Körper mit der Verdickung anzupassen und das lässt dann die bekannten Muckis sprießen.

Große Muskelgruppen vor den Kleinen trainieren:

Beginnen Sie beim Training erst mit der Brust und dann mit dem Trizeps. Das ist dann der Push-Tag. Am Pull-Tag kommt der Rücken und Bizeps dran. Somit nimmt man sich nicht die Kraft mit den großen Muskeln zu trainieren.

Die Übungen gut variieren

Das Krafttraining muss Spaß machen. So müssen die Übungen zu jedem von uns passen, also individuell zugeschnitten sein. Nicht jede Übung macht auch Sinn und bringt den nötigen Spaß mit sich. Daher dürfen auch die Übungen variieren, damit die zu trainierenden Muskeln sich nicht an die Bewegungsabläufe gewöhnen. Lieber alle zwei oder drei Monate die Trainingsmethode wechseln.

Die Anführungsgeschwindigkeit finden

Jeder muss seinen Stil finden und sich nicht nach den anderen richten. Die Konzentration muss aber gegeben sein, das Tempo entscheiden Sie ganz alleine.

Mit den unterschiedlichen Wiederholungszahlen arbeiten

Wählen Sie ein Gewicht bei den Arbeitssätzen aus. Die Wiederholungen sollten dabei sehr individuell sein. Demnach kann man das Muskelwachstum sehr gut stimulieren und mit Intensitätstechniken neue Reize setzen. Wer immer das gleiche Motto fährt, der arbeitet auf einen Gewöhnungsprozess hin und die Muskeln werden nicht mehr relevant wachsen. Somit immer wieder die Wiederholungen verändern, das baut mehr Muskeln auf.

Die Steigerung beim Krafttraining

Entweder werden ein bis zwei Wiederholungen mehr absolviert, oder mehr Gewicht verwendet. Dann tritt eine Steigerung ein. Diese muss nicht täglich, sondern nach dem jeweiligen Gefühl sein. Fühlt man sich an einem Tag besonders fit, dann ist eine Steigerung beim Krafttraining perfekt umzusetzen.

Nicht zu spät trainieren

Auch das kann ein Manko sein. Nach dem Training ist es sinnvoll, die Muskulatur zu versorgen. So tankt der Körper wieder Nährstoffe und Energie auf. Und erst damit, kann eine Regeneration stattfinden. Wer demzufolge zu spät trainiert findet keinen erholsamen Schlaf, denn dann setzt die Verdauung ein und behindert die Einschlafphase. Genauso ist die Freisetzung von Testosteron ein wichtiger Aspekt. Nur so entsteht ein adäquater Muskelaufbau. Daher nicht direkt vor dem zu Bettgehen trainieren.

Motivierende Musik

Eine sehr gute Methode bei jedem Training ist Musik. Sie motiviert, befreit und lässt uns in andere Dimensionen abtauchen. Sie bringt einen so ganz schön auf Touren. Natürlich muss die ausgewählte Musik motivieren und anspornen und nicht müde und gelassen machen.

Muskelkater

Tritt ein Muskelkater ein, dann wird dieser Muskel oder die Muskelgruppe nicht weiter trainiert. Lieber warten bis die Muskelkater verschwunden ist. Dann kann das Training wieder ganz normal beginnen.

Ein Trainingsplan bringt die nötige Disziplin mit sich

Ein Trainingsplan mit Hand und Fuß erleichtert vieles, vor allem die Disziplin. Funktioniert das Prinzip, ist man immer auf Ballhöhe.

Der Muskelaufbau bekommt gerade in unserer heutigen Zeit eine große Bedeutung und dadurch einen Mehrwert. Der Körperkult und die Körperkultur vereinen sich. Dennoch fragt man sich, was bedeutet der Muskelaufbau im Eigentlichen. Er ist die Vergrößerung der Skelettmuskulatur und stellt eine Reaktion auf eine sportliche Belastung dar. Somit ist ein Teil der Muskeln mit den Sehnen und Knochen verbunden. Damit bieten sich folgende Muskelgruppen an. Der Strecker, Beuger, Rotatoren, also die Drehbewegungen und die Abduktoren wie auch Adduktoren. Folglich wird der Muskelaufbau auch aus therapeutischen und ästhetischen Gründen betrieben, denn es wird eine stärkere und belastbarere Muskulatur erzielt. Dies dient nicht nur dem Auge, sondern hilft beispielsweise die Beschwerden an der Wirbelsäule oder der Schultern zu minimieren. Bei regelmäßigem Training, kann auch eine langfristige Verbesserung eintreten. In diesem Fall ist eine professionelle Betreuung während des Trainings sinnvoll. So entstehen auch keine Fehlbelastungen und Überanstrengungen in den jeweiligen Muskelgruppen.

Folglich sind durchtrainierte Muskeln nicht nur ein Blickfang, sie wirken sich auch wohlwollend auf das Allgemeinbefinden aus. Fakten weisen darauf hin, dass gerade die Zuführung von Kreatin sinnvoll ist. Es stellt eine organische Säure dar, die dem Körper über Nahrungsergänzungsmittel wie auch der Nahrung selbst zugeführt werden kann. Der Körper kann es zu einem gewissen Teil selbst in der Leber, den Nieren und der Bauchspeicheldrüse bilden. Auch aus Arginin, Glycin, Methionin und den Aminosäuren wird das Kreatin gebildet. Leider nicht so umfänglich, um gerade im Sport den Körper damit zu versorgen. Gute 90% davon, speichert unser Körper in der Muskulatur ab. So entsteht die nötige Energie daraus, um Muskeln wachsen und gedeihen zu lassen. Diese Energie wird aus dem Stoff Adenosintriphosphat erzeugt und um diesen zur resynthesieren, benötigt unser Körper zwingend Kreatin.

Daher sollte das Kreatin nicht unterschätzt werden, denn es liefert die Extra-Energie beim Krafttraining und einen entscheidenden Vorteil hat es noch dazu. Es macht die Muskulatur praller, da es für die Wassereinlagerungen in den Muskelzellen sorgt. Man könnte es fast als Geheimtipp bezeichnen.

Vom Muskelaufbau profitieren Männer wie Frauen gleichermaßen und Frauen müssen bei einem natürlichen Muskelaufbau auch keine Angst haben zu massiv zu werden. Das ist praktisch unmöglich. Frauen sehen mit der natürlichen Muskelkraft viel definierter und ästhetischer aus, denn leider siegt die Schwerkraft irgendwann bei jedem. Doch mit der gewissen Muskelmasse, kann man sie ein wenig aufhalten und es treten keine schwabbeligen Hautpartieren auf. Die Rede ist von Cellulite und von untrainiertem Fettgewebe. Das kann mit einer gut definierten Muskelmasse nicht passieren. Somit sollten auch Frauen nicht abgeneigt vom Muskelaufbau sein. Denn gerade Frauen sehen mit einer strafferen Form, sexy aus. Außerdem fühlt sich die Damenwelt fitter und durchaus attraktiver und das mit recht. Ob Mann oder Frau, einen durchtrainierten und wohlgeformten Körper sieht jeder gerne an. Neidische Blicke sind da keine Seltenheit und der Beweis, beide Geschlechter haben alles richtiggemacht.

Ein Wegweiser der nicht das Training in den Vordergrund stellt. Trotz guter Körperkraft, setzt nicht immer die gewollte Muskelmasse ein. Doch woran liegt es und ist die Ernährung demzufolge das Wichtigste? Optimieren und Perfektionieren basiert zu 75% auf guter und ansprechender Ernährung.

Aber kein Mensch baut alleine durch Proteine Muskeln auf. Das Zusammenspiel aus strukturbedingten Sphären und Phasen der Leistungsenergie, zeigen die Mittel und Wege auf. Training hin oder her das Wesentliche findet immer außerhalb statt. Heute steht die Gesundheit bei Bodybuildern nicht mehr auf dem Spiel, denn sie gehen „Back to the Nature" und dimensionieren sich neu. Das ausgeklügelte System an guten Eigenschaften bringt den wahrlichen Erfolg. Muskeln entstehen im Schlaf, oder schlafen Muskeln nicht auch? Viele Fragen die Antworten suchen und in diesem Buch gefunden werden.

Es ist kein übliches Buch über die Welt der Fitness und das höher, schneller und weiter. Es geht um mehr als nur die Leistungsbereitschaft und die Muskelmasse an sich. Jeder für sich stellt eine Persönlichkeit dar und diese möchte individuell beraten werden. Muskeln sind dabei ein schöner Effekt und dahinter steckt ein Gesamtpaket an Wissen und Philosophie. Lassen Sie sich überraschen und überzeugen von einem interessanten Ratgeber, der mehr als nur den Bizeps präsentiert.

© 2019

2. Auflage

Vertreten durch: Vital Experts
Kontakt: Stefan Mähleke / Osterstrasse. 5 / 30890 Barsinghausen

Coverfoto: AR

Haftungsausschluss:
Die Nutzung dieses E-Books und die Umsetzung der enthaltenen Informationen, Anleitungen und Strategien erfolgt auf eigenes Risiko. Der Autor kann für etwaige Schäden jeglicher Art aus keinem Rechtsgrund eine Haftung übernehmen. Haftungsansprüche gegen den Autor für Schäden materieller oder ideeller Art, die durch die Nutzung oder Nichtnutzung der Informationen bzw. durch die Nutzung fehlerhafter und/oder unvollständiger Informationen verursacht wurden, sind grundsätzlich ausgeschlossen. Rechts- und Schadenersatzansprüche sind daher ausgeschlossen. Dieses Werk wurde sorgfältig erarbeitet und niedergeschrieben. Der Autor übernimmt jedoch keinerlei Gewähr für die Aktualität, Vollständigkeit und Qualität der Informationen. Druckfehler und Falschinformationen können nicht vollständig ausgeschlossen werden. Es kann keine juristische Verantwortung sowie Haftung in irgendeiner Form für fehlerhafte Angaben vom Autor übernommen werden.

anderes Verfahren) sowie die Einspeicherung, Verarbeitung, Vervielfältigung und Verbreitung mit Hilfe elektronischer Systeme jeglicher Art, gesamt oder auszugsweise, ist ohne ausdrückliche schriftliche Genehmigung des Autors untersagt. Die Inhalte dürfen keinesfalls veröffentlicht werden. Bei Missachtung werden rechtliche Schritte eingeleitet.

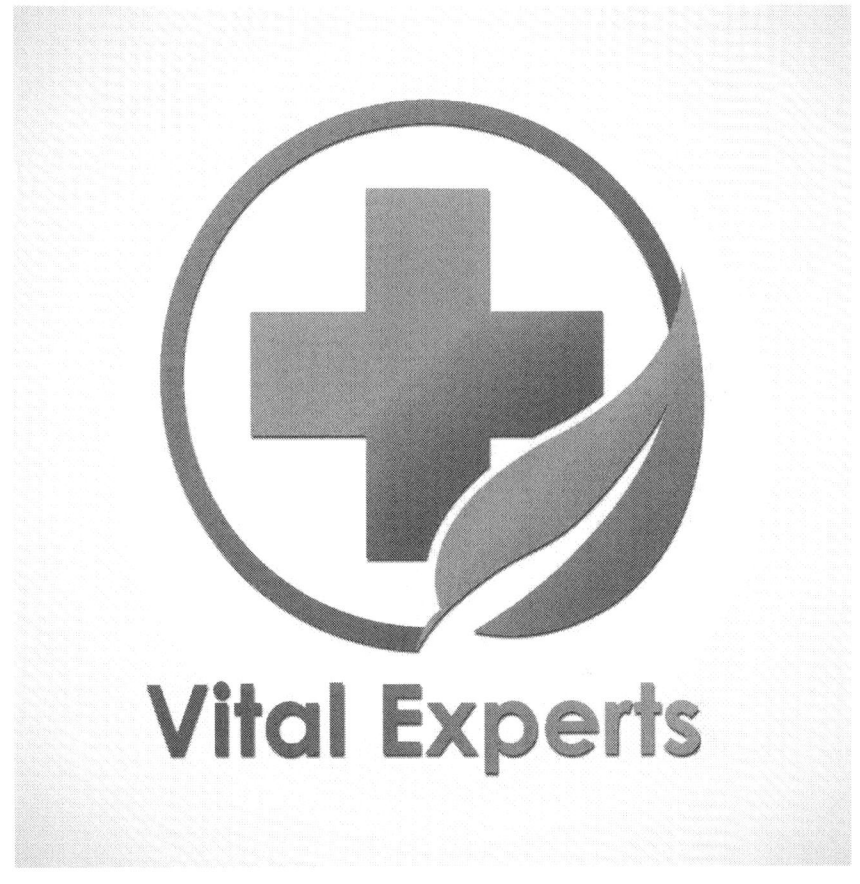

Printed in Poland
by Amazon Fulfillment
Poland Sp. z o.o., Wrocław

61574909R00222